U0916078

心理健康百科全书

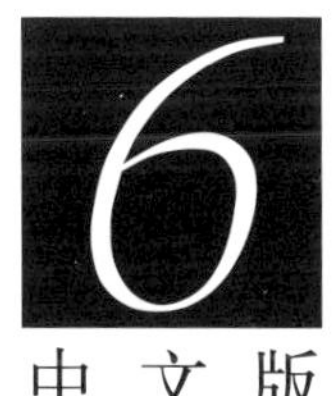

心理病理卷

中文版

李　维　张诗忠　主编

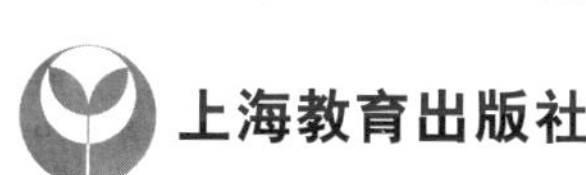

上海教育出版社

ENCYCLOPEDIA OF
MENTAL HEALTH

Editor–in–Chief

HOWARD S. FRIEDMAN

Department of Psychology

University of California, Riverside

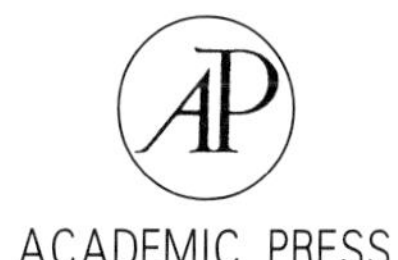

ACADEMIC PRESS

目录

前　言

科学和代表人类理性的一些发展趋势已经集聚起来，正在深刻地改变着我们对心理健康的认识。我们关于心理健康和心理障碍的理解在不断开拓，从而能够从遗传、生物、个体发展、人际关系、社会和文化的角度，总结有关人类生存的新知识。这套《心理健康百科全书》开创性地将上述正在形成中的趋势展现在世人的面前，它所描绘的心理健康图景确实有点让人感到激动和惊讶。

这种发展趋势具体表现在哪些地方呢？首先，我们的认识已经远远超出了原来人为的天性与教养的二元观。我们对心理状态和行为的生物学基础了解得较多，而且还较透彻地知道，上述这种生物学的认识态势是怎样在家庭、社会和文化环境中逐渐显露的。其次，我们的活动已经超出原来那种“精神”与“物质”（即“心理”与“躯体”）的二分法。我们的健康、反应敏捷，我们的认知、心境，以及精神快乐，彼此之间存在着密切的互动关系，这在以前是很难想象的。第三，专家们越来越意识到，预防和治疗这两者必须互为补充。治疗精神“疾病”的一个简单模式是，如果没有相关的预防与之相配合，那么治疗往往不会取得成效，同样如果忽视有效的治疗，那么预防也不能为人所察觉。第四，现在我们十分强调要推进一级精神卫生或心理健康的工作，也就是要重视与心理健康相关联的结构、环境、家庭以及与心理健康相关联的文化氛围。在健康的环境中，心理障碍的发生率和由此造成的消极后果会减少。第五，目前有一些目光远大的学者指出，人的年龄、性别、文化习俗、出生家庭和社会等方面的许多变量也对心理健康具有重要的意义。那就是说，为了深刻理解和促进个体的心理健康，我们必须知道一个人的生物结构和个体性格，还必须知道其年龄、家庭、工作和他或她在社会中所处的位置。

关于本书的内容

鉴于上述变化，《心理健康百科全书》进行了全方位多层面的剖析：从个体的分子和生物的水平，到人际关系和家庭，直至文化水平。因此，我们关注的视线覆盖心理健康的主要领域，而不仅仅停留在传统的一些研究课题上。显而易见，我们在书中列入的课题既包括抑郁、精神分裂症、心境障碍、智力迟钝、痴呆、分裂症、强迫症、癫痫、阿尔茨海默氏症、恐惧症、生物反馈，以及有关治疗的课题，例如认知疗法、行为疗法、精神分析疗法和建构主义者的心理疗法等，同时还考察与之紧密相关的行为医学、健康心理学和有关身体健康的其他课题。让人感兴趣的是，我们增加了精神病诊断的效度问题（如《精神病统计与诊断手册》第四版），具体包括心理治疗的标准、正常状态模式和精神病的流行病学。

人们已日益认识到，应激是个体、周围环境、社会支持结构和文化之间的一种复杂互动。因而书中的不少主题谈到与应激有关的心理健康问题，比如：应对、创伤后应激、心血管反应、上下班、不育、强奸、癌症、心力疲惫、支持团体、垂死、悲痛、丧亲、宗教影响、社会支持和社会网络。与应激相关联，神经病学位于身体健康和心理健康的交汇处，因而下面的一些题目正好匹配这些方面，它们包括孤独、头痛、疼痛、注意缺陷、失语症和失读症、大脑可塑性、生物节律与生物钟、身体意象，以及心理健康的进化基础等。

除了在遗传和分子水平上有着突破性进展外，或许当前最感兴趣的是在家庭和个体发展的背景下考察心理健康和心理障碍。我们异乎寻常和全面地汇集了各类相关的问题，具体包括专家论述的心理社会发展、童年期的应激、儿童性虐待、认知的发展、儿童康乐、为人父母、婚姻健康、离婚、夫妻疗法、父亲、儿童照料、日托、扩展的大家庭、家庭疗法、合作和竞争、依恋、收看电视，以及人一生中如何促进心理健康的内容。这些主题对父母、教师、律师、儿科医生、社会工作者，以及涉及儿童和家庭心理健康的各界人士，毋庸置疑是很有参考价值的。当然，它们对于跨入中年和老年的人们来说，也很值得关注。

我们倾注了较大的注意力讨论人的正常动机和异常动机，讨论了习惯和情绪（愤怒），讨论了内部驱动力、情绪调节、耐性、赌博、吸烟、酗酒、物品滥用、冲动控制、犯罪行为、依赖、冲突的解决、主观幸福，以及自尊等问题。

在现代工业化国家，人们需要记忆大量的信息和竭尽全力地工作，这就势必要牵涉身体意象、锻炼、饮食，所以我们就须拓展开去讨论体力活动、锻炼、厌食症和贪食症、食物和营养、肥胖症、摄食的生理调节等。关于激素变化与社会文化方面之间影响的关系，本书也作了深入浅出的描述，它具体反映在心理健康的性别差异、妊娠、经前期综合征和绝经期等主题中。

随着人们对心理健康之理论、结构、文化和社会基础及其影响的认识越来越透彻，专家们相应撰写出具有借鉴意义的文章，比如精神病院和病人出院运动、精神病患者住院的法律问题、无家可归、社会经济地位、失业、城市生活与心理健康、健康的环境、人际影响（社会原因）、种族主义与心理健康、种族地位与心理健康、同性恋、保健管理、心理健康服务研究、伦理与心理健康研究。需要指出的是，诸如此类的因素对于人们深刻理解心理健康具有特殊的作用，可常常被人们所忽略。

最后，我们不能无视下面一些格外吸引人的现象，这些现象一般不认为是精神病态，似乎更多地被理解为心理健康问题，比如内疚、欺骗、创造力、游戏、孤独、自我实现预言、心理调节、积极的错觉、拖延、乐观主义、非语言交流、人机互动、个人魅力、幽默和智慧。正如所介绍的那样，我们还可读一下催眠与心理健康。要真正认识什么是心理健康，就必须熟悉和了解这些引人注目的现代观点。

总之，《心理健康百科全书》特别与众不同的一个地方是，它已超出了一般病态的范畴，而是特别致力于强调构成心理健康的方方面面。我们格外重视“心理健康”的“健康”部分。只要有可能，字里行间就会明确表达要促进心理健康的意图。当然，我们也知道，用现代的观点综合地概述心理健康也不是处处可以奏效的。

关于本书的作者

在编委会出色的协助下，本书的撰写得到了为数众多著名学者和杰出心理健康实践者的大力支持。本书的作者有不少是这个领域的开拓者和奠基者，可谓享有盛名。而且，许多撰稿者代表了心理健康学者中才华横溢的新生一代。尤其要指出的是，我勉励这些作者撰写的正是他们较为熟悉和较为重要的内容。因而，我们在书中提及的研究工作，立足于现在和面向未来，而不是纯粹拘泥于概念和题目的词语。

关于读者

《心理健康百科全书》旨在面向广大的社会各界读者，具体包括：大学生，研读健康专业的学生，从事普及工作的作家和记者，全体专业人士如律师、社会工作者和全体研究人员，以简要形式围绕自己感兴趣的有关专题进行攻读的教育工作者。本书的重点是强调简明、易读和可接受性。

我要感谢学术出版社不可多得的编辑尼基·利维（Nikki Levy）先生和提供热情帮助的巴尔巴·梅金特(Barb Makinster）女士，他们的出色工作使本书的出版成为现实。自然，我还得感谢许许多多才华出众的科学家和临床医生，他们献出自己宝贵的时间竭尽全力为本书撰稿。

我感到非常自豪和高兴，在大家的辛勤劳动下，堪称标志性工程的《心理健康百科全书》终于面世。我自信，《心理健康百科全书》的出版，在心理健康和行为科学领域，将为我们所有的人——学者、从业人员、学生和非专业的普通大众——提供有价值的心理健康的信息资源。

霍华德·弗里德曼
(Howard S. Friedman)

托德·希瑟顿
迈克尔·赫布尔
(Todd F. Heatherton
and Michelle R. Hebel)
达特茅斯学院
(Dartmouth College)

身体意象

Body Image

身体变形性精神障碍 一种临床病症，指患者为自己外表有很小的或想象的瑕疵而极度不安。

身体意象 对身体外表的自我知觉，包括知觉体验和主观评价。

身体意象扭曲 个体不确切地知觉自己体形的程度。

身体意象满意度 个体积极地评价自己体形的程度。

饮食节制 个体经常或长期地节食，并在节制热量摄入和暴饮暴食之间举棋不定。

标签 一种标记或特征。指以某种形式把一些个体标识为不受欢迎的另类或异常，并对他们抱有偏见或歧视。

身体意象是个体对自己身体的知觉、想法和感受，亦是这些因素共同作用的一种构念。本文主要分析促使身体意象发展和维持的各种因素，同时审视和总结与身体意象问题有关的一些障碍。

一、测 量 问 题

身体意象是指个体对自己身体外表的知觉、想法和感受。它涉及到自我知觉，这种知觉在某种程度上是由部分建立于他人反映基础上的知觉体验和主观评价所组成。尽管身体意象有着悠久的历史，但是人们对它的构成仍知之甚少，也许，这与身体意象的复杂性和多样性有关。

对身体意象的测量，一般集中在知觉评价或自我评价的情感反应方面。知觉评价技术主要检测一个人对自己体形判断的准确程度。例如，要求被试把投射在墙上的光线调整到合适的宽度来估计自己的腰部、臀部和大腿的宽度，通过把这种意向的宽度与身体部位的实际宽度进行比较，就可以测得身体的意像。被试的意向宽度与实际宽度之差，就代表他们对自己身体低估或高估的情况。

身体测量程序是给被试提供一些视觉上的绘示（例如，照片、侧影、录像或镜中形象），这些绘示事先已被研究人员扭曲，要比被试本人实际体形大些或小些。然后，要求被试根据自己目前的体形对这些扭曲的形象进行修正。知觉的体形与实际的体形之差，可以作为被试身体意象的一个指标。

个体对身体的知觉是否有助于身体意象的评价，还需在信度上给予证明。通常，人们对身体意象的歪曲是十分普遍的，这种现象在各类人群中均有发生，不管是食欲紊乱人群、肥胖人群，还是那些体形正常的人群。这种意像歪曲与体形满意度无关，也不表示个体有任何病理倾向，并在诊断食欲紊乱时起不到任何作用。而且，各种体形评价技术彼此之间没有很密切的关联，也没有证据可以说哪种评价技术的信度和效度比较高。

我们有理由相信，对于个体外表的自我知觉来说，体形和身材的准确评价，不是一个很适宜的指标。自我评价的身材和实际身材的不一致可能受到经验、动机，以及主观评价和生活背景的影响。例如，大多数人对估计自己的身材状况没有多少经验。采用录像或照片来评价身材更是毫无用处。毕竟，这些形象通常要比实际形象小一些。同样，对体形的反映还有赖于反光表面的光学性质，根据歪曲了的镜中的形体评价很可能靠不住。在实际情境里，单凭一次体验或一次评价，很可能导致对体形的偏见。知觉对比的心理学原理告诉我们，当我们把手先伸进一桶温水中，接着再放进一桶凉水中，我们就会觉得这桶凉水格外冷。依此类推，我们对自己体形的判断可能受到其他物理因素的影响。例如，某人与一群瘦子相处一段时间后，可能会觉得自己格外肥胖；或者，与一群胖子相处一段时间后，可能会觉得自己格外瘦小。正因为如此，我们认为，人们对自己的体形和身材未必一定能作出特别准确的判断。因而在此情况下，我们并不鼓励运用知觉评价技术。

评价身体意象的第二种方法是主观评价，也即一个人通过对自己身体外表所作的情感、认知或行为方面的反应来进行测量。主观评价的测量可以揭示一个人对其身体是否满意的程度。例如，一种被广泛采用的技术是，把一系列从体重不足到体重超重的侧面剪影的形象绘示给被试看，让他从中选择与自己目前体形最接近的剪影，以及选择自己心目中认为最理想的剪影，这两者之间的差异则表明被试对自己身体的满意水平。请注意，尽管这种做法需要被试一定程度的知觉评价，然而，它是被试目前的身体意象与其理想体形之间的主观差异。了解被试对自己目前体形的估计是否精确，并不是研究者采用这种方法的本意。其他一些评价身体意象的方法，涉及形体吸引力的自我评估，身体特殊部位（例如，臀部、大腿、鼻子和胸部）吸引力的评估，体重、身材和形体的满意评估，以及对身材想法的情感反应（例如，焦虑或抑郁），等等。目前，已有大量适用于身体意象评价的量表问世。

尽管大多数人对自己的体形是比较满意的，但是身体意象的评价性测量表明，仍有一些人（不论男女，不论年轻人还是老年人）对自己的体形并不怎么满意。当前，在北美社会，有些人对自己的肥胖身体或自己的体形过分关注。全国范围内的调查也显示，至少有1/3的男人和1/3以上的女人对自己身体的某些部位不很满意。更有甚者，近一半男人和绝大多数女人认为自己应该不同程度地减肥。令人吃惊的是，对自己身体意象感到不满意的人，在老人和儿童人群中也相对较普遍，他们中的一些人由于害怕发胖而节食，甚至达到了妨碍正常需要和正常发育的程度。

对身体意象满意度的测量，也存在着概念、定义和心理测量方面的问题。例如，一些测量身体意象满意度的研究指出，被试对自己的身体意象普遍抱有消极的心理（例如，自尊低下或心理压抑），而不仅仅对自己身体的某个部位不满意。问题是，这些消极心理究竟是身体意象不满意的原因还是结果，或者是否与身体意象的不满相关？目前，身体形象影响自尊的确切方式尚未确定。一些有关自尊的概念模型，把身体外表（包括体形）作为自我概念的一个组成部分，从而对自尊研究起到了一定的促进作用。然而，有些理论则认为，自尊应以自我效能和他人的积极评价为基础，而与身体意象的联系是无关紧要的。

此外，许多涉及身体意象满意度的测量方法已经导致了概念上的模糊和混淆。例如，希望减肥的想法，既可能是对自己的身体意象表示不满意，也可能表示被试在追求一种更加健康的生活方式。尽管3/4以上的女性表示，她们希望体重至少减轻10磅，但是，一般说来，大多数女性对自己的身体还是持积极而非消极的态度。还有许多证据表明，大多数人（包括男子、妇女）并不清楚对自己的身体是绝对满意还是绝对不满意。虽然他们对自己身体的好几个部位感到有些遗憾，这与其总体上不满意是密切相关的，但是身体意象得以建构的结构性特征（例如，身体的各个部分如何作用于身材、体形），还需要更为精确的认定。

总之，我们无法认定哪种方法对测量身体意象是最好的。尽管我们清楚，评价性测量要比知觉性测量更为有用，但在选择评价性测量方法时，既应该取决于具体的评价目的或研究需要，还应取决于具体的心理测量工具的特点（例如，效度和信度）。

二、身体和生理方面的影响

在决定身体意象方面，几乎每种身体特征都起到了一定的作用（例如，遗传性脱发、面部痤疮、怀孕、皱纹，以及发育导致的体形变化）。其中，有四个因素对身体意象的发展和维护有着十分关键的意义。

第一个因素是体重。客观上的超重和主观上认为自己肥胖的人，常常对自己的身体意象抱有消极的看法。类似的不满心理，在那些青春期时就比较胖的人群中尤为突出。因此，我们在这里提请各位注意，具体的体重与自尊或心理健康之间只存在很小的负相关。也就是说，体重因素与其他一些自我概念（例如，学业成绩和社交技术）的满意程度只存在适度相关。但是，事实上，如果个体认为自己超重，那么不管是真是假，都与身体意象的不满意紧密相关。在这个意义上说，身体意象会参与到体重与自尊之间的关系之中。[参见《自尊》(Self-Esteem)]

第二个影响身体意象的因素是性别。在整个一生中，女人比男人更易对自己的身体抱有较低的满意度。比起男人来，她们更易消极评价自己的某个具体身体特征，更想减肥，而且在对自己的身体外表进行评价时，表现得较为焦虑，较倾向于接受美容手术。女性对身体意象的不满，几乎与自我知觉的超重相关。男性中有一半人担心自己身体超重，另一半人则担心自己体重不足。高大魁梧的身材可能会给男性带来一定的好处，因为身材常与权利相联系，即身材魁梧的男人要比瘦弱的男人享有更大的权利，为数不少的男人正在积极从事补偿性的行为，使自己达到身材高大、肌肉发达。因此，瘦弱的男人比瘦弱的女人更加不满意自己的身体意象。

第三个因素派生自男性的体形和权利的关系，即身体高大对身体意象的影响极大。尤其男人表现得更加突出。虽然许多女人对自己的身高很满意，但是男人却都希望自己再高些，甚至为此而虚报自己的高度。已有证据表明，男性的身高与一些积极的社会成果（例如，领导、权力、收入和吸引力等）呈正相关。许多矮小的男人都诉说对自己的体形不满意，同时，还有一些证据显示，与那些高个男性相比，矮小男人的自尊容易受挫，不时伴随消极的身体意象。对女人来说，身材高度的问题并不那么突出，尽管高挑的身材相对而言是绝大多数女性所向往的。然而，某种程度上说，身高可能只是女性积极身体意象的一个重要组成部分，因为它使女人显得更苗条，腿更长。但是，特别高的女人却诉说她们对自己的身体意象不满意，部分原因在于约定俗成的社会规范，即认为男性理应比他们的女伴高一些。

第四个因素是身材吸引力，它对一个人的身体意象起到重要的作用。身材吸引力是指面部或身体部位的特征受到社会成员的认可和赞美。不同性别在审美观点上存在差异。对女人来说，有吸引力的面部特征应富有青春朝气（例如，大眼睛、小鼻子、厚嘴唇），而体态方面则应娇小玲珑和苗条（例如，长腿、腹部扁平）。对男人来说，有魅力的面部特征意味着成熟（例如，方下巴、轮廓分明），体态则应魁梧健壮（例如，高个、稳健）。一些证据显示，一般特征被认为比与众不同的特征更具魅力。例如，有些研究人员运用电脑程序将各种面部特征进行均化处理。结果发现，由一般特征组成的脸型要比与众不同的脸型更具魅力。当然，需要指出的是，个体的审美偏好会对身体意象产生影响。大多数研究发现，身材吸引力的客观评价与身体意象之间（由独立观察者评价）只存在适度相关。然而，身材吸引力的主观评价（例如，个人看法）则与身体意象的满意度显著相关。

上述影响身体意象的四个因素，主要是由生理和遗传因素决定的。身高、性别和身体外貌是不可改变的，除非美容手术予以整容。遗传对体重也具有重要的作用，尽管人们认为体重这个因素与其他几个因素相比更具可塑性。大多数人会低估生理对体重的影响，认为它属于一个人意志和自制方面的问题，因此，当人们相信体重是可以改变的，特别意识到自己的体重应该改变时，它就会对身体意象的满意度产生影响。

三、文化的影响

纵观历史，文化影响在身体意象方面起着决定性的作用。比如，希腊人崇拜男性身材，罗马人以瘦为美，而中世纪的人则较欣赏高大丰满的女性体形，正如后来在鲁宾斯奎（Rubenesque）艺术中所体现的那样。现代美国社会重视个性化和自我，而在上几个世纪，人们对自己身体的审美界定则更多地取决于社会评价。可见，随着时间的变化，身体意象的含义和界定可视为文化和社会影响的一种函数。

尽管还有几种身体特征一直为人们所乐道，而且经久不衰地存在于不同的文化之中（例如，长得丰满但不松弛，整洁，体型对称等），但是，对身体意象来说，其最具价值的部分是跟文化相联的，也就是说，被某种文化视为美的身体，却不一定为另一种文化所肯定。例如，服装的式样、发型和化妆，不同文化之间的差异极大。个体将会尽最大的努力去迎合当地文化对身体意象的要求。这方面的一些极端例子有：缅甸妇女传统上要把金属环套在脖子上，以至她们的脖子被伸长至38厘米；英国维多利亚时代的妇女要穿非常紧身的胸衣，以致影响到内脏器官，胸腔受到极大的压迫；东印度人的传统是把牙齿锉平嵌入牙龈中；南美一些氏族的传统是在脸部、前胸和手臂上刻深深的烙印；中国的古老传统则以妇女缠足为美，甚至达到伤残程度；近年来，美国的纹身行为激增，亦属于这类事例。

具体到某一种文化，关于美和魅力的标准也会随着时间的推移而产生较大的变化，特别对女人而言更是如此。例如，在19世纪20年代，一些妇女崇尚喝醋减肥，并且熬夜以使自己显得苍白憔悴；19世纪中叶，一度流行高大、丰满的体形，女人常为自己太瘦而忧虑；20世纪初期，苗条而健美的体形为人向往。第一次大战后，平胸和新的化妆方式成为时尚。尽管19世纪人们对体形的偏好一再变化，但在以往的30年间，美国人一直都以瘦为美。事实上，20世纪90年代的审美又回到了19世纪20年代，以苗条、苍白、瘦弱为美［也就是像流浪者、莫斯（Kate Moos），以及波尔特罗（Gwyneth Paltrow）那种美］。

甚至在一段时间里可能同时存在几种不同的审美模式。例如，在20世纪40~50年代期间，饱满的体态［如梦露（Marilyn Monroe）］与苗条的体态［如赫本（Audrey Hepburn）］都被认为是理想的体形。到了20世纪80年代，肌肉发达、健康的体态［如芳达（Jane Fonda）］得到观众的一致肯定，与此同时，柔软的、女性化的体态［如帕顿（Dolly Parton）］也被认为是颇具吸引力的。

尽管对美的不同见解同时并存，但是，对我们社会的女性而言，有一个信息是明确的，那就是美丽的体形常常会带来幸福和成功。各种媒体不断地把那些描绘"瘦就是美"的概念灌输给人们，瘦得过分的女性被各种时尚杂志、电视和电影捧过了头。认为最有魅力的典型形象是身高5英尺11英寸，体重仅接近110磅。比起如今美国妇女的平均水平，身高再要高7英寸，但体重需轻30磅。这种低于平均水平20%的理想体形的出现，再次促进了人们对上述体形的迷恋程度。

（一）肥胖

被贴上肥胖的标签，不仅意味着这个人具有一种十分令人烦恼或沮丧的体形特征，而且他或她在生活的许多方面也会伴随许多负面影响。也就是说，肥胖因素在肥胖者与不胖者交往时，包括对个体的自我认识、身体意象等都会产生不良的效应。此外，肥胖给人带来的不利还在于，它涉及身体的畸形和相关的弱点，在别人眼里马上会产生贬低效应，因为肥胖不符合审美观，它的潜台词等于在说肥胖个体应对自己的模样负责。认为肥胖者应对自己的肥胖负责，持这种看法的人数比认为盲人应对自己的眼瞎负责的人数高出40倍。那些能够据理力争说自己所以超重是因为药物所致（例如，治疗甲状腺所致）的个体，以及那些证明自己正在节食和减肥的人，不太会被贴上肥胖的标签。而那些无法提供这样或那样证据的肥胖者，就很容易遭贬低和轻视，人们认为他们缺乏自控或自制力太差。

但是，并非所有北美社会成员都对肥胖持同样的偏见，例如，黑人就不会像白人那样对肥胖者贴标签。比之白人男性，黑人男性认为体格强壮、身材丰满的女性更有魅力。与白人女性相比，黑人女性较少认为自己是肥胖的，尽管自己的肥胖程度可能是白人女性的两倍，但她们对自己的超重觉得较满意。黑人女性对大身材黑人体形的满意程度比白人女性对大身材白人体形的满意程度要高得多。在黑人女性中，肥胖并没有被认为是很严重的侮辱标签。也许，这一定程度上可解释黑人模特儿为什么都是大身材［例如，温福瑞（Oprah Winfrey），福兰克林（Aretha Franklin），毛里森（Toni Morrison），艾尔德斯（Jocelyn Elders）和安吉鲁（Maya Angelou）]。总之，各种证据都表明，同样是体重超重，白人女性要比黑人女性承受的标签压力更大。

最近的研究表明，肥胖的标签效应在不同的文化之间差异极大。例如，斐济人、海牙人、墨西哥人和以色列人在肥胖问题上就要比美国人、加拿大人和英国人宽容得多。这些差异可能部分反映了文化观念上的差异，尤其是在崇尚自我约束和自我决定等方面的差异。例如，比起墨西哥大学生来，美国大学生更相信体重是由自己决定的，因此身体肥胖是其所作所为的结果。然而，以色列儿童对肥胖却持积极的态度，之所以会这样，是因为他们赖以生活长大的社会认为个人应该对自己身体肥胖负责，人家怎么看无关紧要。

对那些体重超常的人来说，贴上肥胖标签会带来一系列消极的影响。尤其是那些公认的胖子，常受到公众的歧视和不公正的对待。肥胖的儿童和成人遭到苗条同龄人的冷落，还经常被拒之于俱乐部、朋友圈、约会和婚姻之外。令人奇怪的是，研究表明，曾经是胖子的人在其体重恢复正常后还被继续贴上肥胖的标签。这就进一步证明肥胖标签除了指身体意象外，还涉及对人格的侮辱。

肥胖者不仅在心理上受到影响，而且在社会经济地位上也颇有压力，甚至遭到公开的歧视。例如，在大学录取的新生中，肥胖学生的比例远低于平均水平，特别是肥胖女生录取的比例远低于正常体形者，尽管所有考生在兴趣、高中成绩、智商测试、PAST 测试和 SAT 测验成绩均差不多。这样的歧视在名校面试学生时表现得尤为明显。事实上，尽管有 20% 的美国青年属于肥胖之列，但在美国东北部哈佛、哥伦比亚等 8 所大学组成的常春藤联合会（Ivy League）中，肥胖学生却不到 2%。另一个对肥胖女生不利的影响因素是，她们的父母与体重正常女生的父母相比，更不愿意为她们的教育提供经济上的支持（甚至排除了对父母的社会经济地位等因素之后，研究结果仍然如此）。

已有大量证据表明，对肥胖者的歧视现象是相当普遍的。很多业主不愿雇佣胖子，一些职业公开歧视、拒绝肥胖者，而实际上没有一种文献显示体重与工作能力有何关联。当然有些职业对其从业人员的体形有着一定的要求（例如，消防员、警官），还有一些职业（例如，空姐、售货员）在这方面的要求可能较高，但是总体上是以外表形象为基础的，而不是以体形为基础的。难道一位体重 175 磅的空姐肯定干不过一位体重 115 磅的空姐。

肥胖女性在社会经济地位方面也比体重正常或偏瘦的女性吃亏。胖女人在经济方面不易获得比她们的父母更高的地位。研究发现，青春期女性的体重（不包括男性）对她们未来的收入影响极大，致使 11 ~ 16 岁发胖的女性到 23 岁时（不管她们的体形是否还属肥胖），其收入远远低于体重正常的同龄女性。至于为什么女性体重和社会经济地位之间存在如此显著的负相关，有着很多解释，不过特别应该指出的是，肥胖的标签效应可能具有一定的影响。有趣的是，尽管在发达国家中肥胖和社会经济地位的相关性很低，但是在发展中国家，肥胖则与高经济地位呈正相关。

总之，崇尚何种体形，受当时文化潮流、时尚和偏好的影响。然而，所有这些因素又是注定要变化的。那些拥有某种文化所崇尚的体形特征的人，将可能具有积极的身体意象；而那些拥有为某种文化所贬抑的体形特征的人，就经常被贴上标签，将可能体验到消极的身体意象。[参见《肥胖症》(Obesity)]

（二）失能与身体意象

躯体失能或畸形，可能会对身体意象产生深刻的影响，当然，具体要视失能的类型和程度而定。例如，身体某个部位永久性损伤（例如，截瘫、四肢瘫痪、主要肢体截肢等）的人要比伤残程度较轻的人，更容易产生对身体意象的不满意感。躯体失能对身体意象的影响程度也受制于失能发生的时间、别人对这种失能的可见度，以及失能的起因等因素。首先，生命早期发生的失能（例如，先天失盲），比起童年过后才出现的失能，前者对个体的影响要小得多。如果失能发生在童年时期以后，则个体不仅要面对自己机体上的缺陷，而且还得应对以前未曾感受过的标签效应。其次，如果失能可以掩盖起来的话（例如，利用一些人造的器具如假肢等），那么它对身体意象的破坏就要比无法掩盖的失能（例如，轮椅等）小得多。再次，如果失能是由人为原因造成的，则个体就很难完全接受缺陷的事实，特别是当他回忆起以前未被贴标签的自我时，会陷入自相矛盾的一些思念之中（例如，"如果我没有受伤，那么我就会比现在快乐得多"）。

身体缺陷者的身体意象，也常由于那些没有缺陷的人所作出的反应而倍感威胁。有关态度的研究表明，人们常对那些身体有缺陷和畸形的人流露消极的态度。这些态度可能公开表露出来，也可能遮遮掩掩。研究人员在研究身体缺陷者和身体正常者的社会交往时发现，当身体正常者与身体缺陷者交往时，前者往往会表现出种种紧张和逃避的行为（例如，他们的情绪易激动，希望尽快结束这次互动，谈话时站得距离较远，表现出明显的抑制性）。这类语言的或非语言的动作姿态，对身体缺陷者的身体意象无疑有负面的作用。

如果一个人自我意识到被贴上了标签，那么就有可能对身体意象产生不良的影响。即使别人根本没有意识到身体缺陷者会遭遇贴标签的境地时，亦如此。在一个设计周密的实验中，给被试脸上贴上一个伤疤，然后让其与别人进行互动。被试所不知道的是，研究人员在他与别人交往之前又悄悄给他去掉了假伤疤。在此情境里，那个自以为自己脸上有疤的人（事实上已经没有了）始终认为自己是人家贴标签的靶子。这个先入为主的假设表明，自我意识到遭别人歧视是个体感觉身体意象好坏的一个重要组成部分。

四、身体意象的演变

身体外表是人一生中对身体意象始终产生重要作用的自我特征。早在婴儿时期，漂亮的孩子就比不漂亮的孩子受到更多赞美性的评价和关注（例如，报以越来越多的微笑，目光注视，以及期盼高智商）。此外，漂亮孩子的母亲与不漂亮孩子的母亲相比，前者也对孩子表现出更多的关爱，与其嬉戏的时间也较长。这些对待漂亮可爱个体和不漂亮不可爱个体的差异，将持续到学龄前期和学龄期。成人也往往认为漂亮的孩子具有更多优良的人格特质，更强的学习能力，而且比不漂亮的孩子更聪明、更能成功。可是，所有这些看法都是建立在外表体形这一因素之上的。这些迥然不同的评价性反应，会给不漂亮儿童和肥胖儿童的自尊和身体意象产生不良的影响。

青春期是一个关键时期。在这个时期，身体开始发育成熟，身材和体形都会对身体意象产生影响。在发育期间，大多数女孩的体重会增长11.3公斤左右。体重的增长并不是均匀分布在身体各部位，而是更多地集中在如胸部、臀部和大腿等部位。这种体重增长方式，对很多青春期女孩来说特别感到烦恼，因为它与文化的理想模式（譬如，女性体态要求瘦些、高些、没有肥肉）相冲突。青春期也是一个自我反应和自我注意明显增长的时期，因此一些女孩就会在身体意象问题上将自己归属肥胖者之列。

过度关注体重的原因很可能与当前流行的节食有关，而节食又与食欲紊乱有关。在九年级，几乎每个青春期女孩都会诉说自己正在节食，希望自己的体重再减轻几斤。社会对女性身材苗条的关注，可以解释为什么女性一生中比起男性更关心饮食、体重和外表问题，为什么她们总感到自己被贴上了标签（男性则没有），譬如认为自己比理想的体形稍重了一些（至少重了2.27~4.54公斤），等等。

来自上层或中上层社会阶层的白人女孩，是最担心自己体形的一群人。她们进入青春期后自尊程度表现出较大的降低，而且最有可能发展为饮食紊乱。一种可能的解释是，这些女孩受到文化上的影响，比起那些来自其他社会经济背景的女孩，显得更古板，对自己的要求也较高，而所有这些因素会导致完美主义和自我感觉不良。在人们看来，这些女孩应该苗条、美丽、聪明，而且拥有完美的婚姻。

此外，我们需要就文化压力的问题补充一点，也就是说，身体意象还受到父母和同龄伙伴的影响。家庭畸形和父母矛盾会导致各种心理问题，其中包括对身体意象的不满和饮食没有规律。研究发现，饮食没有规律，以及对自己身体意象不满意者，在这类家庭中较为普遍，那就是家长属于完美主义者，而且对自己孩子的体重、外形横加指责，调教严厉，喜欢评论。与此相似，那些父母本来就过分担心体重和关注节食的孩子，或者患有某些饮食紊乱症状的孩子，往往较容易对自己的身体意象不满意。

来自同龄伙伴的消极评价（尤其是采用讥笑方式的消极评价），特别容易导致人们对身体意象的不满。没有魅力和肥胖的个体，相对不受欢迎，甚至可能被取消参加一些俱乐部和社会活动的资格。他们与那些身材苗条、有吸引力的人相比，常被同龄伙伴视为具有一些不良的品质（例如，懒惰、邋遢等）。这些被社会排斥的现象，反过来强化了先入为主的假设。在此情形下，他们就会失去更多学习社交技能的机会，加之他们的社交机会本来就很有限，因此越来越弱的社交技能促使人们更不愿与他们打交道。

对身体意象的不满会在整个成年时期相当稳定地存在着。个体逐渐成熟进入成年时期，开始把注意力集中在家庭和事业上时，有些人仍然会十分强烈地表现出对身体意象的不满。尤其是那些与伴侣建立起长期稳定的支持性和扶助性关系的个体，更容易出现这种情况。在成年期由于体重明显增加，他们可能会因此而对自己的身体意象不满意。在美国，成年期体重增加是比较普遍的，由此会带来一系列严重的潜在健康障碍。保健工作者和内科医生也会强调身体意象问题，以便使那些眼看发生健康问题的人重视减肥，对身体意象不满也许会变成当事人追求健康生活方式的动力。另一方面，我们不能忽视，对自己身体意象的不满，也可能（而且经常）导致过度的节食行为，导致体重状况恶性循环。

最后，伴随老年的到来，体形的变化以及体力的衰竭，也有可能给身体意象造成不良影响。“男人把身体看作工具，女人把身体看作饰品”的格言，可以用来解释老年人为什么也会某种程度地体验到对身体意象的不满。老年男性感到自己对身体满意度下降，是因为体力机能衰弱所致；老年女性则可能更多担心体重过重，以及皮肤起皱和头发不断脱落。无论是男性还是女性，都担心自己太瘦弱，就像一个苟延残喘的人。尽管这种说法缺乏足够的证据，但是，那些在成年早期对自己身体意象最为不满的人，到了老年时还是对自己的身体意象非常不满，即使影响身体意象的诸因素发生了变化，仍然如此，这种情况似乎是可能的。

五、身体意象障碍

严重的身体意象问题会引发一系列潜在的不健康行为，包括长期节食、饮食紊乱、强迫性运动和过多实施美容手术。从青春期早期一直至成年期，一些人往往将自己的体形和体重与观察到的社会理想体形进行比较，如果自己的体形与后者相差无几，那么她们才会对自己的身体意象感到满意。当自我评价的体形与理想体形之间出现差异，她们常会主动节食，以便使自己的体形达到理想状态。遗憾的是，节食很少成功，体重通过节食而减轻的个体在5年内不再反弹的比例不到1%。节食失败的一个主要原因是偶尔的暴饮暴食。这种暴饮暴食常由情绪抑郁所诱发。也就是说，那些长期节食者会逐渐被情绪抑郁所支配，而且情绪沮丧时比在开心和平静时吃得更多。难以对付情绪沮丧是大多数节食者注定失败的一个主要原因。[参见《节食》(Dieting)]

当节食者无法继续减轻体重时，他们常会责备自己缺乏意志力，发誓下次节食时更加努力。不断的节食失败，会给生理和心理带来持久性的负面影响。在生理上，体重减少和体重增加的周而复始会改变新陈代谢，使以后减轻体重更加困难。在心理上，反复的失败可能会更加降低对身体意象的满意度，甚至影响到自尊。反复的减肥失败可能会对自己造成特别的消极情绪，包括无助、失望和焦虑等。这就是说，形成了一种恶性循环：节食失败，想进一步的节食，但实际上成功节食的可能性更小，因为每次失败增加了消极的影响。长期下去，许多节食者会采取更为极端的行为来减肥，例如，禁食、过度运动、洗肠等。对那些生性脆弱的人而言，长期节食可能会加速病理性饮食紊乱的发展。

厌食症和贪食症是两种最为常见的饮食紊乱。厌食症患者的典型行为是过分害怕肥胖，因此而拒食。他们自我节制的饥饿行为，开始时会得到朋友和亲属的好评。然而，厌食者仍然对自己的身材不满意。当他们努力接近自己心目中的理想身材时，朋友和亲属可能会变得冷静下来，认为必须采取药物治疗等措施，以免这些厌食者饿死。[参见《神经性厌食症和神经性贪食症》(Anorexia Nervosa and Bulimia Nervosa)]

患有贪食症的人往往会在禁食和暴食之间来回转变。在贪食者中间，那些体重处于正常范围或稍微超重的女性，往往会定期暴食，而当她们感到如此饮食已经超出控制范围时，她们就会过分担心自己的体重问题，于是就采取各种补偿性行为，例如让自己呕吐、剧烈运动，甚至服用轻微泻药。与厌食症患者不同的是，很多贪食症患者不易被朋友和亲属发现，因为他们一般都是私下进食，特别在贪吃和泻便方面更是守口如瓶。

一般认为，患有厌食症和贪食症的个体对自己的身体意象特别不满。然而，运用被试知觉技术收集到的证据表明，尽管一些患有饮食紊乱的人过高估计自己的体形失常，实际上他们并没有明显超出正常体重的范围。也就是说，他们对自己体形的估计在准确性方面与正常人没有什么差别，只不过他们不断诉说对自己身体意象不满意，而那些未患此症的人则没有这样的表现。他们对自己体形的自我评价过低，他们说想减肥，而且在描述实际体形与理想体型的差异时，常对自己感觉的身体形象表示不满。看来，这些患者在身体意象方面受到困扰主要是由于自我不满而非知觉曲解。

对身体意象的不满，会促使一些人产生不健康的想法，即想通过美容手术来改变体形。美容手术不仅能够改变身体外表上的一些具体特征，而且能够增强心理上的舒适度，提高个体对身体意象的满意程度。据统计，美容外科医生每年要做70万个左右的手术，其中3/4以上是女性。最为普遍的美容手术是抽脂、隆胸，美化眼睑和鼻子，以及面部拉皮手术。

人们寻求美容手术的帮助出于多种动机，有的是先天畸形的矫正，例如矫正裂腭；有的则是一些毫无理由的想法和愿望，只是本人认为有欠缺或旁人从审美角度来看觉得不够美，所以意欲改变这些身体特征，譬如鼻子不够完美或胸部平坦等。美容医生在观察和帮助身体意象的变化方面起着特殊的作用，它通常涉及到知觉、情感和认知的成分。许多做过美容手术的人在短期内对身体上的变化有些不安，例如表现为失眠、身体敏感度下降，但是大多数人随着时间的流逝会适应这些变化。

尽管做过美容手术的人大多对手术结果感到满意，但是也有一些人表示极端不满。通常，做过这种外科手术的病人会对改变了的特征较为满意，但同时又感觉到身体其他部位有欠缺，为此又变得不满和苦恼。他们可能以后会接受一系列的美容手术，以矫正或美化多个身体特征。有些女性会因为很小的甚至是想象中的形体瑕疵而去做手术。这样的偏见称作身体变形性精神障碍，意指个体对身体意象表现为病理性障碍，具体表现为患者对身体上的微小瑕疵，例如耳朵的大小和形状，以及眉毛、嘴、手、脚、手指或臀部等形状感到极度不安。患有这种障碍的个体在描述自己的状况时，往往表现出极度的痛苦，“身体有缺陷”这一想法支配了他们的生活，甚至不可自拔。在有些个案中，这类胡思乱想甚至会使患者逃避工作和公众场合，只在不被别人看见的夜间才出门。其实，对这些患有身体变形性精神障碍的人来说，毋须进行美容手术，因为即便做了手术，也不能解决他们对身体意象不满的问题。事实上，一些个案表明，美容医生如果愿意接受给予美容手术的话，岂非证明他们关于自己形体异常的看法是有道理的，因而可能导致他们内心更加紧张，产生新的不满和担心。

对大多数做过美容手术的人来说（例如，矫正明显的身体缺陷或畸形部位），形体改变会增加他们对身体意象的满意度。而对那些患有身体变形性精神障碍的患者来说，美容手术不会提高他们对身体意象的满意度。

六、身体意象的改善

轶事和临床方面的研究表明，提高身体意象满意度的关键是增加自我接受的程度，尽管这个目标本身很难达到，但是要提高自我接受的程度可以通过多种方式，例如，那些认为自己肥胖的人，应该鼓励自己多参加锻炼，并且实施营养均衡的节食，而非严格控制热量。其目标是指向健康而不仅仅是为了改善身材。人们也可以运用一些技术，例如，在镜子前进行积极的自我阐述和认真的自我检查，质问自己意欲减肥的出发点，比如为什么要减肥，为什么觉得自己太胖等，学会接受甚至推崇自己的身体意象。有时，人们可以了解一些决定身体外表的因素，接受这方面的教育（例如，遗传对体重和骨骼结构的影响）。此外，告诉人们，对自己的身材抱有某种程度的不满是正常的，即便那些身材颇具吸引力的人（他们拥有人们所渴望的体形）也会这样。

导致对身体意象不满的部分原因在于社会评价，因而加强社交能力和提高自信，对改善身体意象的满意度非常有效。被贴上标签的人实践社会交往能力的机会常常受到限制，因此锻炼交谈能力，练习如何驾驭非语言的行为，增强自信等，可能会对他们的社交起到积极的促进作用，反过来又会提高自己身体意象的满意度。

对身体意象特别不满的人，可能需要进行心理咨询和治疗。当身体意象问题干扰了患者的正常生活并不时出现困扰时，或者当它阻碍了当事人在公众场合与他人正常交往时，就需要施以上述治疗。治疗内容包括患者如何应对家庭矛盾、社交焦虑或认知方面的紊乱。在实施团体治疗的过程中，可以允许个体谴责社会的偏见，即社会过分强调用肤浅和简单的标准来评价人们的体重和体形。鼓励患者与他人见面，为他们积极改变身体意象提供社会情境，以共同提高身体意象的自我满意度。业已证明，认知行为模式在提高身体意象的满意度方面已经取得了一定的成效。就调整身体意象的满意度而言，最为行之有效的方法，也许就是强调应对策略和社交技能。适当地治疗个体的情绪抑郁（无论是心理治疗还是药物治疗），对于增加当事人身体意象的满意度，也是很有帮助的。

参考文献

Cash, T. F., & Pruzinsky, T.(1990). *Body images: Development, deviance, and change*. New York: Guilford Press.

Fallon, A.(1990). Culture in the mirror: Sociocultural determinants of body image. In T.F. Cash & T. Pruzinsky (Eds.). *Body images:Development, deviance, and change*. New York: Guilford Press.

Goffman, E. (1963). *Stigma: Notes on the management of spoiled identity*. New York: Prentice Hall.

Jones, E.E., Farina, A., Hastorf, A. H., Markus, H., Miller, D.T., & Scott, R. A. (1984). *Social stigma: The psychology of marked relationships*. New York: W. H. Freeman.

Polivy, J., Herman, C. P., & Pliner, P. (1990) Perception and evaluation of body image: The meaning of body size and shape. In J. Olson and M. Szanna (Eds.), *Self-inference Processes*. Hillsdale, NJ: Lawrence Erlbaum.

Seid, R.P.(1989). *Never too thin: Why women are at war with their bodies*. New York: Prentice Hall Press.

郭莉 译　　张诗忠 校

约翰·基尔斯特罗姆
(John F. Kihlstrom)
加利福尼亚大学
伯克利分校
(University of California,
Berkeley)

催眠与心理无意识

Hypnonsis and the Psychological Unconscious

一、催眠的历史
二、个体差异
三、相关因素
四、实验研究
五、临床应用
六、理论
七、心理无意识
八、分离和下意识加工

自主过程 知觉—认知过程，它不为意志所支配，在现象意识之外实施，而且也不消耗注意的资源。

材料驱动过程 以感受刺激的知觉结构为基础的知觉—认知过程。

情节记忆 指个人经历的记忆，这些经历与特定的时空背景相关联(参见与之相对的“语义记忆”)。

外显记忆 指个人在回忆或再认某以往事件时所显现出来的一种有意识的回忆（参见与之相对的“内隐记忆”)。

因素分析 一种统计技术，它为诸多变量的相关性提供简明的概述。

可催眠性 催眠反应的个体差异，可用标准化的心理测验［例如，斯坦福催眠易感性量表(Stanford Hypnotic Susceptibility Scales)］予以测量。

内隐记忆 指个人完成任务时所施加的任何影响，归因于一种对过去事件的回忆，但这种回忆不同于对该事件的有意识回忆(参见与之相对的“外显记忆”)。

前注意加工 注意某个刺激之前所发生的知觉—认知加工。

原始刺激的呈现 通过呈现一个预设刺激（称作“原始刺激”）而促进对一种刺激（称作“靶刺激”）的知觉—认知加工。在反复呈现原始刺激时，原始刺激与靶刺激应该是相同的（例如，水—水)。而呈现语义原始刺激时，原始刺激与靶刺激就其意义而言是相关的(例如，海洋—水)。

语义记忆 指关于事实信息的记忆，它不受背景制约(参见与之相对的“情节记忆”)。

催眠是一种人际互动，在此人际互动中，一个人（被试）对另一个人（催眠师）发出的暗示作出反应，从而产生一些想象中的体验，涉及知觉、记忆的改变和活动的随意控制。在一些经典的例子中，这些反应与位于妄想边缘的主观信念和位于强迫症边缘的非自主性经验相联系。所谓的心理无意识，意指这样一种现象：心理状态（认知、情绪和动机）能在感官知觉意识和随意控制之外影响正在进行的体验、思想和活动。

一、催眠的历史

催眠的起源可以追溯到古希腊医神埃斯库拉庇俄斯（Aesculapius），他在神庙里对睡着的病人所提供的劝告和建议，被解释成是上帝在他们睡梦中说给他们听的话。在近代历史中，奥地利医生麦斯麦（Franz Anton Mesmer 1734～1815年）开创了催眠术。他的理论是，疾病之所以产生，是因为躯体力量不平衡所致。这种躯体力量称作“动物磁性”，它会影响身体的各个部分。在麦斯麦看来，若能重新分布这种磁性体液（该过程典型地导致一种称为“转折”的癫痫样发作），就暗示着疾病可以痊愈。1784年，法国成立了一个皇家委员会对麦斯麦术（mesmerism）的效应进行检测。该皇家委员会由富兰克林（Benjamin Franklin）任主席，委员包括拉伏西尔（Lavoisier）和吉洛丁（Guillotin）等人。他们的检测结论是，尽管麦斯麦术的效应在许多病理中有所体现，但是它是通过想象手段而非任何身体力量来实现的。在他们的检测过程中，据说实施了心理学的比较实验。

尽管麦斯麦的理论被人所抛弃，但是他的做法却延续了下来。当时，麦斯麦的一名弟子德普西格侯爵（Marguis de Puysegur）给其地域上的一个年轻的牧羊人赖斯（Victor Race）进行磁化。赖斯并没有经受一种磁性“转折”，反而进入了一种梦游状态。处于这种梦游状态中，他对磁化处理者的指示作出反应，而当他醒来后，他已经记不起刚才所做的一切。到了19世纪，埃利奥森（John Elliotson）和埃斯代尔（James Esdaile）等人报道了成功地将麦斯麦的梦游症手法用来作为手术麻醉［尽管后来证明醚（ether）和氯仿（chloroform）是更为有效的麻醉品］。继后，一位名叫布雷德（James Braid）的英国医生提出了这样一个假设：催眠梦游症是因神经中枢的瘫痪引起的，后者则由眼注视而诱发。为了克服麦斯麦术的缺点，他把这种状态改名为“神经催眠”（意指神经性睡眠）。这个术语后来被简称为催眠术。布雷德的结论是，催眠状态产生于被试将注意力集中在单一的思想上［又称“单一意念”（monoideism）］，而不是由生理性疲劳所致。

19世纪80年代后期，法国对催眠术的兴趣死灰复燃。沙可（Jean Martin Charcot）认为，催眠术是一种癔病，而且催眠和癔病都反映了中枢神经系统的一种障碍。与沙可的神经学理论相反，两位法国医生利贝奥特（A.A.Liebeault）和伯恩海姆（Hippolyte Bernheiim）则强调了暗示在产生催眠效应中的作用。贾内特（Pierre Janet）和弗洛伊德（Sigmund Freud）曾师从沙可开展研究，弗洛伊德观察到癔症病人在经过催眠后显示出来的暗示效果，便开始发展起他自己关于精神病的心理发生理论。

在美国，詹姆斯（William James）和其他一些早期的心理学家开始对催眠术发生兴趣，因为它涉及到意识状态的变化。首先对催眠术进行系统性实验研究的是杨格（P.C.Young）。他于1923年完成了有关该专题的哈佛大学博士论文。1920年，霍尔（Clack Hull）在威斯康星大学就催眠问题开展了一系列的实验研究，后来迁至耶鲁大学，该研究一直持续到1930年。在威斯康星大学期间，与霍尔同时开展研究的还有埃里克森（Milton Erickson），他那富有挑战性的临床实证研究刺激了心理治疗专家对催眠术的兴趣［霍尔在威斯康星大学认识了埃里克森，但是霍尔对催眠术的兴趣却直接来自贾斯特罗（Joseph Jastrow），他是霍尔的导师］。此外在英国，艾森克（Hans Eysenck）也对催眠术和暗示作用进行过研究，以此作为他探索人格结构的组成部分。

第二次世界大战以后，人们对催眠术的兴趣不断上升。欧·希尔加德（Ernest Hilgard）与约·希尔加德（Josephine Hilgard）和威岑霍夫（Andre Weitzenhoffer）携手合作，在斯坦福大学建立了一个实验室，专门开展对催眠术的研究。作为世界上最杰出的心理学家之一，希尔加德的地位有助于把催眠术列为科学研究的一个合法课题。在这一复兴思潮中，还有其他一些重要人物参与其中，他们是沙宾（Theodore Sarbin）、奥纳（Martin Orne）、巴伯（Theodore Barber）和弗洛姆（Erika Fromm）。现在，催眠术不论对科学研究还是临床应用都是一个热门课题，而且由下列一些专业机构作为其象征，例如“临床和实验催眠协会”（Society for Clinical and Experimental Hypnosis），“美国催眠协会”（American Society of Hypnosis），以及“国际催眠协会”（International Society of Hypnosis）的其他一些分支机构。此外，《国际临床和实验催眠杂志》（International Journal of Clinical and Experimental Hypnosis），《美国临床催眠杂志》（American Journal of Clinical Hypnosis），《澳大利亚临床和实验催眠杂志》（Australian Journal of Clinical and Experimental Hypnosis），以及《当代催眠》（Contemporary Hypnosis）［其前身为《英国实验和临床催眠杂志》（British Journal of Experimental and Clinical Hypnosis）］等，都是发表有关催眠研究报告的重要期刊。

二、个体差异

早在1819年，麦斯麦的另一个追随者法里亚（Abbe Faria）就曾指出，个体之间对“动物磁性”的反应存在个体差异。由此推论，个体之间对催眠术的反应也存在个体差异。催眠术与催眠师的技术没有多大关联，但与被试的能力或天赋关系密切(这种关系表现在对催眠的体验上)。可催眠性是由标准化的心理测验来测量的,例如所用的测量工具有“斯坦福催眠易感性量表”(Stanford Hypnotic Susceptibility Scale)或“哈佛团体催眠易感性量表”(Harvard Group Scale of Hypnotic Susceptibility)。这些测量工具都是研究的样板,跟其他成绩测验类似。它们以一种催眠诱导为开端,要求被试的双眼放松地凝视一个固定的目标,然后注意聆听催眠师的指令(虽然发出放松暗示通常是催眠诱导的一部分,人们也能根据催眠暗示作出相应的各种动作)。催眠师再发出放松的暗示,要求被试集中注意力,并闭上双眼等。在被试闭上眼睛以后,他们接受与各种想象的经验有关的进一步暗示,例如,告知被试伸展双臂,想象一个沉重物体正推动他们的双手和双臂;或者一个声音正在通过扩音器向他们提出问题;或者当他们睁开眼睛时,无法看到放在他们面前的那个物体。在催眠结束时,催眠师还会发出催眠后暗示(posthypnotic suggestions),以便被试相应地作出反应。这种催眠后暗示包括催眠后记忆缺失,也就是记不起催眠期间所经历的事件和体验。被试对这些暗示所作的反应,可根据客观的行为标准予以记分。例如,被试的手臂在一段时间里向下移动多少距离,他们是否现实地回答问题,他们是否否认自己正在看眼前的那个物体,等等。

运用这种方式测得的可催眠性,可大体形成得分正态分布(钟形的)曲线。大多数被试都能对催眠暗示作出适度反应,只有少数人对催眠没有任何反应,而真正属于高度反应的人(所谓催眠反应敏感者)也只是极少数。跨不同年龄组的研究表明,其得分发布曲线随年龄而呈发展状:年幼儿童相对来说对催眠没有反应,从青春期开始,被试的可催眠性达到高峰,到中老年时,反应得分又呈下降趋势。可是,有关大学生的统计表明,他们的可催眠性像智商一样可稳定地保持25年之久。

尽管可催眠性通常根据单一的总得分来进行评价,但是,因素分析的研究却揭示其存在某种程度的多维性。催眠性暗示可以大致分为三类:“观念运动”(涉及运动反应的促进)、“挑战”(涉及运动反应的抑制)和“认知”(涉及知觉和记忆的变化)。这些因素是相互关联的,以便可催眠性的一般维度在较高水平上得以形成,它很像瑟斯顿(Thurstone)用主要心理能力和超纵坐标的一般智力(superordinate general intelligence)来解释智力结构。

虽说催眠术是暗示的产物,但是不等于说我们可以用可暗示性来确定可催眠性。实际上,可暗示性本身就其因素而言也是十分复杂的。艾森克把可暗示性分为三种形式:初级形式、次级形式和三级形式。初级形式是指为了促进和抑制运动反应而施以的直接暗示,次级形式是指为了感觉和知觉变化而施以的内隐暗示,第三级形式则是指通过劝说交流促使被试态度发生变化。除了这三种形式外，另一种暗示形式称作安慰剂反应。可催眠性只与暗示初级形式相关，它主要由初级可暗示性与可催眠性中的观念运动和挑战成分之间的关系所决定。

人们对可催眠性是否能够改变尚有争议。一些临床医生受到埃里克森理论的影响，认为只要催眠师采取正确的方法，则人人都可以被催眠。但是，支持这种观点的证据很少。与此相似，有些研究人员认为，被试若对催眠形成积极的态度、动机和期待，则可以增强可催眠性。不过，也有证据表明，这种增强带有明显的依从色彩。跟其他技巧性反应一样，催眠反应也许涉及能力和态度的问题：消极态度、消极动机和消极期待固然可能干扰催眠成绩，但是，积极的态度、动机和期待也不一定能创造出催眠反应敏感者。

个体差异的现实促使我们关注这样一个问题：在某种意义上说，一切催眠都是自我催眠。催眠师实际上并未催眠被试。催眠师只是充当了教练或导师的角色，他的工作是帮助被试进行催眠。尽管从临床实践的角度上说，适当地运用催眠术需要经过相当的训练，但是成为一名催眠师则只需极少的技能。除了必要的能力以外，催眠师还需发展与被试的和睦关系。不过，决定催眠反应的最重要因素则是被试的可催眠性。

三、相关因素

可催眠性实际上并不与个体其他许多能力或人格方面的差异相关，例如，跟个体智力或顺应并不相关。有趣的是，它似乎同个体在遵奉、可劝说性或对社会其他影响的反应方面的差异也没有什么关联。然而，20 世纪 60 年代初，肖尔（Ronald Shor）和亚斯（Arvid As）等人发现，可催眠性与被试在正式的催眠环境之外具有催眠样体验的倾向有关。约·希尔加德所进行的广泛的访谈研究也表明，可催眠的被试在诸如阅读和戏剧等领域里表现出高水平想象的投入。1974 年，特莱根（Auke Tellegen）和阿特金森（Gilbert Atkinson）创制了一种测量气质性主观体验的“专注量表”（scale of absorption），其特征是确定被试在关于自我与客体方面聚精会神（狭隘的或拓展的）和模糊不清这二者的界限。尽管专注与可催眠性的统计关系并不十分显著，人们无法就个体对催眠暗示的实际反应予以可靠预测，但是可以肯定，专注与可催眠性最密切相关（与此相对照的是，心理意象的浮想联翩与催眠基本无关）。就可催眠性的测量而言，目前尚无其他量表可以取代以成绩为基础的“斯坦福催眠易感性量表”或“哈佛团体催眠易感性量表”。

迄今为止，个体差异的研究还未意识到专注这个问题。“明尼苏达多相人格调查”(Minnesota Multiphasic Personality Inventory)、“加利福尼亚心理调查”(California Psychological Inventory) 等量表，以及其他一些测量工具，均未包括有关专注的项目，因而可以解释它们为什么与测量可催眠性无关。可是，专注并非完全与人格中的其他个体差异无关。最近的多元研究已经确定了五个主要维度（也即所谓的“五大因素”)，有助于我们对人格结构进行概述，它具体是指：神经过敏性（情绪稳定性)、外倾性、随和性、知觉和体验开放性。专注与第五个因素即体验开放性相关。[参见《人格》(Personality)]

实际上，人们对第五个因素即体验开放性的定义有些争议。有些理论家认为，从才智角度分析，它有几种别的解释；而从文化角度分析，它也有几种别的解释。开放性本身被证明是异质的：它的有些方面（例如，幻想生活的丰富性，审美敏感性和内部知觉意识等）与专注有点相似，而它的其他一些方面（对活动多样性的需要，对观念感兴趣和自由的价值系统等）则与社会政治的自由主义有关。看来，可催眠性与开放性的专注方面呈正相关，但与自由主义或才智并不呈正相关。这种分化的相关模式表明，才智、专注和自由主义是人格的不同组成部分，因而不该掺和在一起。对可催眠性个体差异的研究，不仅激励我们发现了专注，而且也有助于我们在人格的广义范围内澄清五大结构中第五因素的性质。

研究人员除了对那些可以用纸笔测量的测验感到兴趣外，还对可催眠性的生物因素颇感兴趣。尽管催眠通常可借助要求放松甚至睡眠的暗示来诱导，但是催眠时的大脑活动却与一个觉醒的人的大脑活动相似。大脑半球活动是有区域分工的，左半球适合于分析的任务，而右半球则适合于非分析的任务。这一发现导致了下列的推测：催眠反应可能是由右半球活动调节的。行为的和电生理学的研究发现，在高度可催眠的个体中间，其右半球的激活预示着催眠在不断增强。但是，该结论却难以重复证明，这些发现的解释仍存在争议。

需要指出的是，催眠术是以言语暗示为中介的，而这种暗示必须由被试在反应过程中读解。正因如此，我们不该忽视大脑左半球的作用。一种有趣的观点是，可催眠的人被催眠时，他们以适当方式在调节大脑左右两半球方面表现出极大的灵活性，尤其当真的进入催眠状态时，这种灵活性表现得非常明显。由于催眠的体验是非自愿的，因此人们还提出这样的观点，即额叶（它负责随意活动）可能发挥特殊的作用。为了更好地理解催眠的神经作用，除了对正常被试进行大脑成像的研究外（例如，正电子发射体层摄影术、磁共振成像），还需要对患有脑损的患者进行研究。[参见《大脑扫描和神经成像》(Brain Scanning/Neuroimaging)]

四、实验研究

当代的许多研究声称，催眠暗示能使人们超越自己通常的意愿能力（变得更强壮，看得更清楚，学习得更快，记得更多）。然而，有关研究并未找到催眠能够提高人类操作水平的证据。虽然许多早期的研究在催眠问题上得出了积极的结论，但是它们却存在严重的方法论缺陷。例如，未能适当收集基础性的信息。一般说来，如果催眠暗示确能增强被试的肌肉力量、耐久力，提高感觉敏锐性甚或学习效果的话，那么其程度也不会超越非催眠情况下被试主观意愿所能达及的程度。

操作水平得以提高的一个具体例子是，催眠暗示有助于改善记忆。这就是所谓的催眠性记忆增强。记忆增强的暗示，有时用于法庭情境，以服务于健忘的证人和受害者；有时，它被用于治疗情境，以帮助患者回忆个人的创伤经历。尽管许多实地研究揭示催眠能明显增强记忆，但是这些轶事式的报告却未能在实验室的条件下得到验证。

美国科学研究理事会的一个分支机构“提高人类成绩技术委员会”（Committee on Techniques for the Enhancement of Human Performance）于1994年报告说，被试因催眠暗示而产生的回忆极少获得戏剧性的成绩，它与被试未被催眠时所观察到的成绩不相上下（事实上，还有一些证据表明，催眠暗示可能会干扰正常的记忆增强过程）。更加糟糕的是，人们观察到被试有效回忆的增强正好等同于错误回忆的增强，或者说被试回忆成绩的提高抵不上错误的回忆。此外，接受催眠的被试（尤其是那些很难以催眠的被试）记忆可能容易歪曲，这是由于受到一些提示问题和其他微妙暗示的影响造成的。

类似的结论也适用于催眠的年龄倒退。所谓催眠的年龄倒退是指，被试接受催眠暗示时，回到过去生活中的某个时期（它也是临床上使用的一种技术，以恢复患者对自己童年时期所受虐待的记忆）。尽管年龄倒退的被试会把自己体验为儿童，而且按儿童般的方式行事，但是没有证据表明他们真的排除了成人的心理活动方式，或者说恢复了儿童般的心理活动方式。年龄倒退的被试确实无法重新体验遗忘了的童年时期的记忆。

有一种现象引起了人们的关注，那就是催眠的镇痛作用（据说它具有明显的临床应用价值）。有关实验性疼痛的一项比较研究发现，在可催眠的被试中，催眠镇痛的效果要比吗啡、安定、阿斯匹灵、针灸和生物反馈优越。催眠镇痛有助于减轻患者所感觉到的疼痛。它不是通过放松缓解疼痛，而且，事实上它不能靠麻醉拮抗药物抵消，这意味着它的作用与机制似乎与内源类阿片制剂无关。就一切止痛剂而言，都存在一种安慰剂的作用，催眠术也不例外。不过，可催眠被试从催眠暗示中获得的好处，超过了他们从安慰剂中获得的好处。

对于催眠镇痛，有两种心理学解释。一种解释是，接受催眠的被试运用了诸如自我分心、应激预防、认知再解释和紧张控制等技术。毋庸置疑，认知策略能够减轻疼痛，因此，与催眠暗示能镇痛不同，认知在这方面获得的成功与可催眠性无关，从而不大可能归结为它会导致可催眠被试身上所观察到的效应。另一种解释是，催眠镇痛与意识的分离有关，因为这样一来个体对意识中反映出来的疼痛无法知觉，但是疼痛刺激的生理效应却没有改变。

许多研究还涉及催眠后记忆缺失(posthypnotic amnesia)，这种情况是可催眠被试经常碰到的。这种遗忘形式并非自发的，而且能够在不重新诱导催眠的情况下，通过呈现一种事先设计好的信号予以逆转。因此它并不代表一种依赖状态的学习形式。记忆缺失的可逆性表明，其发生可能在记忆加工的恢复阶段，而不是在记忆加工的编码阶段或储存阶段。催眠后记忆缺失并不能阻碍催眠时习得的词语用于自由联想或归类，这一发现表明，催眠后记忆缺失是情节记忆的破坏而非语义记忆的破坏。此外，这种按照归类和联想而习得的许多词条实际上得到了修饰，结果导致原始刺激的呈现效应（priming effects)。与此相似，催眠后记忆缺失并不影响倒摄抑制或者说节省了再学习。催眠期间习得的技能过后会被保存，即便被试记不起这种获得性试验也不例外。这类研究结果表明，尽管催眠后记忆缺失破坏了情节记忆（例如回忆）的外显表达，但是它却省略了内隐的表达。[参见《遗忘症》(Amnesia)]

其他一些催眠现象也可以根据外显—内隐的区分予以理解。例如，可催眠被试当获得耳聋的暗示后，会否认听到任何声响，而处在延迟听觉反馈的条件下，他们的言谈也变得结结巴巴（speech dysfluencies)。此外，当被试获得眼瞎的暗示时，他们便会否认看到任何东西，而对他们视野中出现的刺激，表现出原始刺激的呈现效应。由于外显记忆和内隐记忆之间存在类比性，因此我们认为，发出耳聋、眼瞎等催眠暗示，虽对外显知觉造成损害，同时却节省了内隐知觉。

五、临床应用

将催眠术用于临床，目的有两个：一是为医学服务，二是为心理治疗服务。迄今为止，最成功并有文献详尽记载的临床应用是为缓解疼痛的催眠镇痛研究。临床研究表明，催眠能够有效地缓解烧伤病人、癌症病人、白血病病人（例如从外注入骨髓）的痛苦，还能减轻生育孩子和牙齿手术时的疼痛。在此情境里，大约一半随机测试的病人均能从催眠术中获得明显的镇痛效果（尽管不是完全镇痛）。催眠对长期疼痛尤其有用，而像吗啡等化学止痛剂则会有耐药性和成瘾的风险。有时，催眠也被作为单一的止痛剂而用于下列手术中：腹腔手术、胸部手术、心脏手术、生殖系统手术，以及矫形手术等，尽管单单依靠催眠就能忍受这类手术的病人还不到10%。[参见《疼痛》(Pain)]

催眠暗示可产生心身效应，这个问题使心理生理学家和心理神经免疫学家颇感兴趣。例如，若干比较实验和临床研究表明，催眠暗示能够缓解变态反应和气喘，并且免除疣的发作。一个著名的个案研究令人信服地揭示，催眠暗示对一种难以治愈的先天性红皮鳞癣具有积极的疗效（先天性红皮鳞癣是一种特别具有侵害性的皮肤病）。这些成功案例促使一些开业医生在治疗癌症的过程中为病人实施催眠术。还有证据表明，催眠能够促进免疫功能。看来，我们需在催眠领域开展更多的研究，但是，这不等于说它可以取代常规医疗。[参见《心理神经免疫学》(Psychoneuroimmunology)]

催眠也已用于心理治疗，不论其取向是心理动力疗法还是认知—行为疗法。采用心理动力疗法时，催眠被用来促进松驰、增强意象、开放自由联想流［有些心理动力学家认为，催眠是一种“适应性倒退”(adaptive regression)，或者说可服务于自我倒退（regression in the service of the ego)］。但是，比较研究的结果却很少有证据支持催眠分析或催眠疗法要比非催眠疗法更加有效。与此情况形成对照的是，基尔希（Kirsch）等人于1995年进行的元分析表明，当催眠疗法与认知—行为疗法结合起来治疗一些疾病时，治疗效果更佳。在当今强调心理保健的时代里，义不容辞地运用催眠术的医生数量越来越多，它证明这样做确实具有临床价值。[参见《行为疗法》(Behavior Therapy)，《认知疗法》(Cognitive Therapy)，《精神分析》(Psychoanalysis)]

有时，催眠疗法被用来恢复对遗忘事件的记忆，正如回忆童年时期受虐待的事例那样。然而，那些戏剧性成功采用该疗法的报告许多是轶事式的，不能据此认为记忆可以通过催眠恢复。由于催眠疗法能够增强记忆的说法不可靠，以及我们在对一些重要问题和其他一些带有偏见和歪曲的材料作出反应时可能具有风险，因此一般不推荐像催眠术这种临床疗法。类似的考虑也适用于司法情境。事实上，许多法律条文严格限制运用催眠来恢复记忆的做法，因为由此获得的证据可能会被歪曲。联邦调查局已经发表了一组指导性意见，供那些希望在司法程序中使用催眠术的人参照。类似的谨慎也应当用于临床上。[参见《儿童性虐待》(Child Sexual Abuse)]

让我们再回到治疗问题上来。在严格的治疗情境中，我们遇到了一个重要且尚未解决的问题，那就是个体差异对催眠临床疗效的影响。如同实验室的情况一样，催眠的临床效果也与可催眠性有关。也许，催眠的临床效益是由安慰剂样的动机和预期作用决定的（也就是说，它们是由围绕催眠的“仪式”而非催眠本身决定的）。这方面的一个例子是催眠的镇痛作用：它似乎具有某种安慰剂的成分，既适用于可催眠的人，也适用于对催眠不敏感的人，而且，一种分离的成分仅适用于高度可催眠的人。遗憾的是，临床医生往往不愿意对他们的病人和委托人进行可催眠性的评价，主要原因出自下述的考虑：评价时给予低分可能影响病人的治疗动机。这样分析似乎有点被夸大。另一方面，临床医生对病人的可催眠性进行评价，借此确定催眠的疗效，本质上与医生在开出抗生素处方之前需对病人的过敏反应予以评价一样，二者并无多大区别。在这两种情境里，目标都是为了确定何种治疗适用于何种病人。

需要指出的是，临床医生有时会用非催眠的方式来实施催眠术（这种做法支持了下列的假设：无论他们通过催眠术得到什么效果，都跟催眠的安慰成分有关）。例如，在戒烟治疗中，一个病人被催眠时反复接受戒烟疗法和采用其他应对策略，显然这种治疗过程并非催眠术。一种可能性是，如果我们能够成功地将催眠术作为认知—行为疗法（用来戒烟、减肥和治疗类似的习惯性障碍）的辅助手段，那么我们便可借助催眠暗示去控制病人对香烟、糖果等东西的渴求思念。只有当我们了解了催眠暗示能够控制有意知觉和记忆以后，这些策略才能发挥治疗的优越性——当然，其治疗的优越性只对那些可催眠的病人才起作用，因为他们能对催眠暗示作出积极的反应。

六、理　论

催眠具有二重性，即催眠期间意识的变化发生在人际背景中，这意味着从理论上试图理解该现象实际上已经卷入二分法。这种情况早在麦斯麦时代就已存在。麦斯麦认为，他的催眠效应归因于磁性液体，而法国皇家委员会则把这种催眠效应归因于想象。沙可认为可催眠性是一个神经学问题，而利贝奥特和伯恩海姆则强调暗示的作用。有时，这种二分法反映在一个人身上：布雷德起先认为催眠术是使神经中枢瘫痪，后来却强调注意力、想象、期望和人格在催眠中的作用。

在当今时代，这种二分法依然可见，尽管已被理论上的细微差别弄得有点模糊了。传统的观点认为，催眠涉及一种“特殊的”或“改变的”意识状态。这种说法遭到社会心理学或认知—行为观的反对，他们坚持认为催眠行为是某些过程的结果，而这些过程具有普遍的意义。不过，每种学术观点之间也具有相当大的异质性，它们有时会被另一学派的学者所忽视（在社会心理学家看来，这是团体内关系的一个普遍特征）。在这些理论家中间，不少称为状态理论家（state theorists，包括本文作者），他们中有些是认知心理学家，认为催眠术涉及分离的心理过程；有些是精神分析学家，他们认为催眠是服务于自我的适应性倒退；还有些是神经科学家，他们强调大脑皮质结构的抑制。在对状态观点进行批评的理论家中间，有些人声称，只要被试获得适当的动机激发和指令，催眠效应就能在没有催眠诱导的情况下产生；还有一些人强调约定俗成的社会角色的重要性（这种社会角色既涉及催眠师又涉及被试），强调期望的自我实现效应，强调归因过程和自欺作用的重要性。由于某些社会心理学家和认知—行为理论家已经揭穿了有关催眠术的夸张成分或错误宣传，因此对于状态理论家来说，他们的见解有不少是可以成立的。

尽管把这种理论分歧说成是一种持久的争论不无道理，但是，如同在不同阵营之间存在争论一样，在每个阵营内也有争论。而且，大多数催眠研究的设计归根到底是为了说明特定催眠现象的性质（例如，镇痛或恢复记忆等），而不是为催眠提供融会贯通的理论依据。不过，科学家之所以接受训练，其中一个目的是为了从理论角度检测假设，而且，如果可能的话，还要检测在两种对立理论之间作出抉择的某种假设，以便获得的任何经验证据都可用来解释这种或那种观点。

20世纪60年代初，塞特克利夫（J.P.Sutcliffe）发表了一组颇有新意的论文，它们与那种草率轻信的催眠观点形成对照。在塞特克利夫看来，由暗示引起的心理状态与由暗示时内隐事情的实际刺激状态引起的心理状态是一致的，而且他对下述现象表示怀疑，即受催眠被试的一举一动“好像”周围世界均被暗示了。这种观点成了我们熟悉的二分法的翻版。不过，塞特克利夫还提供了第三种观点：催眠涉及自我意识的准妄想（quasi-delusional，即催眠师的暗示与被试对这些暗示所作解释之间相互作用而构筑起的一种妄想）有改变。催眠既是一种涉及知觉、记忆和思想等基本机理的深刻认知变化的状态，也是催眠师和被试在宽泛的社会文化环境下为了一个特定的目的而走到一起来的一种社会互动。一种真正适当的综合催眠理论应该谋求认知和人际方面的理解。然而，迄今为止，我们尚未拥有这样的理论。

七、心理无意识

所谓心理无意识是指这样一种观点：心理状态（认知、情感和动机）能在感官知觉意识和随意控制之外影响正在进行的体验、思想和活动。尽管这种“无意识”的发现主要归功于弗洛伊德，但是，实际上，人们对无意识心理状态和过程的兴趣可以追溯至18世纪的哲学家莱布尼兹（Leibnitz）和19世纪的心理物理学家亥姆霍茨（Helmholtz），前者强调感知阈下刺激的重要性，后者认为有意识知觉产生于对环境刺激的无意识推论。当代认知心理学和认知科学对心理无意识的兴趣已与弗洛伊德及其精神分析学说完全不同。

在早期的认知心理学中，心理的无意识状态被扔进废纸篓里，或者是被锁进档案柜里。一方面，心理无意识被视作未经注意而输入的储存库，或者被视作感觉登记和短时记忆（该短时记忆由于衰变或置换而无法随时提供信息）的储存库。另一方面，这种无意识状态被认同于长时记忆的潜伏内容，当长时记忆向短时记忆复制时，这些长时记忆的潜伏内容便被带入意识状态。后来，人们对自主过程和尝试过程之间作出区分，这种区分导致了下述见解：无意识心理过程是自发实施的，毋须利用注意的资源。结果，将无意识与未经注意的东西等同起来，产生了这样的概念，即无意识加工仅限于知觉水平和其他较低水平，属于前语义分析（presemantic analyses）。

到了近期，无意识过程常被认为是自主的心理过程和可控制的心理过程之间的一种状态。在有些理论中，自主过程的模型被视作先天的反射和本能，以及通过经典性条件反射和操作性条件反射而习得的刺激—反应的联结。自主过程不受有意识注意的支配，在意识之外实施，而且这种实施过程有多长，不受有意识注意支配的自主过程也就有多长。此外，其实施好像并不消耗注意的资源，因此它们不会干扰其他一些正在进行中的知觉—认知活动。从严格的意义上讲，自主过程是无意识的，它们不会直接向有意觉知（conscious awareness）随时提供有用的信息，而只有通过推论才能知晓它们的存在。

自主心理过程—可控制心理过程之间的这种无意识过程是指在感知、记忆和思维的过程中所发生的知觉—认知过程。其潜台词是，知觉、记忆和思维本身才对有意觉知随时提供有用的信息。不过从逻辑上讲，随时提供信息并不保证随时理解信息，于是，就蕴含着这样一种可能性，即心理内容像心理过程一样可以是无意识的。事实上，大量的实验证据（既来自脑损病人，又来自正常被试）都支持外显记忆与内隐记忆彼此之间有区别。记忆缺失病人或正常被试在没有回忆或再认的情况下（或者说在不受回忆或再认支配的情况下）所表现出来的对原始刺激的反应，也为无意识记忆提供了证据。

外显记忆—内隐记忆的差别也可拓展至其他心理领域。例如，在知觉中，已有相当多的证据表明，即便某些刺激处在阈值下、不被察觉到，一个人是在无意识的情况下感知这些刺激的，它们也能对人的认知和行为产生影响。例如，在“盲视”的病例中，即便病人患有枕叶条纹状皮质损伤，无法看到视觉刺激，他也能对视觉刺激作出适当的反应。这些实验结果像外显记忆和内隐记忆之间有区别一样，也证实了外显知觉和内隐知觉之间存在区别。外显知觉是指对当前事件的有意识感知，比如定位和辨别物体的能力就是例证。与此相对照，内隐知觉是指在缺乏有意识感知（或者说在不受有意识感知支配）的情况下，当前事件对正在发生的体验、思维或活动所产生的任何效应，比如阈下知觉或“盲视”就是例证。

外显—内隐的区别也可能牵涉到思维辩论和问题解决。例如，在尚未意识到问题解决办法的情况下，有关解决问题的直觉可能就是内隐思维的一个例子；酝酿(incubation)可能反映了与内隐思维有关的活动趋于增强，而顿悟则可能在某种内隐思维跨越意识状态所设置的阈限时发生。

应当提及的是，外显—内隐的区别既与认知有关，也与情绪和动机有关。许多理论家在情绪反应的三种组成成分之间作了区分：主观成分(或认知成分)，意指一个人的有意识情感状态；行为成分，意指跟情绪有关的明显的运动性活动；生理成分，意指躯体内部的变化。研究人员已经观察到，这三种组成成分并不始终呈现正相关，这种状态称作“非同步”(desynchrony)。“非同步”的具体表现形式是，情绪的主观成分缺乏，而情绪的行为成分和生理成分却在发挥着其作用。这种现象相当于外显情感和内隐情感之间出现断裂。

内隐的知觉、内隐的记忆和内隐的思维可以作为前意识(preconscious)认知的例证，其中，内隐的知觉和内隐的记忆位于意识的边缘。如果编码更为深层次，保持的间歇期更为简短，或者恢复的线索更为丰富，那么内隐记忆便可能有意识地被理解。内隐的知觉亦如此：只要影响内隐知觉的刺激具有较大的强度和持续较长的时间，或者处在注意的中心，那么我们就会意识到它们的存在。一般说来，前意识知觉和记忆的加工是有限的。例如，在内隐记忆的典型研究中所获得的重复原始效应，是由代表知觉结构的痕迹作中介的，而不是以事件的意义作中介的。语义的原始效应是在阈值下知觉时获得的，而且不仅很微弱，还非常短暂。显然，前意识加工得以发生的条件不允许在认知上与内隐知觉和内隐记忆联系得非常充分。

催眠与心理的无意识状态有关，因为催眠现象使无意识加工的范围超越了自主的和前意识的领域。例如，在催眠后记忆缺失中表现出来的原始效应反映了语义的加工：正在讨论的项目在编码时被彻底加工。最后，外显记忆的损害变得可逆：催眠后记忆缺失只是实验条件下进行研究的一种记忆障碍，在这些实验条件下，内隐记忆可以唤起外显的回忆。总之，在催眠后记忆缺失中，这些原始效应的特性反映了语义表征（该语义表征是由于编码时广泛的注意活动而形成的）的无意识影响。原始效应本身可能是一种自发的影响，但它不是由知觉表征系统或前语义加工或材料驱动加工为中介的自主过程的产物。

第二个例子是由催眠后暗示提供的。当被试因催眠后记忆缺失而意识不到他或她正在对催眠师的暗示作出反应时，这种催眠后暗示便具有类似强迫的性质。在这个意义上说，它显然是一种对刺激的自发反应。但是，进一步的检测表明，对催眠后暗示作出反应会消耗注意的资源，干扰其他一些正在进行中的活动。即便催眠后暗示是在被试的意识之外实施的，是非随意状态下体验的，但是从不受注意支配的技术意义上说，它不是自主的。

人们通常把心理无意识与自主加工等同起来，或者把心理无意识与前意识知觉和前意识记忆等同起来。问题是，如果我们认真思考一下催眠现象的话，我们就会发现这种等同是错误的。对催眠现象的研究表明，深层次的语义加工可以在没有意识到已经加工什么的情况下得以发生，而在意识之外实施的行为则有可能消耗注意的资源。催眠对于我们理解心理无意识的主要贡献在于，它使我们认识到意识要比注意更加丰富。至少，就无意识的精神生活的分类而言，除了自主过程和前意识的内容之外，催眠现象似乎有必要划为另外一个类别，那就是下意识的内容。下意识的知觉并非是阈下的或未被注意的；下意识的记忆也并不意味着其编码较弱。总之，下意识知觉和下意识记忆均不属于有意识的觉知。

八、分离和下意识加工

希尔加德等人曾经指出，催眠现象和我们在其他变化状态中观察到的类似现象均表明，意识是可以分离的。正鉴于此，注意的、语义的加工能在感官知觉意识之外进行。希尔加德关于意识分离的新分离说具有这样的特征，即心理是一组组件，它们监视和控制不同领域的心理功能。在正常的情况下，这些心理组件会被组织起来，不仅彼此进行交流，而且还与希尔加德称之为“执行的自我”(executive ego)的中枢认知结构（中枢认知结构是一切意识输入的终点和一切意识输出的始点）进行交流。这种执行的自我为意识和有意的感官知觉经验提供认知的基础。

新分离说还认为，某些状况譬如催眠，可能会改变各种认知结构的整合。如果两种从属结构之间的交流路线中断的话，那么在彼此缺乏任何协调的情况下，它们也能履行输入—输出的功能。如果一种从属结构与执行的自我二者之间的联系中断，那么该特殊领域的组件将在缺乏意识和意图之感官知觉经验的情况下履行其功能。用描述性术语来说，这两种情况均构成分离状态。

新分离说认为，对暗示的反应是由从属的认知亚结构单独或结合起来实施的，而不涉及执行的自我。例如，在催眠后记忆缺失的情况下，催眠牵涉的各种事件和经验都是由致力于学习和记忆的组件进行加工的；当提供催眠后记忆缺失的暗示时，这些组件之间正常的交流和执行的控制结构均被破坏。因此，当执行的控制结构设法进入这些记忆，以便对外显记忆的测验作出反应时，它无法进行操作。不过，诸如原始刺激的呈现等内隐的记忆功能（它们毋须有意识地通过执行的控制结构进行调解）未受损伤。与此相似，催眠后暗示是由相关的亚结构来实施的，而毋须执行的自我去参与。由于执行的自我没有意识到这种活动，因此讨论中的此类举止被体验为自发的，即便它可能相当复杂，具有认知上的要求也不例外。尽管有些批评家对新分离说加以指责，认为分离的心理活动不会干扰其他正在实施的功能，但是这样的分离控制系统仍对认知资源提出许多需求，结果导致同时实施的任务成绩下降。

至于这种分离是如何发生的，我们还未充分了解。不过，由于分离意识的新分离说是在催眠的背景下提出的，因此它重新唤起人们对临床上所观察到的各种分离现象（例如，心因性记忆缺失、神游和多重人格）产生兴趣。除了这些临床综合征外，人们还注意到各种“转变障碍”，例如功能性失明、耳聋和瘫痪等，它们从本质上说也是分离的。在上述每一事例中，知觉或记忆的某些问题均由于意识分离的缘故。目前，我们对于分离机制的研究尚处起步阶段，但是，有一点很清楚，催眠现象，以及与此现象相似的临床综合征，拓展了心理无意识的领域，并对我们了解有意识和无意识的精神生活提出了重大的挑战。[参见《分离性障碍》(Dissociative Disorders)]

参考文献

Bowers, K. S. (1976). *Hypnosis for the seriously curious*. Monterey, CA: Brooks/Cole.

Fromm, E., & Nash,M.R. (Eds.). (1992). *Contemporary hypnosis research*. New York: Guilford.

Gauld, A. (1992). *A history of hypnotism*. Cambridge, UK: Cambridge University Press.

Hilgard, E.R. (1965). *Hypnotic susceptibility*. New York: Harcourt, Brace, and World.

Hilgard, E.R. (1977). *Divided consciousness: Multiple controls in human thought and action*. New York: Wiley-Interscience.

Hilgard, E.R., & Hilgard, J.R. (1975). *Hypnosis in the relife of pain*. Los Altos, CA: Kaufman.

Lynn, S.J., & Rhue, J.W. (Eds.). (1991). *Theories of hypnosis: Current models and perspectivs*. New York:Guilford.

Olness, K., & Gardner, G.G. (1988). *Hypnosis and hypnotherapy with children* (2nd ed.). Philadelphia:

Grune & Stratton.

Rhue, J.W., Lynn,S.J., & Kirsch, I. (Eds.) (1993). *Handbook of clinical hypnosis*. Washington, DC: American Psychological Association.

Sheehan, P.W., & Perry, C.W. (1976). *Methodologies of hypnosis: A critical appraisal of contemporary paradigms of hypnosis*. Hillsdale, NJ: Erlbaum.

Spanos, N.P., & Chaves, J.F. (Eds.). (1989). *Hypnosis: The cognitive-behavioral perspective*. Buffalo, NY: Prometheus Books.

Spiegel, H., & Spiegel, D. (1978). *Trance and treatment: Clinical uses of hypnosis*. Washington DC: American Psychiatric Press.

李维　译　　章晔　校

约翰·安特罗伯斯
(John S. Antrobus)
纽约市立大学城市学院
(The City College of
the City University
of New York)

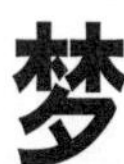

Dreaming

联想 在两个或多个项目或事件之间习得的关联。

猝倒 一种睡眠时的梦游症,发作时患者突然进入快速眼动样的梦游状态。

认知 即指思维。

做梦 发生在睡眠期间，脑海里出现想象的、看到的和幻觉到的事情。

额部眼区 大脑皮质的组成部分,该区最终决定眼球转动的方向、时间和速度。

幻觉 一种心理意象,人们对此意象的反应如同知觉世界的真实事件一样。有时被人当作一种“真实”的想象。

外侧膝状核 神经核的集合,其作用是联系皮质与感觉输入神经元和运动输出神经元。

神志清晰的梦 做梦者意识到他或她正在做的梦。

心理活动 思维或想象，包括任何一种心理事件。

神经认知 研究认知与神经生理学关系的一个领域。

NREM睡眠 即非快速动眼睡眠，涉及脑电图（EEG）的第2、3、4阶段。

神经核 神经元的集合。

枕叶 大脑皮层中主司视觉的区域。

动眼 涉及眼睛的运动。

心灵学 研究无法为心理学所解释的事件、知觉和行为的学科。其字面意思是指超心理学。

顶叶 大脑皮层中处理空间信息的区域。

PET扫描 即正电子发射体层摄影术,可用来获取大脑三维图像,检测大脑新陈代谢的分布状况。这种新陈代谢的测量可以用来估计神经活动或信息加工。

PGO 脑桥(pontine)、外侧膝状核(geniculate)和枕叶皮质(occipital)三个英文名词的首字母缩写。

复写仪 一种多通道的书写装置。

脑桥 脑干的组成部分，位于下丘脑下侧。

心理生理学 研究心身关系或行为同生理关系的学科。

REM 快速眼动。

快速眼动睡眠 涉及脑电图的第1阶段(与清醒时的脑电图相似)，处在该阶段时人常比非快速眼动睡眠做更多的梦。

应激原 迫使个体运用他或她的资源来进行调节、保护或应对的那个事件。

自有文字记录以来，人们就一直为做梦时那种奇特的、引人注目的、不可预测的特征所着迷和惊骇。虽然梦是由做梦者的思想或大脑产生的，但其奇异性令许多人相信它来自其他方面。至今，不少人还认为它来自上帝或其他诸神。由于生活充满了不确定性，哪怕最具权力的人也容易迷失于种种不可预测的情境中，所以国王和将军不厌其烦地让祭司占卜他们的梦，以此预测他们在未来战争中的胜率。然而解释总是模棱两可的，这样一来，当战争结束时，无论哪方获胜，这些解释始终被认为是准确的。按此方式，占卜的职业相当安全，对梦的神话般的信仰也是不可动摇的。当然，某些解释者，如《圣经》中的约瑟夫（Joseph)，要比其他人更具说服力。最终，解释经整理被符号化，梦中的特定物体被视作生活中特定事件的符号，这些物体也因此而被编入释梦的书籍中，沿用至今。

一、弗洛伊德及其释梦

虽然我们知道梦是由做梦者的大脑产生的，但是，若要准确理解这一运作过程，还有一段路要走。当然，没有人对梦非常清楚，也没有人能够预测一个人将会梦到什么。然而，这并不妨碍人们去释梦。维也纳医生弗洛伊德（Sigmund Freud）在其《释梦》(The Interpretation of Dreams）一书中提出，我们的许多思想和行为是由我们完全无意识的愿望和情感引起的。他认为这些无意识的思想能够产生某些异常行为，诸如维多利亚时代的女性在面对某些强烈刺激、惊吓，尤其是性行为时会歇斯底里地昏厥。事实上，在弗洛伊德看来，这些无意识思想为性驱力所驱动，但是，由于它们涉及为社会所不容的性行为，只能潜藏于心底。由于梦境不受有意识思想的控制，因此，对弗洛伊德来说，它正是观察这些无意识运作过程的理想场所。无意识过程能够通过解释精神病患者的梦来予以理解。一旦无意识过程被完全揭示和理解，人们就不会犯神经症。虽说这一论述并不贴切，但是不管怎样，如今它仍是传统精神分析的主要策略。

随着心理科学的发展，许多人不再对弗洛伊德盲目崇拜（即认为他的理论绝对正确，毋须接受科学检验）。弗洛伊德及其追随者总能为任何梦或任何梦的片断找到与其理论相符的解释。由于没有人能够找出检验该理论的方法，因此它最终演化成一种信仰。信不信由你。

与此同时，早期的认知心理学家试图寻找梦境意象与日常世界中真实物体的联系。例如，夏天的夜晚，在睡眠者鼻子底下晃动香水，结果他梦见自己置身于浪漫的南方海岛。实验者推断炎热环境中的香水唤起了睡眠者关于南海故事的回忆，这些回忆转而以做梦的形式呈现出来。这种解释基于联想理论，该理论认为，凡具相似特征（以及相反特征）的物体与事件会彼此关联、引发。

事实上，弗洛伊德关于做梦的理论是一种特殊的联想说。首先，由于物体和事件先前与情感相关联，因此它们能被激活、再现。弗洛伊德认为，梦中的意象是由性欲激起的，但是，性器官的意象会引起恐惧，从而导致产生一种折衷的联想形式。例如，性欲可能与性器官的意象产生联想。由于阴茎的意象会导致焦虑，因此做梦者可能以中性的形式梦到性生殖器，譬如一支香烟或一支铅笔。同样，任何圆形物体可能与无法接受的阴道意象形成折衷的关联。

弗洛伊德将联想和动机过程相结合，创造了比早期联想主义更为精致的做梦模型。然而，他对性动机的来源予以限制，甚至拒绝给予实验评价和对其模型进行修订，致使他的追随者无法让我们对梦的理解更加推进一步。事实上，在20世纪上半叶，梦的理论没有出现颇具影响的变化。建构大脑内部加工的理论（关于个体如何构想、思考、学习和回忆的理论）对于早期的实验心理学家作用不大，所以他们决定将自己的理论范围囿于可观察到的刺激（外部刺激物）和可观察到的行为反应（输入和输出）上。从1920～1953年，行为主义心理学的这种狂热，极其严重地妨碍了梦的研究。

二、神经认知的联结：阿塞林斯基和克莱特曼

1953年，生理学博士生阿塞林斯基（Aserinsky）和他的导师，也即现代睡眠研究之父克莱特曼（Nathaniel Kleitman）偶尔发现睡眠第1阶段的脑电图（EEG）所示的快速眼动（REM）与做梦有关。从此，延续30多年的梦的研究热潮开始了。多重书写放大器（多种波动描记仪）此时被用于研究。虽然描记仪上曾记录过约15分钟的多种波动睡眠，但是睡眠仍被视作一种无刺激的单调状态，所以人们也就没有兴趣去坚持记录整夜的睡眠。然而，这正是阿塞林斯基要做的。他惊奇地发现，整个晚上的脑电波以90分钟为周期，不停地从一种形式转换成另

一种形式。在此循环周期中，有一个阶段的脑电波看上去非常像觉醒时的脑电波，因为这时睡眠者的眼睛在眼睑下快速转动！

他为之欣喜，同时，做了我们每个人都会做的事情：唤醒被试，询问他的脑海里出现了什么。被试报告说他正在做一个长长的梦！后来，阿塞林斯基在许多被试的快速眼动期间反复唤醒他们，几乎总能得到类似长梦的叙述。但是，在非快速眼动（NREM）期间，他只能获得非常简单的心理体验报告，有时什么也没有。

这一重要的发现表明，若要研究梦，唯有在快速眼动的睡眠期间才有可能深入了解，也就是说，梦在脑电波的特定阶段（快速眼动阶段）最有可能产生。事实上，这一发现促使认知神经心理学得以问世，而该领域的研究主要是借助认知过程和神经生理过程的联系而逐渐推进。

三、梦的界定特征：快速眼动睡眠和非快速眼动睡眠时的心理活动

快速眼动睡眠同非快速眼动睡眠与做梦同不做梦的密切联系，已经造成一些混淆，譬如，我们是在研究梦的生理特征还是大脑状态的认知特征？比较不同被试和不同夜晚时段的报告后发现，94%的快速眼动报告都比非快速眼动报告有更多的梦。因此，尽管睡眠者通常在快速眼动睡眠期间做梦，但是梦与快速眼动睡眠并非一回事。

不管怎样，研究之所以关注神经意义上的快速眼动和非快速眼动的差异，是因为实验人员看不到梦，但是他们能够看到反映睡眠者状态的脑电波描写记录。况且，快速眼动和非快速眼动的大脑状态有着清晰的分界，而梦的界定则是复杂的、含糊的。在阿塞林斯基和克莱特曼发现这些结果之前，梦被界定为睡眠者的意象和思维。在此以后，我们已经清楚地知道，睡眠者做梦后所叙述的大量意象几乎都产生于快速眼动睡眠阶段。于是，梦的界定变得无法与认知特征的描述相区别，而这种认知特征却能用来区分快速眼动睡眠与非快速眼动睡眠。

梦可被界定为睡眠期间发生的幻觉和思维。所谓幻觉，我们的意思是指做梦者认为这些感知的物体和事件发生在真实而又自然的世界中，直到觉醒后才意识到它们是虚拟的。当然，“神志清晰的梦”（lucid dreams）是这一界定的例外。在做此类梦时，梦者清晰地意识到自己正在做梦，并且甚至能靠眼睛或手指打出信号，表示这种神志清楚的梦正在进行着。做此类梦时，大脑状态与正常的快速眼动睡眠状态有着一定程度的改变，因此它可以被称作变化了的、像快速眼动那样

的类似做梦状态。

梦中的形象大多数是可见的和有色彩的，其亮度和清晰度约是觉醒时知觉的80%。有时，做梦者的体验由一系列意象所组成，像看电影一样，而且，他们常常体验到自己正投身在梦境中。他们采取行动，对意象作出反应。声音意象一般极少。对身体运动、疼痛和情绪的感知，在快速眼动睡眠阶段会明显减少或消失，这些感知可能仅出现在睡眠者即将清醒之际，或者大脑活动正徘徊在快速眼动与昏睡之间。

许多梦与稀奇古怪的物体和事件相联系。最为常见的怪异表现为场景的突然出现或发生预料不到的变化。现实生活中不可能或不存在的物体（包括生物的形状）通常极少出现。最不常见的是人的视觉认同与其已知的认同发生矛盾，例如，“这是我的兄弟，但他是个女孩（在梦中）。”

所有这些类似生活场境中所体验的特征，在快速眼动睡眠期间持续的时间比在非快速眼动睡眠期间更长，且呈现得更详细。一个典型的非快速眼动报告是由1~2个人或物体所组成，意象并不清晰，不会相互作用。在非快速眼动睡眠期间被唤醒的被试中，约1/3不能记住梦中发生的任何事情。总之，心理状态的报告和报告涉及视觉意象的数量，是快速眼动与非快速眼动心理状态最为显著的识别物。

四、梦的回忆

研究发现，在整个睡眠期间，个体花在快速眼动睡眠中的时间超过一个小时，约占整个睡眠时间的21%。这样一来就出现了下述问题：哪些因素决定了个体在早晨能记住梦？影响梦回忆的因素有许多，如果你对自己的梦感兴趣，乐意注意它们，那么当你睡着时，你就会力求“关注”它们。在接受精神分析治疗的个体身上也存在这种现象。诸如此类的注意可能发生在临近苏醒的短暂间隔时，苏醒可以防止个体在快速眼动末期移动身体时掉下床去。

比起普通的梦来，你更有可能记住一个有趣的梦。如果你被唤醒时仍然躺着，并且竭力去回忆你的梦，那么你会回忆起比一醒来就听收音机或接电话多得多的内容。清醒状态时线索的缺乏、中断（这些线索可能有助于回忆梦中的事件）会妨碍人们对记忆中的梦的回忆。有时，白天发生的偶然事件会使人想起某个梦。总之，直到凌晨才睡时做的梦（例如，在周末过夜生活的人）要比起那些很早就睡的人做的梦更易被记住。

五、活动的悖论

在快速眼动睡眠期间，睡眠者丰富的心理活动与其脑电波的神经生理图像之间的联系，很像个体清醒时发生的这类心理活动与其脑电波的神经生理图像之间的联系。卧室很安静，眼睛也合上了，而大脑在某种意义上说却是清醒的。所以，大脑可以做自身记忆中的梦。问题是，如果大脑真的清醒，那么个体为什么还木然地躺在床上而不是四处走动去接触真实的世界呢？

不少研究人员发现，在快速眼动睡眠期间，负责将外部世界的信息传给大脑的感觉通道功能处于关闭状态，即使眼睑被人翻开，睡眠中的大脑也无法了解外面发生的事情。乔维特（Jouvet）发现，在快速眼动睡眠期间，特定的神经核所抑制的不只是运动系统神经元的感觉输入，它还抑制感觉输出。他用实验证实，在破坏了猫的这种神经核之后，它会呼噜呼噜地跑，好像正在追逐梦中的某种东西。想象一下如果我们每天晚上跑上一个小时来进行梦中的活动，那么我们的夜间生活将会变成什么样子。

1949年，莫鲁齐（Moruzzi）和马古恩（Magoun）发现，脑干中一组微小的神经核决定了大脑是否清醒。霍布森（Hobson）和麦卡利（McCarley）也研究了这组神经核，证明它们在快速眼动睡眠期间的作用是唤醒大脑。然而，在快速眼动睡眠期间，它还协同其他神经核，作用主要是关闭大脑感觉输入通道，以及阻断神经元执行运动中枢的命令。在与外界隔离的情况下，尽管大脑所做的事与清醒时相同，但却得不到外界输入的任何东西，所以心理活动外显时显得有点奇特也就不足为怪了。

神经学家和认知心理学家已经清楚地阐明了大脑的不同部位负责不同的认知功能。虽然在快速眼动睡眠期间大脑与外界的联系可能被阻断，但是大脑的某个部位仍可将信息传给另一个部位。霍布森和麦卡利证实，在猫处于快速眼动睡眠期间，脑干外侧膝状核（位于中脑）的脑桥部分和枕叶皮质（Occipital Cortex）这二者（简称PGO）有着很高的电位。他们认为此处或许就是梦的源头。

脑桥神经核的活动不仅以PGO的脑电波形式到达大脑皮层，而且通过与视觉运动系统的联系，能使眼睛在快速眼动睡眠期间转动。虽然快速眼动阶段的眼睛在大部分时间里是不动的，但是快速眼动期间PGO却伴随着眼睛的突然转动而活动着。霍布森和麦卡利推测，PGO电波的高电压会破坏正在进行中的梦情境，因而引起上面所述的古怪而异常的梦境。在他们看来，由于PGO电波承载动眼信息，所以大脑会将这一信息解释为眼睛正在注视什么的证据。例如，如果

PGO 电波以特定的模式驱动眼睛，则大脑就会想象出一个与眼睛运动模式相匹配的故事。换句话说，按照这一梦的活动综合模型，被激活的大脑通过“综合”PGO 电波提供的动眼信息产生梦的意象。最终，他们论证道，由于PGO电波产生自脑干，正好靠近存储记忆的大脑皮层下方，所以PGO的活动模式基本上是随机的。正是由于这种随机性，梦中产生的意象也是随机的，所以根本不存在释梦的基础!

大脑能够以某种方式创造出一系列梦的意象，它正好与一系列眼睛转动相匹配。虽然这一假设看上去很荒谬，但是关于快速眼动睡眠的“刺激联结”实验表明，激活的大脑在解释任何关于感觉的刺激时是相当灵活的，并设法与前面所述的梦境内容相吻合。例如，如果一个人梦见他大热天坐在椅子里，那么此时滴一小滴水在他的皮肤上，可能会使他梦见一杯子水泼在了他的衣服上。如果他梦见自己在房间里，那么同样的情况可能使之认为屋顶漏水了。如果他梦见自己正在读书，那么外界的钟声可能会被解释为电话铃。如果他梦见自己正在街上行走，那么一记响亮的击掌声可能会被解释成手枪声，尤其当外面世界正处于战争或暴力时期时更容易梦见枪炮声。总之，在快速眼动睡眠期间，大脑无论以何种方式接收信息，都会将该信息尽可能解释得与前面的梦境相吻合。在梦的报告中，以诸如“忽然”词语为开始的梦境，可能是大脑活动无法从一个意象顺理成章地过渡到另一个意象所致。

根据活动综合模型，做梦期间即便没有任何外界视觉信息进入眼睛，大脑也应该知道眼睛在朝哪个方向运动。许多实验都得到了快速眼动期间个体注视行为的方向和时间的详细报告，并且测量到了根据梦中事件预测眼睛运动和实际记录到眼睛运动之间的关联程度。虽然这些实验的证据彼此并不一致，但是其中若干出色的研究（并非所有的研究）证明，许多眼动确与做梦者的视觉体验有关。例如，实验人员注意到，做梦者的眼睛运动出现持续而又快速的右－左或右－左的移动。虽然实验的目的并不在于眼动，但是由于这种眼动方式非同寻常，所以实验人员强烈地感觉到有必要了解做梦者此时正梦见了什么意象。被试的报告是，她正坐在地铁车厢里，透过玻璃注视着外面一闪而过的支撑圆柱。眼睛运动的方式与梦中的意象吻合得天衣无缝。

所有这些证据适用于不同的眼睛运动系列，譬如上、下、左、右等。当眼动出现每隔几秒钟的阵发性快速运动时，它们常与做梦者的主观体验密切相关。由于PGO 电波实际上是与阵发性眼动而非不一致的眼动相联系的，所以PGO 活动与梦中眼球取向的联系不得而知。

眼动—做梦模式的一个方面与活动综合模型显然不相一致。虽然睡眠的快速眼动阶段是以眼动的特征来界定的，或者说是以似醒非醒的脑电图来界定的，但是睡眠中快速眼动阶段之后的延续却没有快速眼动特征。然而，即便在没有PGO电波或眼动的情况下，视觉意象和梦境延续的其他所有特征几乎都未消失。如果不是PGO电波，那么究竟哪种输入大脑的信息被解释为梦呢？

六、梦：强制性满足过程的系列模块

安特罗伯斯（John Antrobus）提出了一种神经网络模型，也即梦的系列强制性满足模型。他认为快速眼动睡眠期间被激活的大脑的活动方式，在某种程度上与脑清醒时的活动状态很相似，即便此时所有的感觉输入被切断。例如，人清醒状态下知觉时，是由丘脑的外侧膝状核和主要视觉皮层对投射到视网膜上的一系列视觉信息进行解释。视知觉是对一系列到达大脑不同区域的信号进行神经解释，这些不同的区域分别辨认一个物体或一个人的形状、颜色、空间位置、部位、功能和名字。虽然在快速眼动睡眠期间视网膜的信息被抑制了，但是外侧膝状核、主要视觉皮层和大脑的高级区域被充分地激活，以完成觉醒时所能做的那些事情。即便在觉醒状态下，这些大脑区域也并未“看到”视网膜所感受的东西。它们所“看到”的东西（或者更为确切地说它们所解释的东西）不过是它们从其他皮层和亚皮层区域所获得的有关视觉信息。

这一解释过程可以借助鲁梅尔哈特（Rumelhart）等人所设计的强制性满足的神经网络模型来再现。强制性满足是一种精确的数学模型，用以说明在神经网络层次上是如何运作的。实际上，每个神经区域或神经核所解释的都是与之相联系的众多神经元的活动模式。这种联系既可能是积极的也可能是消极的，并且是在觉醒时知觉过程中习得。例如，假若主要视觉皮层上的神经元将一些随机的神经活动解释为两个黑点，而顶叶皮层负责知觉空间的区域将它们解释为大体是水平的，于是大脑的高级区域就有可能将此解释为眼睛。由于我们看到的大多数眼睛是人的眼睛，因此大脑可能继续去建构脸庞的其他部分，如此等等。在强制性满足的更高水平上，梦境意象的建构过程实际上非常像前面所述的联结实验。大脑的每个部位负责对大脑其他部位告诉它的信息作出最佳解释。正如强制性满足模型所显示的那样，感觉刺激的片段足以产生完全觉醒时的那种知觉。所以说，安特罗伯斯证明了在快速眼动睡眠期间大脑视觉中枢的非感觉活动是怎样导致一种完整的、臆想的知觉。

那么该模型是如何解释梦的意象与眼动关系的呢？觉醒时的眼动是由大量的神经过程来决定的：视觉刺激、听觉刺激、头和身体在空间的定位与移动、平衡转换、记忆、兴趣、意念等。所有这些“输入”通过额部眼区的一部分皮层予以协调，因为该皮层控制整个机体（包括眼睛）的运动。在觉醒状态下，知觉到的意象会为额部眼区皮层提供一个动眼的判断基础。动眼的执行则是由复杂的亚皮层活动来实现的，其终端是转动眼球的系统。至于细微调整眼睛的运动，则是由小脑实现的，小脑借助其神经分支（包括形成嵌入PGO的神经细胞）而依附于脑干。

在安特罗伯斯看来，如同觉醒时的情况一样，那些与个人兴趣有关的梦境意象也会向额部眼区皮层提供动眼的判断基础。洪（Hong）等人近来使用正电子发射体层摄影术（PET）扫描大脑，发现在快速眼动睡眠期间额部眼区确实十分活跃，尤其在右半球。不用说，安特罗伯斯的模型认为，梦境决定眼动，从而否认梦是对眼动的一种解释。虽然安特罗伯斯模型和活动综合模型都始于一种随机的过程，但是安特罗伯斯模型借助大脑不同区域进行的相继解释，使得所做的梦更贴近做梦者的兴趣爱好和知觉风格。由于这种动机和知觉特征是在觉醒状态下习得的，所以它们确实能潜在反映做梦者觉醒时的某些特征。暂且不论这些解释是否正确或有效，有一点是清楚的，即相同的梦境在不同的解释者中间很少达成一致，这足以说明释梦的效度很低。

PGO电波在梦中究竟有何作用，仍有待确定。没有PGO电波，梦显然也能做下去，而且PGO电波可能与大脑额部眼区的神经元所作的判断无关。在此领域，尚无足够的神经生理学证据来证实PGO电波的作用（如果它确实对做梦有作用的话）。

系列模块组成的强制性满足模型认为，大脑在快速眼动睡眠期间的活动过程与清醒状态时的活动过程相似，而大脑之所以在这两种状态下出现不同的信号输出，是因为快速眼动睡眠期间的输入信号与觉醒状态时的信号输入不一样。与快速眼动睡眠和觉醒状态相比，非快速眼动睡眠期间的大脑信号输出极其贫乏，因为大脑皮层从决定整个大脑活动状态的脑桥脑干部分所接收到的活动信号非常少。

许多年来，研究梦境的实验人员忽略了觉醒时的意象，很显然，原因在于他们觉得这种意象对每一个人来说太熟悉了，所以用不着研究。而且，觉醒时的思维和意象在不同的觉醒状态下差异极大，似乎无法从中总结出某种单一的觉醒思维，以此用来与睡眠状态时产生的心理活动进行比较。福克斯（Foulkes），以及稍后的安特罗伯斯、沃尔曼（Wollman）和莱因塞尔（Reinsel）认为，为了比较三种状态下的意象和思维，应该让个体呆在一个安静、黑暗的卧室里，以获得觉醒状态时的心理活动，这样就可以借此研究睡眠时的心理状态。

有梦睡眠只是一种切断了与外界刺激联系的大脑活动信号输出，如果说这一假设正确的话，那么在上述情境里应该可以从觉醒的被试身上观察到似梦的心理活动。这一假设得到了证实。觉醒时的视觉意象是清晰的，而快速眼动睡眠时的心理意象则是故事化的和稀奇古怪的。由此出现的两种差异是：觉醒状态时心理活动的故事序列较少连续，而且意象非幻想化。这些特征可以归因于觉醒状态下大脑对外部刺激的低感觉阈值（即非常敏感）。无论房间有多么黑暗和安静，觉醒的被试总能断断续续地意识到周边的外部环境，因而知道这些意象并非真实的知觉。而在快速眼动睡眠期间，睡眠者由于缺乏能与之意象相比较的感觉线索，所以就会认为这些意象是真实的知觉（当然，这是错误的）。

同样，断断续续意识到外界刺激会不时地打断意象，正如霍布森和麦卡利假设的PGO电波会打断梦一样。所以，除了梦中偶尔出现“突然……”的报告之外，快速眼动睡眠期间的意象和思维还显现出比觉醒时的心理活动更多的连续性。

高感觉阈值使激活着的大脑与外界相隔离，而梦便是该大脑活动状态下的产物。支持这一观点的进一步证据来自对上午睡懒觉者的梦境观察。看来，上午是对梦境进行回忆，或者产生各种奇怪的梦境，甚至出现“神志清晰的梦”的理想时间。安特罗伯斯、康多（Kondo）、莱因塞尔和费恩（Fein）等人的研究表明，由于上午睡懒觉，大脑活动被觉醒—睡眠这一昼夜24小时节律的唤醒阶段激活，也会被快速眼动—非快速眼动的90分钟交替所激活。因此，上午的非快速眼动和快速眼动的报告都应该较长，而且产生的意象也应该较为清晰。这样在快速眼动阶段，梦应该比睡眠时的其他任何阶段持续得更长，更加栩栩如生。事实恰如他们的假设那样。

换言之，由脑干脑桥部分的神经核所控制的，发生于快速眼动睡眠和觉醒状态时的大脑活动方式，在两种状态下非常相似。正如前面所提及的那样，这两种激活方式的主要差异在于：第一，快速眼动激活方式包括皮层感觉信号输入的主动抑制和皮层运动指令在脊髓执行水平的抑制。也就是说，运动皮层虽然命令“跑”，但是骨骼肌却没有实现这一命令，自然也就没有运动感觉传回大脑。第二，觉醒时的意象主要是听觉信号较突出，有时还有言语的，但是快速眼动阶段的意象却主要是视觉的。造成这种差异的原因尚不清楚。深入的比较研究发现，高烧者和吸毒者的意象伴随大量的视觉性幻觉，而精神分离症患者的意象伴随大量的听觉性幻觉。

七、有梦睡眠的功能

奇怪的是，快速眼动睡眠中发生的抑制过程在非快速眼动睡眠中并不活跃。

看来，在非快速眼动睡眠期间，大脑没有必要过于活跃，因为无论是解释传入的感觉信息还是发出运动指令都是如此。理由可以上溯至哺乳动物的进化史，睡眠中的大脑在90分钟的快速眼动—非快速眼动周期中十分活跃，但在快速眼动阶段，感觉输入和运动输出均被阻断，从而睡眠者黑暗中追逐各种幻象时不致陷于苦恼的境地。虽然许多理论已对断断续续的大脑活动作过解释，但是它们却未能对这种状态作出进一步的说明。一种较为合理的假设是：神经元的生存和发展需要刺激，但是人类和其他哺乳动物也需要依靠睡眠形式来获得休息，唯有如此，恢复过程才能得以进行。觉醒—睡眠的循环周期是由地球的24小时自转决定的，而不是由皮层神经元需要获得刺激所决定。因此，存在这样的可能性，即当个体与外界刺激的联系被中断时，脑干会发展产生其内在的刺激形式，断断续续地将信号传至皮层。支持这种自我刺激理论的一个有力证据是，当胎儿的神经系统发育处于快速发展阶段时，其快速眼动睡眠在一天24小时内约占70%。

读者可能会怀疑，在这种间断性的自我刺激过程中，感觉系统和运动系统是否也被剥夺了。答案是，在夜晚约79%的非快速眼动睡眠中，感觉和运动的功能并没有被抑制。事实上，被试在约30%的非快速眼动睡眠中，模模糊糊地意识到自己所处的环境。但是，由于皮层尚未活跃到能够完全察觉这种感觉信息，也远不能记住它们或者据此发出运动指令，所以没有理由说运动系统此时被主动抑制了。

大家知道，弗洛伊德是对梦的功能假设最多的人。当然，弗洛伊德并不知道绝大多数梦只发生在夜晚占21%的快速眼动睡眠期间。梦保护睡眠，这一观点源自大脑的功能，即大脑有能力将外部刺激融入正在做的梦中，否则这些刺激可能会唤醒睡眠者。虽然该机制尚未被系统地研究过，但是毫无疑问，电话铃声会被解释为某种梦境，从而做梦者可借口不起床去接听真实的电话。然而，弗洛伊德更关心的是睡眠者被原始的性能量所唤醒。他认为，梦能够将影响睡眠的性冲动转化成比较温和的形式，从而保护睡眠。例如，阴茎在梦中以一支香烟的意象出现。

最近，一个关于快速眼动睡眠之目的的假说值得注意，因为它是由诺贝尔奖获得者、遗传学家克里克（Crick）提出的。他在研究神经网络的数学模型时发现，网络常被有效地锁死。这样一来，即便有些神经元很活跃，但是该网络仍不能处理任何信息。他发现，如果用随意的信息来刺激该网络，就能够大体解开网络之锁。如果PGO电波的信息源在梦睡中是随机的，则它们的功能也许是解开因一天工作累积起来的信息加工而被锁死的皮层神经网络。在他看来，这种PGO的做梦加工是清除白天累积信息的一种形式。

当然，快速眼动睡眠的功能或价值不一定与梦的功能相同。如果说快速眼动睡眠的功能是刺激皮层神经元的话，那么这些神经元就会像在觉醒状态时一样产生意象和思维。但是，这并不意味着快速眼动睡眠期间产生的意象和思维对个体来说有某种价值。它可能意味着当个体产生意象和思维的这种能力对他在觉醒状态时有好处，如果这种能力不经常得到演练（甚至在睡眠时也一样）的话，则在大脑清醒时，处理信息的能力就会减弱。

八、快速眼动睡梦的剥夺

梦与第一阶段快速眼动睡眠紧密相关的发现，给克莱特曼的另一个学生德门特（Bill Dement）提示了一种简单确定梦睡的功能或价值的方法。他在睡眠者的大脑每次进入快速眼动睡眠时叫醒他们。令他感到惊奇的是，他越是频繁地打断被试的快速眼动睡眠，被试就越是迅速地返回快速眼动睡眠。这意味着他越是频繁地打断睡眠者的梦，则睡眠者的大脑进入做梦的时间就越短。如果他剥夺睡眠者1个小时的快速眼动睡梦，那么睡眠者的大脑就会设法在继后的时间里补回损失，几乎一分钟也不差。

由此得出的结论是，每个人都有做梦的需要。有位精神病学家指出，如果一个人不能获得足够的做梦时间，那么他或她就可能变得神经质。当剥夺被试第4阶段的睡眠时（该阶段睡眠是一种“深度”的非快速眼动睡眠，或者说是一种占据晚上最初大部分睡眠时间的睡眠），睡眠者同样会显示出补偿第4阶段睡眠的倾向。事实上，如果整个睡眠都遭到剥夺的话，那么人们往往会首先补偿失去的第4阶段睡眠，其次才补偿失去的快速眼动睡眠。个体在被剥夺第1阶段快速眼动睡眠后，会对觉醒状态造成什么影响，对此问题尚无答案。事实证明，做下述实验代价太高因而难以实施，也就是说，连续几天系统剥夺被试的快速眼动睡眠，然后观察他们在白天清醒状态时的思维和行为，并且将此与剥夺同样时间的非快速眼动睡眠的被试作比较。从这个意义上说，剥夺快速眼动睡眠的实验从未告诉我们任何有关快速眼动睡梦功能的资料。做梦只是快速眼动睡眠许多特征中的一个特征。剥夺快速眼动睡眠所造成的影响，也可能是由其他一些特征受阻而非梦的剥夺造成的。

九、梦中解决问题

我们一般都认为，梦中所涉情节是做梦者关心的问题的反映。由此提出的见解是：梦是解决个人问题的一种形式。这种说法非常普遍，难以证实或否定。西蒙(Herbert Simon)是人工智能的开创者之一，创立了计算机模拟大脑思维加工的科学，他认为所有的心理加工都是解决问题的形式。即使是决定眼睛向右移动10度或11度的自发过程，也是一个复杂的问题，需要大型计算机予以模拟。当然，我们会考虑一些生活中的重大问题，诸如他将与谁结婚，这类问题在神经表现上与作出眼睛运动的决定没有什么不同。所以，梦也是解决个人问题的一种形式。当做梦者梦见厨房里有一个陌生人时，他会想象逃跑来“解决”这个问题。于是，人们会问，梦中想出来的解决问题方法是否在清醒状态时也能想出来。梦中通过逃跑来“解决”威胁的那个人，在清醒时是否也可能以同样的方式来解决现实中的“威胁”。对此类问题，如同鸡和鸡蛋孰先孰后一样，你是很难确定的。

概念性问题也能在梦中予以解决。有力支持此观点的证据来自科学家、作家和具有创造性的艺术家（包括莫扎特）的许多趣闻轶事，他们在梦中想出许多科学结论或完成艺术创作。事实上，一些诗人和超现实主义作家常在梦中寻求他们的创作灵感，而这些灵感在清醒时是不可能获得的。由于现实生活的许多约束在梦中被排除，所以做梦者活跃的大脑能够产生颇具创造性的意象和事件，要知道，其原因就在于他们摆脱了现实的桎梏。如果萌生强烈的动机和拥有足够的知识，最终完全有可能解决现实世界中的种种问题。

然而，这种论述不能绝对化。例如，一个剧作家可能将梦中稀奇古怪的意象融入电影，虽然该意象可能有助于他解决创作中的问题，但是该意象产生的过程并非是问题解决的过程，除非最初的创作问题以某种途径指导了梦的加工。

我们尚不清楚这类创造性的梦境轶闻是出现在快速眼动睡眠期间还是发生在缺乏深入研究的上午梦境中，因为大脑始终在高度激活的快速眼动睡眠与介于深睡和觉醒的昏沉状态之间来回徘徊着。即使最善回忆梦的记忆者也只能追忆起每晚不足1%的梦，这表明无论快速眼动睡梦能够提供什么解决方法，它们在唤醒时能被记住的概率仍是极低的。

十、应激、目标和动机

为了让梦有助于解决问题，问题的一些表征必须在大脑中被激活。由于在睡眠的7~9个小时里个体接触不到外界的问题，因此唯一可激活清醒时问题的线索是想象中的问题。梦中的意象极少表征近期所见或所发生的物体、人物或事件，因此当前的问题不大可能在梦中准确地呈现出来。白天发生的事情在睡眠的间断期间构成了睡眠者的大部分意象，但是它们不是快速眼动睡眠时所梦见的意象。如果觉醒时的问题会对梦产生影响的话，那么该问题必须是既显要又长期持续的。一些生活中的应激事件，诸如虐待儿童、强奸、伤害性离婚或战争等，由于非常恐怖和强烈，而且与个体生活中的其他许多事件相关联，此类意象可能会在睡眠期间再度唤起记忆，而且能在受到刺激以后好多年重新回忆起。有些刺激虽弱，但是只要它们与这些严重的应激原具有共同的特征，它们也有可能一定程度地影响着梦。[参见《应激》(stress)]

除了这些创伤性事件以外，很少有证据表明日常生活的小事会影响梦。例如，对患者手术前后的系统研究表明，几乎没有证据显示开刀动手术一类威胁的情境会闯入梦境。正如人们能够预料的那样，个体对刺激的反应是不同的。那些有恶梦持续体验的成人，对生活中细微的刺激原十分敏感，而这些刺激原对大多数人来说极其平常。

十一、梦中的情感：恶梦和夜惊

应激通常与强烈的情感相联系，譬如个体奋力逃避或对付某个应激原时就是这样，但是这些情感极少能在快速眼动睡梦时体验到。另一方面，也有许多在梦中尖叫醒来的例子。对此类矛盾的说法，虽有几种可能的解释，但是没有一种解释被很好地研究过。有关梦和恐惧的最引人注目的联系发生在夜惊中。有些儿童在睡眠的头2个小时（处于非快速眼动睡眠期间）会体验到一种非病理性的心理问题。他们会在恐怖中尖叫醒来，并且继续幻想其遭攻击的意象。偶尔，他们能在父母的安慰下有所好转，但即刻又会再度陷入幻觉的恐怖之中。

目前，对此类恐惧的最好解释是：在正常情况下，抑制或调节情感唤起体验的神经活动处于沉睡之中，它的作用机制是增强情感体验。在睡眠第一小时，任何能够减轻恐惧的事情，如在孩子睡了半小时后唤醒他，或者在睡前喝一小杯咖啡，都会有助于消除这种恐怖。由于大多数夜惊在1~2年后会自动消失，所以可以认为它们并非源自任何个人的应激原顺应不良。然而，如果父母对该症状处理不当，问题就有可能变得严重起来。有些父母因为邻居听到孩子的尖叫声而觉得很尴尬，有些父母因为孩子处于幻觉中而生气，完全不顾具体情况硬要其安静下来。如果孩子因此遭到惩罚或挨打，他们就会更加害怕入睡，而且会出现更为严重的睡眠问题。此时，家庭应当到睡眠失调中心寻求帮助。

恶梦的情感体验主要发生在快速眼动睡眠期间，而且是在睡眠者快要苏醒时才开始。在过渡到觉醒的这一短暂过程中，情感的心理生理指标（例如，心血管活动和呼吸活动不规则和加快，肌肉紧张和身体运动增加等）都达到一个较高的水平。有些研究人员推测，此类威胁的认知表征会表现在梦的意象中，而那些正常的参与情感调节的亚皮层神经联系在睡眠时（尤其在快速眼动睡眠时）则受到抑制，只有当睡眠者努力清醒过来时才能激活。

我们对梦和情感之间的关系还不甚了解，原因在于实验室研究所报告的梦中情感表达比起家里所做的梦要弱得多。虽然实验室装置可能会对情感的表达造成一定的障碍，但是对此差异的一种可能解释是，家中梦到的情感表达通常是在梦者睡得较晚的早晨被注意到的，这时快速眼动睡梦可能与昏昏欲睡式的觉醒时期搅混在一起。换句话说，大脑被很大程度地激活，而快速眼动睡眠的加工（它们通常会抑制情感体验）却可能因24小时昼夜节律重新开始所致的大范围活动而减弱。

十二、梦游和梦呓

虽然梦呓与做梦有关，但是只有20%的梦呓发生在快速眼动睡眠阶段。梦呓和梦游都需骨骼肌的活动配合。梦游需要视觉和平衡觉，因为这些活动在非快速眼动睡眠阶段没被抑制，它们在该阶段优先保留着。大多数梦呓仅局限于说些单词，诸如“好”或“行”，有些词语较长，可足以使之与所做的梦境协同。许多人曾试图与梦话者聊天。阿尔金（Arkin）的研究表明，大脑必须进入非快速眼动至觉醒的过渡阶段，梦话者才会回答他人提出的问题。

十三、混合的似梦状态

虽然我已经指出梦的特征在快速眼动睡眠阶段表现最突出，但是引人注目的梦、最富情感的梦、稀奇古怪的梦、栩栩如生的梦和清晰可见的梦等，似乎都发生在上午，这时昼夜节律重新开始，它与90分钟快速眼动—非快速眼动为周期的快速眼动重叠。有时，快速眼动周期会闯入觉醒体验之中，所幸这种情况很少发生。在嗜睡的失常状态，情绪事件可能会导致暂时的运动能力减弱、昏睡，甚至做神志清晰的梦。猝倒（cataplexy）是一种与此有关、更为严重且十分少见的异常，可能伴之严重的运动性紧张缺失。其他一些证明快速眼动睡眠闯入觉醒状态的证据是，伴随阴茎勃起而出现间歇性打盹。阴茎勃起在快速眼动睡眠阶段较为常见，尤其随身体运动后出现阴茎勃起更是如此。但是，在快速眼动睡眠阶段，大约只有10%的阴茎勃起与梦见的性内容有关。

十四、超心理学、释梦和假联系

由于梦中含有大量的信息，因此人们能在梦境与现实生活的某些事件之间找到一定的联系或关联。一旦建立起这样或那样的联系，人们就会试图推测两者之间的因果关系。对那些相信超心理学的人来说，梦中的事件与未来的真实生活的事件有着密切的关系。超心理学的信奉者认为，梦似乎能够预测未来，而释梦者则认为，梦中的事件与个体的人格特征之间仿佛存在一种必然的关联，梦能揭示个体心理过程的一些涵义。虽然这二者的科学证据几乎接近于零，但是它们的影响事实上却在不断扩大。

参考文献

Antrobus, J. (1990). The neurocognition of sleep mentation: Phasic and tonic REM sleep. In "Sleep and Cognition" (R. R. Bootzin, J. K. Kihlstrom, & D. L. Schacter, Eds.),pp. 1-24. American Psychological Association, Washington, DC.

Antrobus, J. (1991). Dreaming:Cognitive processes during cortical activation and high afferent thresholds. *Psycholog. Rev*. 98, 96-121.

Aserinsky, E., & Kleitman, N. (1953).Regularly occurring periods of ocular motility and concomitant phenomena during sleep. *Science* 118, 273-274.

Dement, W. C. (1972). "Some Must Watch While Some Must sleep." Freeman, San Francisco.

Ellman, S. J., Spielman, A. J., Luck,D., Steiner, S. S., & Halperin, R. (1991). REM deprivation: A review. In "The Mind in Sleep: Psychology and Psychophysiology" 2nd ed. (S. J. Ellman and J. S. Antrobus, Eds.), pp. 329-389. Wiley Interscience, New York.

Ellman, S. J., Spielman, A. J., & Lipschutz-Brach, L. (1991).REM deprivation update. In "The Mind in Sleep: Psychology and Psychopysiology," 2nd Ed.(S. J. Ellman and J. S. Antrobus, Eds.),pp. 369-376. Wiley Interscience, New York.

Foulkes, D. (1966). "The Psychology of Sleep." Scribners, New York.

Hobson, J. A., & McCarley, R. W. (1977). The brain as a dream state generator:An activation-synthesis hypothesis of the dream process. *Am. J. Psychiat*. 134, 1335-1348.

Moruzzi, G., & Magoun, H. W. (1949).Brain reticular formation and activation of the EEG.*Electroencephalograph and Clin.Neurophysiol*. 1, 455-473.

Reinsel, R., Antrobus, J., & Wollman, M. (1992). Bizarreness in sleep and waking mentation . In "The Neuropsychology of Sleep and Dreaming" (J. Antrobus, & M. Bertini, Eds.), Erlbaum,

Hillsdale, NJ.

Rumelhart, D. E., Smolensky, P., McClelland, J. L., & Hinton, G. E. (1986). schemata and sequential thought in PDP models. In"Parallel distributed processing:Explorations in the microstructure of cognition," Vol.2(J. L. McClelland, D. R. Rumelhart,Eds.),pp.7-57. MIT Press, Bradford,Cambridge,MA.

Wollman, M. C., & Antrobus, J. S. (1986).Sleeping and waking thought:Effects of external stimulation. *Sleep* 9, 438-448.

陈悦　译　　包蕾萍　校

约翰·基尔斯特罗姆
(John F. Kihlstrom)
伊丽莎白·格利斯基
(Elizabeth L. Glisky)
亚利桑那大学
(University of Arizona)

遗忘症

Amnesia

酒精造成的一过性失忆　在尚未失去知觉的情况下出现的遗忘，此时，醉酒者仍保留一定的“不自主”行为的能力，但对期间发生的事情失去记忆。

遗忘症　一种在正常环境中记忆严重缺失的病症。顺行性记忆缺失是对事件发生后的事情丧失记忆；逆行性记忆缺失是对事件发生前的事情丧失记忆。

遗忘综合征　指学习能力和记忆能力的严重缺失，这种缺失与间脑两侧损伤或颞叶中部的损伤有关，一般表现为顺行性记忆缺失和逆行性记忆缺失。

机能性遗忘　由紧张事件造成的记忆缺失，而这种事件不会导致大脑组织的损坏、伤害或疾病。其最典型的表现形式为心因性遗忘、心因性神游和多重人格障碍。

幼事遗忘　一种出现在成人身上的记忆缺失，表现为记不起5～7岁时个人所经历的事情。幼事遗忘的内容通常包括语言和说话能力发展前的那段经历。

催眠后遗忘　一种经过催眠的暗示作用而产生的逆行性记忆缺失。它可以通过事先准备好的可逆性暗示得以消除。

暂时性全面遗忘　一种突然发作的温和而短暂的遗忘，显然是因大脑组织的暂时供血不足而造成的。

创伤性逆行遗忘症　一种因头部受到震荡而产生的逆行性记忆缺失；除了影响事件本身的“不可更改的逆行性记忆缺失”外，受到影响的记忆最终可以得到恢复。

遗忘症可被界定为一种记忆缺失的特例，患者的记忆缺失情况远甚于一般的遗忘。一个头部受伤的患者可能无法再学会受伤前驾轻就熟的技能；精神性神游症患者无法辨认自己的身份和自己的亲笔字迹。遗忘是神经性和精神疾病临床中常见的症状，如科尔萨科夫综合征（Korsakoff's syndrome）、阿尔茨海默氏症（Alzheimer's diease）、创伤性逆行遗忘症和多重人格障碍都表现为遗忘。遗忘症状还包括大家熟悉的多种记忆失常，如幼事遗忘、伴随健康状况下降造成的过分遗忘，以及因睡眠和全身麻醉导致的记忆丧失。这些自然发生的遗忘病态在正常个体身上也可能出现，对此，可用实验方法予以证实，例如，对白鼠进行电休克疗法的实验和对大学二年级学生进行催眠的实验。

关于记忆的实验研究起源于艾宾浩斯（Ebbinghaus）1885年刊布的《记忆》（Uber das Gedachtniss）一书，而遗忘症的描述则出现得更早。科尔萨科夫于1854年以自己的名字命名了遗忘症。1882年，里博特（Ribot）发表了《记忆的疾病》（Les Maladies de la memoire）一书，书中详细论述了脑部损坏、创伤和患病后对记忆的影响，以及记忆和遗忘的理论。里博特根据自己的观察和杰克逊（Huphlings Jackson）的理论（即“个体发展复演了种系发展”的理论），认为思维紊乱导致了严重的记忆丧失，并使记忆朝恶化的方向发展。例如，创伤性逆行遗忘症患者，对事故前刚发生的事情不能进行记忆。这种现在称为里博特法则的理论并非普遍适用，但它毕竟从临床描述向科学理论迈出了第一步。

20世纪前50年，不知什么原因，人们忽视了对遗忘症进行临床和实验方面的研究。1965年，泰兰德（Talland）的专著《错乱的记忆》（Deranged Memory）重新激起人们对遗忘症的临床研究和实验研究，他在书中记述了对科尔萨科夫综合征患者所开展的一项全面心理测量及其研究。泰兰德的著作将临床医生和实验人员带入一个新的领域，促使他们共同研究“认知神经心理学”，这是一门试图将来自脑损患者的深入研究成果与正常认知功能理论相结合的学科。由于该研究专门针对记忆紊乱（病态的和正常的，自然的和非自然的），因此，本文将概要地阐释这一研究，并讨论其在当代记忆心理学研究中的地位。

一、遗忘综合征

遗忘综合征意指一种学习能力和记忆能力的严重缺失，它是现代记忆病理学研究中最为常见的一种记忆缺失。遗忘综合征的特点是顺行性记忆缺失（anterograde amnesia，简称AA），即患者无法回忆起大脑受损后发生的事情。患者的短期记忆（可用数字广度来进行测量）未受损害，但却无法回忆起自己刚刚说过的话、做过的事，或无法回忆起听到过的话、别人对自己做过的事。通常，患者的认知缺失只表现在长期记忆方面：一般智力、知觉、推理和语言功能低下的症状在不断蔓延的。但是，这种顺行性记忆缺失牵涉到许多不同的病因。仔细的检查表明，这些毫不相干的病因导致不同类型的记忆和认知功能丧失。

遗忘综合征的一种类型是间脑遗忘症（diencephalic amnesia），它与酒精有关，最早由科尔萨科夫首先提出。长期酗酒者通常缺乏维生素B_1（硫胺素），从而导致间脑两侧结构的损伤，包括脑干的上部、乳头体、丘脑的背内侧核和乳头状丘脑束（单极损伤会引发语言或非文字的“物性”记忆缺失，具体表现要视半球损伤的情况而定）。虽然该病症现在可以通过食用添加维生素的食品而予以有效预防，但是，其他病因，如供血不足、肿瘤和大脑额颞部损伤等，也可能导致类似的结果。患者除顺行性记忆缺失外还患有逆行性记忆缺失（retrograde amnesia，简称RA），表现为难以回忆起发病前的事情，尤其是离发病越近的事件越难回忆。很久以前的事件如童年时代的事情，却能明显记在心头。这种类型符合里博特法则。

遗忘综合征的另一种类型称作颞叶遗忘症（temporal lobe amnesia），其病因是颞叶中部两侧，尤其是海马、内嗅皮层和周边结构受到损伤（此外，这些结构的单侧损伤也会引发“物性” 记忆缺失）。最著名的病例是H.M.患者，他为医治癫痫而切除了颞叶中部（包括海马），手术后表现出明显的顺行性记忆缺失。其他病例是由于脑部肿瘤、局部缺血、头部创伤和疱疹性脑炎引起的。颞叶遗忘症患者往往表现为顺行性记忆缺失，若表现为逆行性记忆缺失，则人数通常少于间脑遗忘症患者。

额叶遗忘症（frontal lobe amnesia）也是遗忘综合征的一种类型，但它与遗忘综合征有较大区别。额叶遗忘症患者并非完全丧失记忆，他们常常表现为依赖于额叶的记忆丧失，包括记不住新近习得的知识。他们还缺乏记忆迁移能力，即不大会处理存在于记忆中的信息，或者不会运用适当的记忆方法。对患有额叶、间脑或颞叶中部损伤的患者来说，他们在记忆那些需要整体规划和组织的内容时往往十分困难。

遗忘综合征的最后一种类型是暂时性全面遗忘(transient global amnesia)，其特征是突发性和暂时性，通常持续几个小时。这种记忆缺失与永久性间脑遗忘症和颞叶遗忘症非常相似，同时，会出现顺行性记忆缺失和逆行性记忆缺失；但是，顾名思义，它的发作时间较短。该病症虽然令人害怕，但病情还算温和：病愈后不会对大脑产生永久性损伤，未来复发和副作用的可能性也较小。暂时性完全遗忘可能是由于大脑组织暂时供血不足而引起的。有趣的是，许多病例常与身体疲劳或精神紧张有关。

酒精性黑视造成的一过性失忆，与遗忘综合征有些相似，其病因不属于永久性的脑部损伤。一过性失忆是在意识清醒的状态下出现的记忆缺失。当事人可以进行正常的交谈或从事其他活动，但过后却记不住任何东西。虽然偶尔饮酒的人也会出现一过性失忆，但长期酗酒者的发病率要高得多。一个人短时内摄入大量酒精极易出现一过性失忆症状，尤其是在疲劳和生气的情况下。关于酒精与记忆的民间说法认为，失忆是视不同的情况而变化的（指饮酒后记忆自然恢复）。然而，实验研究表明，一过性失忆造成的记忆丧失是无法恢复的，因为失忆反映了编码缺失。镇静药物如巴比妥盐和苯并二氮杂䓬，同样有可能导致难以恢复的顺行性记忆缺失。[参见《酗酒问题》(Alcohol Problems)]

记忆活动的不同类型为人们研究遗忘综合征的记忆缺失机理提供了线索。理论上说，任何一种遗忘都可以归因于记忆过程中三个步骤出现了一个或多个错误。记忆过程包括：编码（确定新体验的记忆来源）、储存（对信息进行保存）、提取（在未来的体验、思考和行为中引用业已储存的信息）。逻辑上说，一种影响病愈后记忆（而非病前记忆）的综合征源自编码错误。而且，事实上，对器官损伤的白鼠和猴子的实验研究已经表明，颞叶中部的海马和其他结构专司巩固和存储新信息的记忆。另一种观点认为，组成事件的各种要素广泛分布于该皮层内，海马通过创建一种“认知图”来导引这些要素并将这些要素整合起来。无论上述哪种情况，顺行性记忆缺失的发病都意味着虽然信息并不直接储存在海马部位，但它对记忆的形成却是举足轻重的。

那么，怎样解释逆行性记忆缺失呢？遗忘综合征有时（但并非总是）伴有不同程度的逆行性记忆缺失。逻辑上说，巩固和整合新信息的组织在受到损伤时不会对旧信息产生影响。在有些病例中，逆行性记忆缺失表现为无法回忆病前发生的事件，它由发病时信息巩固的不完善所致。这种缺失存在一种时间梯度，也就是说，逆行性记忆缺失患者常需几周、几个月或几年的时间（而不是几秒、几分钟或几个小时）方能巩固记忆的内容。另一方面，如果海马专司导引和整合信息，那么，它的损伤将阻碍已有记忆的恢复，最终导致逆行性记忆缺失。这类记忆缺失将产生对早期和近期事件的遗忘，但不会产生时间梯度。最后，在有些病例中出现的逆行性记忆缺失其实是顺行性记忆缺失，其特征是一种不易察觉的缓慢发作，并表现出时间梯度。这一发现能够部分地解释与长期酗酒有关的间脑遗忘症，但与突然发作的遗忘没有关系。

遗忘综合征中逆行性记忆缺失的机理现在仍未明了。有关分析表明，在实验室环境以外的现实生活中，单一类型的遗忘综合征其实很少见。大多数患者主要受到某个损伤部位的困扰，同时伴有其他损伤。在这个意义上说，准确全面地了解各种损伤性病因将有助于诊断逆行性记忆缺失的症状及其程度。

需要注意的是，我们作出编码缺失的结论时，必须合乎一定的标准要求。有人认为，顺行性记忆缺失表现为完全丧失获得新信息的能力。但是，严格的研究表明，即使最为严重的遗忘症患者也能从事特定的学习。例如，患者H.M.能够学会解决河内塔之谜的难题，只不过他对题目本身却毫无印象。学习“ELATED”

一词的遗忘症患者在数分钟后就会将它抛至脑后，而当问他出示词干“ELA”后首先想到什么字母时，他们中大多数人会写出“E L A T E D”（也有人写出“ELASTIC”、“ELABORATE”等），而不是人们想象中的那种随意应答。遗忘症患者能够获得认知能力、运动能力、补全词干的能力等事实表明，他们可以通过亲身的体验来获得新知识，但却不知道自己掌握了这些知识。

上述关于患者的学习问题仍在研究之中，但是，人们由此已经将情节记忆区分为两种情况：外显的记忆和内隐的记忆。外显的记忆（explicit memory，简称EM）是指一个人通过回忆或再认的方式有意识地记忆起过去经历过的事件。相反，内隐的记忆（implicit memory，简称IM）是指由于某些事件（例如技能学习或准备效应等）的作用而使经验、思想或行为发生变化。对遗忘症患者的外显记忆和内隐记忆的比较表明，有些学习内容仍可留在记忆之中。一种观点认为，遗忘症患者虽然无法对具体事件的陈述性知识进行编码，但是，他们仍然具有获得程序性知识（和其他非陈述性知识）的能力。这种能力也属获得新认知和运动技能的能力。记在心头的准备效应主要归因于陈述性知识结构的自动激活（它们在大脑受损之前就已经进行了保留），或者归因于最初的知觉记忆系统对新事件表征的编码，而最初的知觉记忆系统缺乏支持外显记忆的信息（例如，事件的意义或其时空背景）。

二、创伤性逆行遗忘症

另一种遗忘症是因脑部受损而产生的。脑部受到严重撞击时会损伤灰质，弄断白质中神经纤维，这种创伤起先导致皮层及皮层下损伤，进而导致类似遗忘综合征那样的顺行性记忆缺失和逆行性记忆缺失。即使没有这些损伤，脑部受到撞击也会导致脑震荡或皮层脑电活动的信号的暂时中断，甚或失去意识。就意识的恢复而言，首先是简单反射恢复，然后是有目的的活动逐渐恢复，再后是语言的逐渐恢复（这个过程符合里博特法则）。在伤者完全康复后，他或她会在一段时间内出现顺行性记忆缺失，并对撞击事件本身及其原因表现出逆行性记忆缺失。顺行性记忆缺失是一种典型的即时发作性症状，也就是随着撞击而发生。而且，如果意识丧失的时间延迟，则出现顺行性记忆缺失的时间也会相应地推迟。从意识丧失到神志清醒所需的时间表明，顺行性记忆缺失是血管破裂等病症引起的，而这类血管破裂并发症的修复需要花费一些时间。

逆行性记忆缺失可以用时间梯度特征加以描述，也就是说，患者难以回忆起发病前的事情，离发病越近的事件越难回忆（该现象也符合里博特法则）。然而，这种时间梯度特征为记忆板块所替代。记忆板块由彼此独立的事件所组成，它们对当事人而言并不一定重要，但是，每个事件都相对地保留在他的记忆之中。逆行性记忆缺失的程度与顺行性记忆缺失的程度有关。虽然顺行性记忆缺失的内容永远无法恢复（即明显地表现为对单个事件记忆编码的缺失），但是逆行性记忆缺失的内容却可以逐渐恢复。人们认为，这种恢复首先是从早期的记忆内容开始的，然后逐步发展，这一观点同样符合里博特法则。离发病最近的事件恢复得最晚。许多详细的研究表明，记忆缺失部分的逐渐减少是伴随记忆板块间空隙的不断填补而实现的，致使最终被逆行性遗忘的就是撞击事件本身以及引起事件一瞬间的境况，或者还包括少数几个记忆板块。记忆缺失部分的逐渐减少表明，创伤性逆行遗忘症是一种记忆恢复性障碍，记忆板块在记忆恢复过程中充当锚状物的重要作用。不过，最终逆行性遗忘症既表现为缘自信息储存的记忆丧失，还可能由于信息巩固遭破坏所致。

我们在接受电惊厥疗法（ECT）的急性情绪障碍患者身上发现了一种非损伤性的逆行性遗忘症。用电惊厥治疗，是将电刺激（如电压为100V的500mA电流持续处理500毫秒）作用于患者头部靠近颞叶的外侧，使患者产生类似于癫痫发作的痉挛性反应；若干疗程后（2～3周，每周6～10次），患者往往会很快恢复正常的情绪状态（需要指出的是，电惊厥疗法无法完全治愈情绪障碍，因为这种障碍可能出现沮丧或癫狂的症状）。

患者在给予电刺激时一直处于麻醉状态，因而电刺激时不会产生疼痛或痛苦的感觉。同时，他们服用了肌肉弛缓药，因而电刺激不会给骨骼带来损害。然而，痉挛却引发了顺行性记忆缺失和逆行性记忆缺失。逆行性记忆缺失表现为脑部接受电惊厥治疗的患者身上可观察到的时间梯度。由于单侧电极刺激比两侧电极刺激产生的记忆丧失要轻些（治疗结果没有差异），因此，电惊厥疗法通常用于无单侧优势的大脑半球。逆行性记忆缺失的内容会逐渐得到恢复（电惊厥疗法实施前一刹那发生的事件除外），但是，顺行性记忆缺失的内容却无法恢复。

电惊厥疗法产生的遗忘症也表现出外显记忆和内隐记忆两种情况，与遗忘综合征的两种记忆情况相似。在一个实验中，先让患者花90分钟时间看词汇表，然后接受电惊厥治疗。结果，他们表现出再认能力缺失，而补全词干的能力却依然如故。在另一个研究中，先让患者通过镜子看一些单词，然后再进行电惊厥治疗。结果发现，他们能够顺利阅读这些单词，但过后却不能再认这些单词，或者说对这些单词毫无印象。

在电惊厥休克（ECS）状态下，最终的逆行性遗忘又是怎样表现的呢？虽然电惊厥休克可以中断编码过程，但却不会消除记忆中已经储存的信息。有人进行过电惊厥休克对动物记忆影响的实验，得出了相关的结论。这是一种被称作“尝试—跳下—积极回避”的研究模型。将一只老鼠置于书架上，而书架又被置于通电的地板上。老鼠如果向下跳，就会触电并会立即跳回书架。通常状况下，老鼠不会再向地板上跳，它只须经过一次尝试便知道唯有原地不动才能避免再次触电。但是，在实验中，先让老鼠接受一定量的电惊厥休克（与人类患者接受的电惊厥疗法相似），待它恢复后，虽被放在书架上，但是仍然会跳向地板，仿佛忘却了被电击的经历一样。

电惊厥休克导致的遗忘症也表现出时间梯度的特征，它与其他创伤性逆行遗忘症中表现出来的时间梯度相似。如果电惊厥休克是在被试初次学习后间隔一段时间进行，它所导致的遗忘症症状比之学习结束后立即进行要轻一些。但是，遗忘的程度要视测量记忆的方式而定。患遗忘症的老鼠会立即向下跳，忘记了触电的教训，同时它的心率明显加快。如果让它先接受“提示治疗”（reminder treatments），比如在另外的环境中使其尾巴触电，或者将其浸没在流动的冰水中，那么它将继续呆在书架上，避免和地面接触。同样是恐惧，这种行为和心理生理方面的不同步与遗忘症患者的外显记忆和内隐记忆之间的差异相似。“提示治疗”的效果表明，在被遗忘的东西中，至少有些东西还保留在记忆之中。对于最终的逆行性遗忘来说，它所残存的记忆与外显记忆无关，而与内隐记忆有关。

三、机能性遗忘

临床上所见的遗忘不只见于器质性大脑综合征。精神病医生和临床心理学家在一系列被称作分离性障碍的精神病患者中间也发现了各种的机能性遗忘。机能性遗忘被界定为：一种由紧张事件造成的记忆缺失，而这种事件不会导致大脑组织的损坏、伤害或疾病。例如，暴力犯罪（强奸等）的受害者有可能会遗忘暴力事件这件事。虽然这种情况也许是由于刺激程度过高而引发顺行性记忆缺失（表现为编码中断），但也存在这样一种可能性，即由于逆行性记忆缺失，致使那些引发创伤的事件，有时甚至是个人的大部分生活被遗忘而不被注意。由于脑部没有受伤，因此，这种记忆缺失便被称作心因性遗忘。与损伤性逆行遗忘症相比，心因性遗忘的范围更大，持续时间更长。临床数据表明，心因性遗忘可以通过催眠或巴比妥盐镇静剂予以治疗，但是，这种方法产生的回忆是否可靠，现在尚缺乏肯定的结论。[参见《分离性障碍》（Dissociative Disorders）]

另一种分离性障碍是心因性神游，表现为范围更大的个人记忆丧失，包括忘记个人全部生活经历、无法鉴别个人身份。由于患者无法辨认自己的身份，无法确定自己何时及为何来到目前这个地方，因而引起了警察和健康部门工作人员的关注。有趣的是，神游症患者虽然丧失了对个人技能和个人经历的记忆，但是，却没有丧失语义记忆或程序性知识的记忆。

患者康复后，对自己神游的经历，以及自己在神游过程中设定的角色身份没有任何记忆。关于这些病例的研究通常是去揭示导致患者心理紧张的原委。

多重人格障碍（multiple personality disorder，简称MPD）表现为一个人具有两个或两个以上的人格，他的体验和行为由不同的人格来控制，并且出现记忆中断和个人身份遗忘的现象。这些人格中有一个人格属于“基本”人格，一般情况下，这个“基本”人格长期表现出来而为他人知晓。不同人格会因记忆缺失而各自为政：在一种人格状态下产生的记忆不会进入别的人格之中。在许多情况下中，遗忘是不对称的，人格A可能意识到人格B，而人格B却不一定意识到人格A。此类记忆缺失主要影响个人身份和个人经历的记忆。原则上说，所有的人格都具有同样的语义记忆和程序性知识的记忆。一种令人信服的多重人格障碍理论认为，该病症的产生源自童年时期对虐待、创伤或个人利益被剥夺的自我防御。[参见《儿童性虐待》(Child Sexual Abuse)，《人格障碍》(Personality Disorders)]

多重人格障碍早在1920年以前的医学文献中已有大量记载，后来却鲜为人知。近年来，多重人格障碍又重新出现在某些地区。然而，因医生的误诊而界定的多重人格障碍的数量尚无法确定。当人们不能有效地运用催眠或其他技术来了解彼此独立的人格时，或者当记忆缺失的屏障作用失效时，这种人格的真实性确是令人怀疑的。多重人格障碍有时用来为一个人的疯狂行为辩解，它通过谴责第一种人格而为第二种人格解脱罪行。多重人格障碍也给刑事法律带来了一个值得关注的问题：原则上说，一种人格的行为是另一种人格所无法控制的；人格方面的记忆缺失能够用来为被告进行辩护；试图依据一种人格获得证词违反了宪法予以保护的自首规定。但是，真正利用多重人格障碍来为罪犯辩护，很少有成功的。

许多实验研究证明，在多重人格障碍中，各种人格之间存在着彼此独立的记忆缺失。例如，一种改变的自我无法回忆，或再认另一种自我学过的知识。有趣的是，证据表明，内隐的记忆可能存在于所有的人格之中。虽然，这些研究尚未获得公认，但是，内隐记忆似乎可以超越人格之间记忆的界限。

正如药品诱发遗忘症和电惊厥休克和电惊厥疗法引起创伤性逆行遗忘症一样，临床上的机能性遗忘也可以在实验室里看到，其形式表现为催眠后遗忘。在经过一番询问以结束催眠后，被试无法回忆起催眠期间发生的事情。经过催眠师事先安排好的暗示，被试可以回想起一些关键性的内容。这种可逆现象表明催眠后遗忘是一种记忆的中断。除非给予暗示（不论是清晰的暗示抑或含蓄的暗示），否则就会出现遗忘；仅仅通过催眠的诱导尚无法恢复记忆。在这个意义上说，催眠后遗忘与情节记忆无关。被试对暗示的遗忘反应因接受催眠的个体差异而有很大变化：尽管有些催眠师的催眠功夫很深，催眠期间能令被试达到深度遗忘，但是，接受催眠的有些被试却没有表现出遗忘。[参见《催眠与心理无意识》（Hypnosis and The Psychological Unconscious）]

如同器质性遗忘症一样，催眠后遗忘也是有选择性的。被试虽然忘却了学习表中列出的单词，但在讲话和写作时却仍能采用这些词汇。催眠中获得的能力会迁移到催眠后的状态中，遗忘的暗示作用并不影响实际的操作。被试除遗忘的暗示外若保持催眠状态，则可获得新的信息，但是，他们却会忘记自己是在怎样的情况下获得这些信息的。这是一种源遗忘（source amnesia）现象，它同样也出现在遗忘综合征患者中。最后，有确凿的证据表明，首因效应（priming effects）在催眠后的遗忘中一直被保留着，也就是说，被试虽然无法记起学习表中的词汇，但是，却会经常使用这些词汇，而非偶尔使用这些词汇。因此，在催眠后遗忘中同样存在外显记忆和内隐记忆之间的不一致现象。

由于机能性遗忘与脑部受损无关，而催眠后遗忘则能因为暗示的作用而产生，因此，有关装病和行为调适的问题便不可避免地产生了。遗憾的是，不论临床治疗还是实验室研究，都难以辨别遗忘症的真假。唯有明显的脑部受损，遗忘症的诊断才会被接受。然而，我们还应该认识到，人际或社会文化因素的存在并不一定说明机能性遗忘就是伪装的。相反，它恰恰表明了机能性遗忘的复杂性。催眠既是一种意识改变的状态，同时也是一种社会互动的形式；在这个意义上说，被试对催眠暗示的反应无疑会受到催眠用词、谈话内容、理解催眠师所说的话，以及社会要求等因素的影响。社会背景对器质性遗忘症可能起着相当重要的作用，但是这些作用在机能性遗忘中却被人为地夸大了。

四、涉及一生的遗忘

有些遗忘症是在心理发展的过程中自然产生的。例如，成年人很少能回忆起童年经历的细节；这种对早期的遗忘通常涉及3～4岁期间所发生的事件，能够记住的内容往往是事件的片段，这种遗忘可一直持续到对5～7岁时发生的事件的记忆。对童年期事件的遗忘不仅仅是由于童年编码和成年提取之间间隔过长造成的，而且一些特殊的事件也会影响到童年的记忆。婴儿期难以进行语言交流，以及大脑新皮层和其他重要的大脑组织发育不成熟，可能是造成成年后遗忘婴儿期（通常指1～2岁）经历的部分原因。目前，关于对童年期事件遗忘（2岁后的记忆遗失）的确切机理尚未水落石出。

弗洛伊德（Freud）曾对童年期的遗忘问题作过典型的解释。他认为，在心理—性欲发展的生殖器阶段，儿童通过压抑婴儿期性欲和攻击性冲动，以及与之相关的其他一些想法、意象和记忆来摆脱恋母情结。根据他的理论，由于儿童所有的心理生活都与此有关，因此，除了一些能使人产生零星记忆的“屏蔽记忆”（screen memories）之外，童年阶段的记忆始终处于压抑状态，精神分析的主要目的在于解除压抑，唯有如此，患者才能承认并处理自己基本的本能需求。其他一些理论则注重编码和提取过程中认知加工的关系。例如，沙克特尔（Schachtel）认为，恋母情结前由思维主要过程模式而编码的记忆，无法在恋母情结后的次要过程模式下得以恢复。皮亚杰（Piaget）的理论也具有相似的观点，他认为感觉运动的编码和前运算的编码与具体运算和形式运算的提取过程之间是无法兼容的。请注意，这些理论都认为，没有经历过“5～7岁转变”的儿童应当能够回忆起童年期的经历。相反，有些理论家却认为，儿童并不拥有对可提取事件进行编码的信息加工能力，尤其在同时关注两个事件的情况下（例如，既关注事件又关注事件发生的背景）。有鉴于此，他们认为儿童对自己童年经历的记忆比成人对自己童年经历的记忆好不了多少。[参见《认知的发展》（Cognitive Development）]

需要注意的是，幼事遗忘只对个体经历的记忆产生影响。儿童在发展过程中获得的大量信息，以及众多的认知和运动技能，却可以一直保留至成年。这种人对记忆的选择是否仅仅反映了连续记忆的效果，还是揭示了外显记忆和内隐记忆之间的区别（类似于临床上的遗忘症），目前尚未定论。

相对于童年而言，老人即使身体健康，在学习新知识和记忆近期发生的事情方面也会存在一些困难。衰老对主要的或短时的记忆并不产生影响，数字广度或序列位置曲线的近因成分等研究已经证明了这一点。但是，衰老对次要的或长时的记忆则会产生显著的影响，尤其是在经过较长的时间间隔以后更是如此。记忆缺失主要影响情节记忆：老人不会遗忘语义信息（虽然他们在拼字过程中反应较慢）；还有程序性知识若不断得到应用，他们对程序性知识的保持还会依然如故。

同时，我们还应当注意，情节和语义的比较几乎混淆了具有保持间隔期的记忆类型。近期经历的记忆在近期被编码，而大部分语义知识是在年龄较小的时候获得的。问题是，老人学习新词汇或获得新知识的能力，人们所知甚少。他们对早期事件的情节记忆确实存在缺陷，但是，这究竟是因为回忆过程的年龄差异，还是因为保持间隔的关系，以及前摄抑制和倒摄抑制的作用，目前仍是一个未知数。

最近，一项关于老年人记忆的研究对外显记忆和内隐记忆进行了比较。与年轻人相比，老年人明显地存在外显记忆的缺失(尤其是自由回忆，再认相对好些)。但是他们的内隐记忆（如补全词干）却极少甚至没有缺失。他们在外显记忆方面存在的问题可以部分地归因于加工全部有关信息的能力不足。空间关系、时间背景和事件起源是区分不同事件的必备要素，显然它们对有意识的回忆是相当关键的。至于这方面能力不足是否具体指事件全部信息的加工，还是仅仅因为认知方法有局限性，我们迄今尚未获得明确的答案。

记忆障碍通常被认为与老年性痴呆（例如，阿尔茨海默氏症）有关。与阿尔茨海默氏症有关的严重记忆障碍可以归因于神经炎斑和神经纤维缠结，尤其是大脑颞叶中部发生病变。这些病变，以及大脑皮层及皮层下存在的神经元短缺和神经递质损耗，将极大地影响患病的范围。顺行性记忆缺失和逆行性记忆缺失产生于老年性痴呆的早期，并呈进行性加剧。与遗忘综合征相比，痴呆带来的记忆缺失对主要记忆和次要记忆都会产生影响，并会形成较大的记忆缺失串，从而波及到正常的认知和情感生活，包括遗忘障碍发生前掌握的语义和程序性知识，以及情节记忆。在病变晚期，痴呆患者会表现出“疾病感缺失”（anosognosia）或对自己的记忆缺失毫无察觉。[参见《阿尔茨海默氏症》(Alzheimer’s Disease),《痴呆症》(Dementia)]

存在于老年人和痴呆病患者中的异常遗忘症也会涉及到外显记忆和内隐记忆吗？这个问题的研究目前尚处于起步阶段，但是，可以肯定的是，内隐记忆似乎在正常衰老中相对较少。因此，老年人可能无法识别学过的词汇，但对拼词却保留以往记在心头的准备效应。涉及阿尔茨海默氏症和其他形式的痴呆，这方面还存在一些不同的意见。有些阿尔茨海默氏症患者保持完整的运动技能，但是，有些患者甚至连基本的技能也已丧失。阿尔茨海默氏症是一种病情不断加重的疾病，所以比较复杂。虽然外显记忆的受损可以在患病早期发现，但是，内隐记忆的退化却要等到患病晚期才表现出来。

五、日常生活中的遗忘现象

遗忘症是一种神经性或心理障碍的病症，但是，日常生活中也会经常出现一些遗忘现象。最为常见的例子是睡眠。人们在醒后不会记住睡眠期间周围发生的事情，以及机体内的活动，如做梦、梦魇、梦游、梦呓等。事实上，无法记忆周围发生的事情是推断我们是否处于睡眠状态的根据之一。由于睡眠状态下是否进行学习的实验从未成功过，因此，研究人员断定我们仅仅在睡眠的清醒阶段才能

学习。[参见《睡眠》(Sleep)]

许多研究人员认为，睡眠中产生的遗忘是一种编码缺失或巩固失败。根据这种观点，睡眠中大脑皮层活动的低水平状态明显地阻碍了复杂的信息加工机能。正因如此，外部事件被忽视，记忆中的相关信息无法提取，新经历的过程无法以可提取的形式编码。一些有关睡眠中记忆的研究支持这个观点。研究人员让一些睡眠者在快速眼动（REM）阶段被唤醒，结果发现，几乎所有的人都承认自己做了梦（显然，他们提取了初级记忆的信息）。但是，第二天早晨醒来，他们中很少有人能回忆起自己做过的梦（这种记忆需要次级记忆的信息）。然而，如果让被试在第二天早晨恰好结束快速眼动睡眠后醒来，那么，他们仍能回忆起自己的梦。此外，如果被试在做梦后用很长时间来回忆梦的话，即便他后来再度进入睡眠，第二天早晨醒来仍能回忆起那个梦。[参见《梦》(Dreaming)]

大部分有关睡眠产生遗忘的研究来自对外显记忆的研究，其中的一些观点认为，睡眠中的记忆（包括睡眠中的学习）可以通过内隐记忆来实现。这个课题的研究才刚起步，目前的研究还不尽人意。当来自大脑皮层的仔细检测说明被试确实没有睡醒时，他对自己睡眠时所发生的事情就不能产生任何外显记忆和内隐记忆。即便有些证据认为睡眠中确实存在学习现象，但是，这种学习与正常的清醒状态下的学习相比，其效果显然不能跟后者同日而语。

遗忘还可能因外科手术的全身麻醉而造成。临床上，成功的全身麻醉会使患者对指令、自主性抑制、肌体反应和其他手术刺激丧失知觉，同时，对手术中产生的疼痛和发生的事情丧失记忆。因此，遗忘有时又被界定为一种适度全身麻醉的结果。但是，如同睡眠的情况一样，全身麻醉造成的遗忘通常用外显记忆来评估，于是就造成这样的可能性，即适度麻醉的患者对手术情况会产生内隐记忆。一些轶事记载支持这个观点。据说，有的患者在手术过程中苏醒过来，对手术表示十分不满，其实这是一种含沙射影的态度，因为在手术期间他听到了医生对他的不友好评论。

近年来，遗忘已经成为一个重要的研究课题，事实上，采用遗忘综合征的研究模型来进行的研究已经发现（但不总是发现），内隐记忆是存在的。譬如，一些在手术期间看过词汇表的患者有时会表现出值得注意的准备效应。但是，这些效应并非全部来自外界，而且，即使来自外界，其比重也相对较小。麻醉状态下信息加工范围肯定小于清醒状态下的信息加工范围，比如，麻醉后的内隐记忆局限于对刺激物理属性的加工，而对其意义不作处理。面对上述研究的不同结果，现在还没有明确的解释。也许，有些麻醉剂对外显记忆会产生影响，对内隐记忆的影响微乎其微，而其他一些麻醉剂则对两者都会产生影响。这样的观点也许能为记忆的生理基础开拓新的视野。

六、理论和实践中的应用

遗忘症的研究值得关注，它在理论和实践两个方面均具有实用性。理论上说，遗忘症之所以吸引我们的注意，是因为它对记忆缺失和记忆保持的差别从本质上作了刻画。遗忘症是有选择的，记忆缺失和记忆保持之间存在这种选择上的区别，既可缓解遗忘，同时稍微允许潜在的记忆加工和记忆分门别类进入不同的系统。这一结论是基于“分离的逻辑”（logic of dissociation）。在单一分离时，变量A对任务Y而不是任务Z产生影响；在双重分离时，变量A对任务Y而不是任务Z产生影响，同时变量B对任务Z而不是任务Y产生影响；在反向联结时，A的变化增强了Y而削弱了Z，同时，B的变化削弱了Y而增强了Z；在随机的无关联结中，任务Y的操作与任务Z的操作并不相关。除了其他一些相同的条件外，这些差异表明，上述的任务因定性术语的不同而不同。如果仅仅是因为定量上存在差异，那么它们彼此之间应该是相互关联的，并受相同变量的影响。

这样的分离现象在遗忘症中常可观察到。例如，遗忘综合征影响序列位置曲线的近因部分，而不是它的主导部分，这一发现已被用来证明初级记忆（短时）和次级记忆（长时）是性质上不同的记忆系统，也许具有不同的生物基础（一种遗忘是由于脑部损伤而引起，另一种遗忘则与脑部损伤无关）。遗忘症的研究结果同样被用来支持其他一些结构性区别：陈述性知识和程序性知识之间的区别，以及陈述性知识范围内情节记忆与语义记忆的区别。在这个意义上说，遗忘症患者很难习得新的事实信息，但却保留着获得新认知和新技能的能力。如果他们确实能够保留新的事实信息，那么他们就有可能遗忘获得这些信息时的情境。逻辑和经验告诉我们，当分离发生时，裂痕总是沿着自然的界线发展的，直到形成新的分离状态。当记忆障碍把旧的记忆与新的学习区分开来时，或者说把陈述性知识与程序性知识区分开来时，或者说把情节记忆与语义记忆区分开来时，它告诉我们这些由理论家们构想出来的区别在现实世界中具有一定的意义。这种分离存在于各种遗忘症之中，不仅仅是遗忘综合征，还有创伤性逆行遗忘症、心因性遗忘症和催眠后遗忘。而且，它进一步证实了这样一个结论：理论上的区分既适用于心理分析也适用于生理分析。

近期一些理论所关注的热点问题是情节记忆中外显记忆和内隐记忆的区别。至今已有三种经典的理论来解释这些区别，每种理论都拥有许多实例。根据“激活”理论，由近期事件产生的激活，或者说已有知识表征的激活，足以产生内隐的记忆。至于外显记忆，则需专门的活动，其中各个被激活的结构相互关联。根据“加工”的理论，内隐记忆是环境刺激的自然结果，至于外显记忆，则是通过对关注的对象予以有控制的加工而产生的。根据“记忆系统”的理论，内隐记忆反映了知觉表征系统的活动，而知觉表征系统包括知觉对象的形式和结构等信息。外显记忆反映了情节记忆系统的活动，而情节记忆系统则包括事件的意义和背景等知识。

遗忘综合征的研究（包括人类和动物的研究）表明，中部颞叶（包括海马、内嗅皮层、鼻周皮层和侧海马皮层）构成了外显记忆的生物基础。但是，遗忘综合征的间脑活动形式似乎表明乳头体、丘脑背内侧核对记忆也非常重要。关于外显记忆和内隐记忆之间的关系，以及各自的生物基础，遗忘症的研究将会对其作出独特的、有价值的贡献。

与此同时，有关记忆保持机能的研究也为遗忘症的改善和康复提供了新的见解。外显记忆缺失的患者在日常生活中十分苦恼，他们常常难以追溯事件的来龙去脉，记不住约会或计划日程的安排，并在接受教育、学习词汇、从事家庭活动等方面存在困难。康复活动是通过反复训练或向患者传授记忆策略（如意象或口述）来恢复受损的外显记忆。问题是，这些努力很少成功。目前，尚无证据可以表明训练受损的神经或强化认知机制能够产生积极的效果，虽然患者有时可以借助记忆技术获得一些信息，但是，他们在日常生活中却不会自动地运用这些策略。

另一方面，为帮助患者克服遗忘症给日常生活带来的不便，康复技术提供了种种补偿性器具，这些器具很受欢迎。外部辅助工具（如笔记本、日记、闹钟和环境标签等）使许多遗忘症患者的行动更为自主，当然，使用这些器具往往需要经过一定的训练。微型计算机对于记忆受损的人来说是一种颇具潜力的辅助工具，由于其功能强大，因此已被广泛用于辅助记忆。

鉴于内隐记忆和程序性记忆在遗忘症患者中尚还保持完整，因此许多研究人员最近开始着手研究将这种保持过程用于遗忘症的康复。暗示技术能使遗忘症患者对词干暗示作出正常的反应，而且它在向个体传授新的信息（如词汇、数据输入和文字处理之类的程序性任务）方面已经取得了成功。许多相关研究比较了关于遗忘症的记忆机能的理论，这些研究结果可以进一步促进遗忘症患者提高日常生活的能力。

参考文献

Eich, E. (1990). Learning during sleep. In “Sleep and Cognition” (R. R. Bootzin, J. F. Kihlstrom, and D. L. Schacter, Eds.). pp. 88-108. American Psychological Association, Washington, DC.

Glisky, E. L., and Schacter, D. L. (1989). Models and methods of memory rehabilitation. In "Handbook of Neuropsychology" (F. Boller and J. Grafman, Eds.), Vol. 3, Part 5, pp. 233-346. Elsevier, Amsterdam.

Kihlstrom, J. F., and Schacter, D. L. (1990). Anaesthesia, amnesia, and the cognitive unconscious. In "Memory and Wareness in Anaesthesia" (B. Bonke, W. Fitch, and K. Millar, Eds.), pp. 21-44. Swets & Zeitlinger, Amsterdam.

Schacter, D. L., and Kihlstrom, J. F. (1989). Functional amnesia. In "Handbook of Neuropsychology" (F. Boller and J. Grafman, Eds.), Vol. 3, pp. 209-231. Elsevier, Amsterdam.

Shimamura, A. P. (1989). Disorders of memory: The cognitive science perspective. In "Handbook of Neuropsychology" (F. Boller and J. Grafman, Eds.), Vol. 3, Part 5, pp. 35-74. Elsevier, Amsterdam.

Squire, L. R., Knowlton, B. J., and Musen, G. (1993). The structure and organization of memory. *Annu. Rev. Neurosci.* 44, 453-495.

Tulving, E., and Schacter, D. L. (1990). Priming and human memory systems. *Science* 247, 301-306.

汪小鲁　译　　李维　校

安东尼·西奥利
(Anthony Scioli)
基恩州立学院
(Keene State College)
詹姆斯·阿维里尔
(James R. Averill)
马萨诸塞大学阿默斯特分校
(University of Massachusetts, Amherst)

情绪与认知

Emotion and Cognition

一、认知的概念
二、情绪理论
三、情绪和认知相互作用的问题
四、结论

认知 从经典意义上说,“认知”这一术语意指知识的获得。在当代心理学家中间,认知常被广义地解释为各种形式的信息加工,从感觉输入到复杂的问题解决。

共同作用说 一种认为认知和情绪涉及相同基本过程的情绪理论。

情绪 把个体与促进(积极情绪)或阻碍(消极情绪)重要目标实现的事件联系起来的一组异质反应(例如愤怒、恐惧、悲伤、爱、希望)。情绪概念意味着这种反应是强烈的、即时的或不受个人控制的,由此使情绪行为与更加随意的或理性的行为形成对照。

情绪的创造性 指用新颖的和适当的方式获得新的情绪或应用标准情绪。

情绪智力 一组相互联系的技能,包括个人情绪和他人情绪的调节与监控,以及将情绪体验用于驱动和规划目的的能力。

情绪记忆 储存和提取具有情绪性质的材料的过程,例如涉及那些生理唤起或创伤的事件。

特殊作用说 一种认为认知和情绪涉及不同基本过程的情绪理论。

有关**情绪与认知**的研究涉及知觉、注意、记忆、语言、想象和其他“高级”的思维过程——总之,涉及整个心理活动。为了组织这样一个范围广泛的问题,我们首先需要澄清“认知”概念中的一些似是而非的论点。然后探索情绪理论,把重点放在基本过程上。最后,我们要考察五个问题,情绪和认知的相互作用在这五个问题上尤其显著,或者说它们与心理健康有关。这五个问题是:情绪感受的性质、无意识情绪、情绪和记忆、情绪智力、情绪的创造性。

一、认知的概念

在经典的传统中,“认知”意指知识的获得,其中的范例是理性的、逻辑的思维。我们将此称作“狭义的认知”。在许多当代心理学家中间,认知得到了更为广义的解释,除了简单的感觉输入之外,它还涉及各种形式的信息加工。广义上说,“认知”相当于“心理运作”,包括任何一种心理活动。

在狭义的或经典的概念中，认知与情绪之间形成适当的对照。情绪不是在知识获得的意义上被考虑的，而是在个体健康事件的含义上被考虑的。例如，愤怒的事件与当众受辱有关，恐惧的事件与危险有关等。此外，正如人们在传统的意义上所想象的那样，情绪被解释为是不受个人控制的，也就是说，它是一种激情（发生在我们身上的东西）而非活动（我们所做的事情）。在言语表达上，我们常用被愤怒所“压倒”，被恐惧所“笼罩”来意指一种情绪。因此，理性的或认知的行为是一种活动的范例，与情绪形成对照。

可是，当我们广义地理解心理活动时，认知与情绪之间的对照便失去了其传统的含义。情绪行为需要信息加工，从引发事件的评价到反应活动的组织，均需信息加工。

看来，理论家对情绪与认知之间的关系所采取的态度视其狭义还是广义地界定认知而异。由此可见，情绪概念是模糊的，可以给予各种不同的解释。鉴于这一模棱两可的现实，解决情绪—认知歧义的一种简单办法是对术语的界定取得一致意见。可是，这样做并非易事。如同各种心理成分那样，“情绪”和“认知”也不是孤立地存在的，它们的含义根植于各自在广义的人类行为理论中所起的作用。

总之，情绪—认知的歧义不只是一种用词的争论，因此不能简单地将其作为语义学问题来进行探讨。相反，这种歧义反映了科学假设甚至哲学假设中的一种深刻的区分，包括心身关系问题，心理作为原始输入的受体合成信息的问题（现实主义观点），以及心理作为复杂刺激的解释者，依靠意义系统和先前建立的判断规则或知觉来组织复杂刺激的问题（理想主义观点）。

二、情绪理论

大多数情绪理论可以分别归入共同作用说（common-process theories）或特殊作用说（special-process theories）。特殊作用说倾向于狭义地解释认知，认为情绪和认知涉及不同的基本过程。与此形成对照的是，共同作用说对认知采取一种广义的观点，认为情绪像理性的和随意的行为方式一样终将也是认知的。

（一）特殊作用说

认为情绪和认知彼此具有独立过程的观点已有悠久的历史，可以追溯到柏拉图（Plato）关于心灵的划分。他把心灵一分为三，即理性、精神和欲望，这三个部分分别位于人体的不同部位。但是，历史上最著名的特殊作用说是由17世纪的哲学家笛卡尔（Rene Descartes）提出的。笛卡尔把情绪归因于人体机制，认为它的激活是通过松果体对灵魂施加影响，从而被体验为激情而非活动。

今天，我们从詹姆斯（William James）提出的情绪理论及其当代分支学说[例如，沙克特（Stanley Schachter）]中可以看到笛卡尔的痕迹。根据詹姆斯的说法，当人们“冷静地”感知一个令人兴奋的事件，并且感知到身体的变化（主要是内脏的变化）时，情绪体验就产生了。

特殊作用说也得到了达尔文（Charles Darwin）的支持，他把情绪（或者至少是许多情绪表达）看作是我们往昔的生物性残余物。达尔文的影响可以在一些理论中看到，这些理论假设存在一系列基本的情绪，它们被设想为在生物学上是原始的，从而与颇具人类特征的认知过程（理性的、象征的思维）有别。

伊札德（Carroll Izard）的“分化情绪说”（differential-emotions theory）对当代的特殊作用模型作了很好的说明。他的假设既反映了詹姆斯的传统又反映了达尔文的传统。在他看来，当认知与来自躯体反应（尤其是面部肌肉的反应）的反馈相结合时，情绪就得到了体验。他进一步假设道，每一种生物意义上的基本情绪均伴有独特的面部表情。当表情反应与不同的认知方式或解释事件的方式联系起来时，复杂的情绪就产生了。

札乔克（Robert Zajonc）是另一位特殊作用说的坚定捍卫者。他坚持认为情绪与认知是彼此独立的系统，而且是平行地运作的。札乔克借两个主要的证据来支持他的论点：首先，实验证据表明，人们在陈述一个刺激是什么东西之前已能表示对该刺激是喜欢还是讨厌（例如，被试在确切陈述递给他们的是什么牌子的香烟之前，已能讲出他们是喜欢还是不喜欢这种牌子的香烟）。其次，札乔克等人探索了颇具争议的面部反馈的假设，认为情绪体验（广义上被界定为愉悦和不愉悦的情感）是由于血液流向大脑，使大脑温度产生变化，导致面部肌肉活动，而情绪体验则是面部肌肉的活动。

另一种特殊作用说把注意力放在大脑两半球的不对称上。在大众心理学杂志里，大脑左半球常被描述为分析的（认知的），大脑右半球常被描述为机能整体性的（情绪的）。对大多数人来说，有助于调节分析思维的语言功能主要位于（但不唯独位于）左半球。可是，情绪却不能如此容易地定位于任何一个半球。例如，研究表明，导致趋近行为的积极情感与左前半球的激活有关，而导致退缩行为的消极情感则与右前半球的激活有关。况且，大多数情绪不能简单地根据趋近倾向或回避倾向来加以分类，这就使得问题进一步复杂化了。

并不是所有的特殊作用说都具有上述那样有清晰的生理依据。有些人假设了两种不同的思想方法，它们均没有与特定的生理机制相联系。其中，最为著名的一个例子是弗洛伊德派关于主要过程和次要过程之间的区分。主要过程导源于本我（Id）（生物基础的冲动），它们被假设为不受逻辑规律的影响；次要过程则与此相对照，被假设为是后天习得的（不论在种系发生上还是在个体发生上都是后天习得的），并且具有自我的特征而非本我的特征。另一种不同的陈述方式是，主要过程遵循快乐原则，而次要过程则遵循现实原则。

埃泼斯坦（Epstein）曾试图填补经典的弗洛伊德概念和现代信息加工观点之间的鸿沟。他假设了两种既相互影响又相互分离的系统：一种是理性系统，它是分析的和逻辑的，由意识的评价为中介，用来操纵抽象的符号、词和数字；另一种是经验系统，它是自动的、直觉的和无意识的，该系统通过联想、意象、叙述和隐喻对信息进行整体性加工。根据埃泼斯坦的观点，经验系统主要涉及情绪。

作为特殊作用说的最后一个例子，我们可以引用奥特利（Oatley）和约翰森-莱尔德（Johnson-Laird）的例子。根据人工智能和计算机模拟传统，奥特利和约翰森-莱尔德提供了一个以计算机运算为取向的模型。该模型把情绪描述为精心阐述的系统（心灵），它常常在信息不当或信息矛盾的情况下作出抉择。由此提出两种关于信息的假设：一是“控制信号”，它传递了这样一种需要，即在系统中重新安排优先考虑的东西，如同火警会使一所学校或企业重新安排优先考虑的东西一样；二是“语义信号”，它与“控制信号”形成对照，反映了一种从进化观点上讲更加先进的信息加工方式。当每样东西都在“按计划”进行时，这种信息加工便运作了。奥特利和约翰森-莱尔德还假设了一些基本情绪（愤怒、恐惧、悲哀、幸福等），它们各自有着独特的控制信号。当情绪被唤起时，控制信号得以激发，优先的对象获得重新安排。无论何时，只要在达到特定的目标时存在对变化有意或无意的评价，以及标准的、随意的（理性的）处理方式变得不适合时，才会发生上述情况。

（二）共同作用说

共同作用说既不认为认知和情绪之间存在任何同型的关联，也不认为心理机制和生理机制是彼此独立的。相反，他们认为，认知和情绪之间存在同一组机制（包括不止一种类型的信息加工），用于调节情绪的和非情绪的行为，尽管它们可能有不尽相同的结合和侧重。

共同作用说也具有悠久的历史。在古代，该理论的最佳代表是斯多葛派（Stoics）。斯多葛派把情绪设想成是一种错误的判断形式。由于判断（无论是正确的判断抑或是错误的判断）是一种认知的活动，因此情绪也必定是一种认知的活动。对情绪的控制涉及一个人用正确的判断取代错误的判断。在此领域，斯多葛派提供的建议和现代认知理论家（例如，理性情绪疗法）提供的建议大同小异。

在当代理论家中，所罗门（Robert Solomon）也许是一个把情绪视作判断形式的最激进的代表了。许多理论家承认情绪影响判断，但是，在所罗门看来，如同斯多葛派那样，情绪就是判断。根据所罗门的观点，把情绪视作一种激情，或者把情绪视作我们极少能够加以控制的事件，那简直是一个神话。相反，我们能够决定自己表现哪种情绪（判断），正是在这个意义上说，我们应对自己的情绪负责。确切地说，情绪是一种工具，我们既借助这种工具把我们的价值观念、理想和信念投射于世界，也借助这种工具来构筑我们的世界。

但是，如果真像所罗门所说情绪是一种判断的话，那么问题就来了：情绪判断是在什么样的基础上作出的？对此问题，有一组专门的心理学理论予以解释，那就是评价理论。拉扎勒斯（Richard Lazarus）也许是最著名的评价理论家了。他区分了主要评价和次要评价。前者涉及一个事件对个体福利意义的评价，后者则涉及对处理问题所作选择的评价。例如，如果主要评价提示存在危险，而次要评价提示“三十六计，走为上计”，那么恐惧便将成为那个人体验的情绪了。拉扎勒斯还假设了一组具有普遍意义的“核心关系主题”，以便帮助人们在情绪之间作出区分。例如，愤怒的核心关系主题是“对我或我所拥有东西的侵犯”，而妒忌的核心关系主题是“因丧失或他人情感面临威胁而对第三方表示忿恨”。

贝克（Aaron Beck）提供了一个临床的例证。他把各种情感障碍与特殊的消极思维过程联系起来。例如，他并不根据生物化学观点看待抑郁症，而是把它看作由涉及自我、世界和未来这三种消极评价组成的一组认知。贝克像古代的斯多葛派一样，认为许多情感障碍能够通过对那些被歪曲了的自主思维发起挑战和矫正而得到治疗。[参见《抑郁(症)》(Depression)]

评价是一种动态的而非静止的过程，它像电影而不像照片。为了捕捉这一时间上较为短暂的维度，谢勒（Scherer）假设了一系列可以迅速作出的、具有层级结构的“系统评价检测表”。首先，对一个刺激是否具有新奇性进行检测，然后对一个刺激是否具有愉悦性进行检测，再接下来是它的目标相关性（它是阻碍还是促进目标的达到或需要的满足），最后是它的处理含义。这最后一项检测还包括四种次级检测：（1）鉴别性检测，即鉴别负主要责任的动因和动机，或者说鉴别原因；（2）控制性检测，即确定个体是否可能影响结果；（3）力量检测，即检测障碍或不利条件的力量；（4）适应性检测，即评价所需的改变是容易还是艰难。

情绪的认知调节不因评价的终结而停止。在一种刺激和反应之选择得到评价后，而实际反应尚未作出以前，有可能发生大量的信息加工，其中许多是无意识的。弗洛伊德的防御机制（例如投射、否认、反应形成等）说明了一种情绪体验能在认知上得到转化，以便更好地适应个人的动机、目标和自我概念。

这种认知的转化能在意识水平之下发生，而且为了防御的目的，人们经常会这样做。这一事实被某些理论家视作情绪反应期间导致被动性体验的一个主要因素。根据这种观点，标准情绪颇有点像社会上许可的癔病转换反应。

（三）信息加工水平

共同作用说也好，特殊作用说也好，都没有假设存在一种还是两种信息加工。例如，莱文塔尔（Leventhal）描述了三种水平的信息加工。第一种水平是一个基本的或者说核心的感觉加工系统，它包括自主唤起、面部表情和基本的外显反应。第二种水平是一个图式加工系统，它储存了诱发情绪的情境记忆，并由此产生感觉、表情的动觉记忆和自主反应。第三种水平是一个十分抽象的系统，一个以命题方式储存有关过去情绪事件之信息的概念系统，以供情绪体验的反映和分析之用。

约翰森（Johnson）和马尔特霍普（ Multhaup）则提出了一个涉及模的共同加工说（modular common-process theory）。它包括两个知觉亚系统（对外部刺激进行加工）和两个反映亚系统（对内部刺激或自我发生的过程如幻想、意象或问题解决进行处理）。

上述信息加工水平是围绕相互联结的四个水平来呈现的。就其层级排列而言，开始是一个简单的知觉亚系统，然后是较先进的知觉亚系统；结束时又是一个简单的反映亚系统，然后又是较先进的反映亚系统。所有这四种亚系统都可能对情绪起作用。例如，一个愤怒的事件可以按下列步骤来进行讨论：一个人在聚会上听到一则评论（水平1的知觉）。他意识到该评论实际上是针对他的（水平2的知觉）。他把这则评论判断为是一种冒犯或攻击（水平1的反映）。他对该评论进行加工后发现它是没有道理的（水平2的反映），于是他愤怒了。

约翰森和马尔特霍普认为，他们所提出的这种特殊模型可以用来澄清一系列现象，这些现象包括：情绪反应在尚未意识到原因的情况下有可能发生，对同一种环境线索有可能作出不同的情绪反应，一个人有可能拥有他尚未意识到的某种情绪，等等。约翰森和马尔特霍普推测，这些事件可以根据情绪刺激对知觉亚系统和反映亚系统的不同影响来进行解释，以及根据两个亚系统之间相互作用的复杂程度来进行解释。

多个水平的系统阐述向那些以认知为取向的心理学家和哲学家（他们认为意识不是一种单一的现象）提出了要求。目前，这些信息加工中的有些方法是围绕记忆开展的，而不是围绕情绪开展的（这是就完成记忆结构和记忆过程的概念发展与完成情绪成分和情绪过程的概念发展比较其程度而言的）。此外，还需深入研究的是与平行过程（同时发生的）相对的系列作用（相继发生的），以及认知成分与非认知成分的关系。最后，尽管把情绪激发过程系列化有助于专门的观察，但是单凭这种策略无助于解决更为深刻的哲学问题（例如，是根据现实主义的观点还是理想主义的观点来考察心理）。

（四）可取之处

特殊作用说和共同作用说并非水火不相容的两种对立的理论，它们均有其可取之处，那就是说，每种理论均有其适用的领域。有两个因素可帮助我们确定每种理论的适切性，它们是：被解释的情绪种类（简单情绪或复杂情绪）和所采取的解释原则（生物的、心理的或社会的）。

1. 情绪的种类

情绪概念涵盖了范围广泛的一些现象，从十分简单的反射样反应（痛苦、欢乐、惊慌）到非常复杂的状态（爱情、骄傲、悲伤）。人们究竟采择特殊作用说还是共同作用说，应视关注的情绪种类而定。例如，让我们来考察一下惊恐与希望这两个截然不同情绪现象的理论含义。

对突如其来的和具有潜在危险的刺激作出反射性反应而言，惊恐显然具有一种生物的和适应的基础。这里，少量的认知调节是存在的，也是需要的。但是，如果认知活动在此反应中为时太长，反而会变得有害。惊恐反应可以在人类婴儿中观察到，甚至可以在各种文化或各种物种中观察到，这种情况提示惊恐反应涉及十分原始的机制。有鉴于此，特殊作用说在这里就显得比较合适了，因为它对情绪过程和认知（“高级”）过程有所区分。

与此相对照，希望则需要一个人对未来的各种选择进行构想的能力，它假设其中具备一个高度发展的认知能力。例如，西奥利（Scioli）的研究发现，希望的性质随着认知的发展而变化，从幼儿解决简单的问题到青春期对时间概念的偏见。希望也随不同的文化而变化，不仅是表面的变化，而且在其深层的本质上也会发生变化，正因如此，在不同的文化环境里，同样运用“希望”一词，就可能产生误导。这种发展上的和文化上的变化表明希望具有相当的认知性质，从而提示在此情绪领域运用共同作用说也许更为合适。[参见《希望》（Hope）]

目前，心理学的趋势是摆脱大一统的理论，趋向微型理论。在情绪问题上，心理学也经历了一个缓慢的演化过程：最初，情绪研究为人忽视，后来人们在流行的大一统行为理论下对情绪进行分类，最近则趋向于一般的“情绪理论”。由此，我们对情绪中固有的复杂性开始有了透彻的理解。也许，现在的任务是发展更加专门的和补充的微型理论，以便使每一种微型理论适合于情绪的某种亚类。

2. 解释的偏爱倾向

在情绪—认知问题上之所以出现歧义，一个主要的原因在于理论家在试图解释情绪行为的起源和功能时所持的观点不同。这里存在三种可能的选择：生物进化、心理发展和社会历史。毋庸赘述，所有这三种观点都是必要的，但是理论家在每一种观点的相对重要性上意见不一。例如，以生物为取向的理论家往往采择特殊作用说，以心理为取向的理论家既可能采择共同作用说，也可能采择特殊作用说，而以社会为取向的理论家则倾向于采择共同作用说。

造成上述情况的原因是很清楚的。以生物为取向的理论家考虑的是人类和其他动物之间的共同性，因此倾向于把注意力集中在与“高级的”（认知的）思维过程不同的过程上。而以社会为取向的理论家则关注文化对行为的影响，这种影响只有通过认知过程才能起作用。最后，以心理为取向的理论家对两种方法都采择，有时强调生物方面，有时则着重人类本性的社会方面。

尽管解释原则和理论导向之间具有共通性，但是两者的联系并非一成不变的。例如，有些社会心理学家把情绪看作是社会的生物基础。与此相反，有些以生物为取向的理论家则把情绪看作是后天演化的产物，与语言的产生十分相似。但是，所有这些都有例外。

使问题进一步复杂化的是，任何一种解释方法（生物的、心理的或社会的）还包含多个次级水平的成分和过程，人们可以有所选择地把注意力集中在它们上面。例如，一个对情绪和记忆感兴趣的以生物为取向的理论家，既可把注意力集中在一般的生理性唤起上，也可把注意力集中在杏仁核上，或者把注意力集中在杏仁核前部，甚至还可把注意力集中在扁桃核内部细胞的电化学活动上面。越是朝次级水平逐渐往下深入，要维持共同作用说就越困难，因为在初级水平上，同样的机制常常可调节许多不同的行为。

三、情绪和认知相互作用的问题

不论我们如何运用基本的机制（特殊作用或共同作用）来构想情绪和认知之间的关系，我们仍需提及一下在较表面水平上情绪和认知如何相互作用的问题。我们将简要地考虑五个对心理健康具有特殊关系的问题，它们是：情绪感受的性质、无意识情绪、情绪和记忆、情绪智力，以及情绪的创造性。

（一）情绪感受的性质

从交谈的角度讲（而且某些心理学理论也这样认为），“感受”和“情绪”是相互交换着使用的。这种情况符合特殊作用说的假设，因为该理论认为，“未经加工”的感受，或者说不以高级的（认知的）思维过程为中介的感受，应被视作情绪中不可或缺的东西。可是，在英语中，“感受”一词是一个十分含糊的词汇。一个人能够感受简单的知觉（例如触摸天鹅绒，看到红色等），感受各种不同的疼痛、各种欢乐，以及其他形形色色身体的和心理的状态（疲劳感、混乱感、兴奋感、好奇感，等等）。

如果我们把感受仅仅限于简单的感觉体验，那么这些体验就不只是情绪了。例如，冰淇淋的甜味或者牙痛导致的不舒服，通常不会被认为是一种情绪。与此相反，爱情的“欢乐”和悲伤的“痛苦”也不能还原为简单的感觉体验。

在考虑情绪感受方面，一种更为有效的方式是把它概括为来自个人内部和外部的信息源。当这些信息源结合起来后，便赋予体验以一种情绪的性质。在此方法中，感受被视作信息加工的派生物，而非纯粹的输入，与其他复杂的知觉经验相类似。例如，深度知觉涉及人体和情境线索的综合，同样也包括由环境提供的需要反应的刺激。更具体地说，我们评价与我们的目标相联系的一种情境的方式，部分地决定了我们的感受方式。来自生理唤起和面部表情的反馈不仅在产生感受时发挥了作用，而且在工具性活动中（不论它是实际的还是想象的）也发挥了作用。来自这些不同源泉的信息，当它们在一个以愤怒、恐惧等概念所象征的理论体系中被解释时，便整合成一个相互关联的整体。

总之，情绪感受并不是先于认知的，相反，它们与其他复杂的主观体验一样是认知的产物。当然，这并不意味着情绪感受只是一种附带现象，或者是不重要的副产品。如同信息加工初期阶段的输出一样，它们也能充当后继阶段的输入。由此可见，情绪感受能够告诉一个人他或她可能会忽略或者尚未充分意识到的一些真实情况。这就是我们常说的“用你的感受去体验”这句话的原理所在。

（二）有意识的和无意识的情绪

在情绪领域，一个长期争论不休的问题是情绪状态能否是无意识的。自弗洛伊德时代以来，采用的一个观点可用下列假设来说明：尽管诱发的条件和中介的机制可能是无意识的，但是，作为结果而产生的情绪（以感受形式表现出来）一定是有意识的，正如“到处游荡”的焦虑那样（参见前面关于信息加工水平的讨论）。把感受说成是无意识的会导致不能自圆其说的结果，因为感受的部分意义在于它能被主动感觉到。尽管“情绪”和“感受”有着相互重迭的含义和相互替换的可能性，但两者却不是同义的概念。感受的属性（不论对自己还是对别人）是以不同类型的信息为基础的，而情绪的属性却不是这样。

因此，人们可以毫不自相矛盾地说，一个处于某种情绪状态的人却可能没有任何相应的感受。这种情况在日常生活中是司空见惯的，更甭提临床实践了。譬如，人们往往把一个人的情绪归因于愤怒、妒忌、爱情等，即便这个人可能否认自己具有这样的感受。简言之，感受不是情绪的必要条件。

同样，感受也不是情绪的充分条件。例如，一个人可能感到愤怒，但并不处于愤怒状态。在此领域，情绪感受可以与其他复杂的知觉体验相比较，例如与听到声音或看到东西相比较。一种体验的生动性并不保证它的真实性。情绪感受可以是虚幻的。

（三）情绪和记忆

近年来，情绪和记忆的关系一直受到人们的关注。有三种现象特别令人感兴趣：依赖情绪状态的记忆、与心境一致的记忆，以及创伤经验的记忆。

在电影《城市之光》（City Lights）中，卓别林（Charlie Chaplin）用朋友态度对待一位喝醉了酒的百万富翁，把他从自杀企图中救了出来。后来，当百万富翁醒来时，他不认得卓别林，并且对他表示蔑视。但是，百万富翁的这种清醒状态并没维持多久，当他再度喝醉时，他又认得卓别林了，并把他带回自己家中。当恢复清醒时，又把卓别林给撵走了。这个例子清楚地说明了那种依赖情绪状态的记忆，也就是说，发生在一种状态（例如，酒醉后的昏迷状态）中的事件，当这个人复又处于该状态时才会记得该事件，而当他处于另外一种状态时（例如，清醒状态时）就记不得该事件。这种状态毋须药物引起，如《城市之光》这部电影里就是如此，而且，从通常意义上说，它是带有情绪的。例如，如果你以愉快的心情复习迎考，那么，参加考试时你仍然会心情愉快，考出自己的水平来，即便考试材料从情感上说是中性的。

虽然依赖情绪状态的记忆是一种真实现象，但是它并不是特别强烈的，至少在处于适度的情绪状态时是这样。至于与心境相一致的记忆，我们有着充分的证据。与心境相一致的记忆是指对事件的回忆与一个人即时的情绪状态密切相匹配。例如，当一个人高兴时，往往容易回忆高兴的事件，当一个人悲哀时，消极的体验便会涌上心头。

目前，关于依赖情绪状态的记忆和与心境相一致的记忆尚缺令人满意的解释。波尔（Bower）曾经指出，在一个人处于某种情绪状态时出现的刺激，可能会与该状态中的记忆相联系。以后，当这个人重新处于同样情绪状态时，有关该刺激的回忆就可能被唤起，因为该情境激活了由情绪和与之相联系的事件组成的记忆网络。这样解释面临的困难是，情绪状态本身如何在记忆中进行编码尚不清楚。正如前面讨论过的那样，情绪是复杂的，认为它们会如同一个单位那样进行编码是不合理的。

情绪体验也不会像一个单位那样被回忆。譬如，尝试回忆一下当你处于某种情绪状态（例如愤怒状态）时的情形。你很有可能回忆起令你发怒的情境，但是你很难重新捕捉体验本身的那些特性，因为愤怒在记忆中已经消失了。这种情况甚至也适用于“闪光灯式的回忆”，也就是说，一些重要的情绪上唤起的事件能被详细地精确地回忆出来。为何能生动地回忆起情绪上唤起的事件（尤其是创伤性事件），目前已有若干解释。

根据进化的观点，有机体不会忘却对其生存具有意义的事件，这也是一种适应。从生理学上看，有证据表明，在唤起时，神经传递物质和神经肽释放量的增加，可能对促进编码过程起一定的作用。从心理学上看，对情绪具有意义的事件能被仔细地加以关注，继后会被重新加工，或者反复“回味”。

但是，并非所有的创伤性事件都是那么容易被记住的。我们能回忆起我们希望忘却的经历。但是，有时记忆可能被“抑制”，这是一种动机驱动的忘却。一旦这种抑制得以排除（即改变了动机），记忆也就恢复了。例如，一个受过性虐待的儿童可能随后抑制了有关的记忆，数年后，在一名治疗专家的启发下，又重新回忆起受虐的经历。需要指出的是，并非一切回忆都是正确的。当有关证据表明该儿童关于虐待的陈述失真时，治疗专家可能会对他的回忆作出“错误记忆综合征”的诊断。

许多临床专家根据个案研究支持了下列观点，也就是说，创伤性经历的记忆可能丧失，但在几年以后可能恢复。然而，以实践为取向的心理学家则对此持怀疑态度。他们的怀疑建立在下述两种假设的基础之上：首先，记忆容易受到暗示的影响，正如在心理治疗或催眠状态下发生的情况那样；其次，记忆并非直接读出以往的经历，它主要是一种构造和重组的过程。也就是说，记忆受到当前的需要、目标和情绪的影响，而非真实事件的印刻或痕迹。

在临床专家看来，人们无法从实验室研究中推知再现的回忆内容，因为实验室研究毕竟与实际的创伤性事件不同。也许，对目前所获证据进行最为公正的评价是：记忆有时可被“抑制”，以后又可恢复，但是，由于缺乏充分的证据，对于童年时期遭受虐待的报告处理时必须持十分谨慎的态度，尤其当这种虐待据称发生在特别幼小的年龄时更应如此。

在有些病例中，以前遗忘了的创伤性事件得到了证实，对此，我们如何解释记忆中的疏漏现象呢？从生理学角度看，有一组理论（它们能被视作是特殊作用说）以下述假设为基础：对创伤性事件的记忆是由彼此独立的生理过程来实施的，它们在强烈的情绪刺激下得以激发。具体地说，有些理论假设，杏仁核选择性地参与了情绪记忆过程，而海马（有些人认为它在记忆过程中起整合作用）由于在此过程中不起作用，便可不予考虑。其他一些理论则假设，海马的结构和功能会随着应激反应的生物化学变化而发生改变，这些改变也许可以解释我们在创伤性病例中见到的某些分离或记忆缺失的事件。最后，从心理学角度看，厄德利（Erdeyli）考虑了用具有多种功能的复合系统来考察记忆的可能性。他指出，"遗忘"可能并不意味着单一痕迹已从单一系统中丧失。相反，情绪记忆的要素（例如叙事和陈述等）可能无法获得，而程序要素则以正在发生的行为、恐惧和梦境等形式保留着。

综上所述，关于"压抑的记忆"的文献，此刻尚难作出评价。它是一个热门话题，而且在记忆研究者和临床专家中间已经引发了热烈的争论（包括有关虐待的法律诉讼，后来又被证明是"错误记忆"的争论）。业已实施的创伤性记忆研究并未支持临床的病例记录，同样，临床专家（他们治疗过遭受强奸或各种虐待的病人）也对实验室研究的相关性提出疑问。

（四）情绪智力

个体差异不仅表现在回忆情绪事件的能力上，而且表现在适当的情绪表达上。有些人在情绪体验和表情显露方面"有一定的局限性"，而有些人则懂得在特定的情境中如何体验和表示愤怒、关注或自豪。沙洛维（Salovey）等人创造了"情绪智力"（emotional intelligence）这一术语，用以说明上述的个体差异。所谓情绪智力是指一组相互关联的技能，包括认识和监控自己的感受，认识和监控他人的感受，在各种情境里表达或调节适当情绪的能力，将一个人的情绪体验作为动机源泉的能力，以及借助情绪体验作出决定或设定长期规则的能力。

像早就问世的社会智力概念一样，情绪智力有赖于高级的思维过程，包括记忆、注意、知觉和语言。然而，情绪智力的定义范围较为狭隘，从而易与一般的智能概念相区别。

从实践的观点看，情绪智力中最令人感兴趣的方面是情绪的建构和各种意识水平的调节。迈耶（Mayer）和沙洛维指出，情绪既可能在无意识水平上被建构和调节，也可能在意识的低级水平上被建构和调节，还可能在意识的超级水平上被建构和调节。所谓意识的超级水平，意指一个人用清晰的意识和广泛的努力去理解、界定和发展自己的情绪生活（对此，参考前面讨论过的信息加工水平）。此外，迈耶和沙洛维还提出，在一种水平上表现情绪智力的程度，可能不受另一种水平上获得的情绪智力之程度的影响。他们引用的一个例子是，一个有着抑郁症专门知识的人（可能是从文献中获得这方面知识的），由于不知道如何处理很久以前在无意识水平上形成的情绪问题，仍有可能摆脱不了抑郁症状。[参见《智力与

心理健康》(Intelligence and Mental Health)]

（五）情绪的创造性

根据传统的看法，创造性个体通常具有异常的情绪。不论这种看法是否正确，它多少揭示了一种自相矛盾的现象：创造性属于高级思维范畴，而情绪则常被看作是原始的、非认知的反应，而且与生理活动有着密切的联系（参阅前面讨论过的特殊作用说）。围绕这种自相矛盾的说法，一种方法是把情绪仅仅作为先行者来对待（例如促进者或抑制者），或者把它作为创造性的结果来对待，但其本身并非创造的产物。然而，还有另外一种选择。如果情绪涉及许多同样的认知机制（就像共同作用说认为的那样，它们有助于调节非情绪的行为），那么也许存在这样的可能性，即情绪本身也服从革新和变化。

如同其他领域的创造性行为一样，情绪的创造性反应可以按下列三种主要标准来加以评价：新颖性、有效性和真实性。一种情绪反应尽管新颖，但若无效或虚假，那么很有可能被归入神经症。癔病患者的转换反应就是一例，而一个冒牌艺术家的肤浅展示则是另一种例子。当一个人面临挑战，已有的反应又难以应付这一挑战时，由此表现的心理健康就不仅需要以不同寻常的方式作出反应的能力，而且这种反应又必须是有效的和真实的。

情绪创造性和情绪智力在某种程度上存在着重叠现象。两个概念均提到谨慎的和正确的评价、在各种情况下对自己和他人的情绪进行监控，以及同化情绪体验，以便更好地理解生活事件并从中吸取更大的意义。

不过，情绪创造性还涉及新的情绪的获得，以及采取新的方式运用标准情绪，或者将标准情绪用于新的情境。就情绪创造性的最大意义而言，它涉及一种转换过程，通过这种转换过程，一个人可以发展全新的和不同类型的情绪。[参见《创造力与天才》(Creativity and Genius)]

四、结　论

当情绪和认知这两个概念用于日常表述时，它们具有互相对照的内涵。认知涉及我们如何客观地不带情绪色彩地认识世界。因此，认知可以用来判断正确或错误。与此相反，情绪则是动情的和主观的，它们涉及一个人如何按照他或她自己的目标和关注的事物来评价世界。因此，诸如愤怒或快乐等情绪不能简单化地评判为正确或错误，而是评判为合适或不合适。

上述这种对照是以社会背景中解释摩尔(克分子)行为作基础的。类似的对照是否可以用于分子水平（也就是在生理学水平上或者在心理学水平上进行协调），已是一个不言而喻的问题。特殊作用说假设，对摩尔行为所作的区分，稍作修改后能够用于调节机制；而共同作用说则假设，同样的机制既可调节情绪又可调节认知。这些理论的适用范围（可取之处），应视基本的情绪种类（例如惊恐与希望）和所强调的解释原则（生物的、心理的、社会的）等元理论问题而定。

但是，有两个问题已在大多数理论家中间达到共识：一个问题是，心理健康意味着心理功能的整合，就像身体健康意味着身体功能的整合一样。另一个问题是，在迅速变化的社会环境中，情绪的适合性与认知的灵活性同样重要。情绪感受的性质、无意识情绪、情绪和记忆、情绪智力，以及情绪的创造性等，都是涉及情绪和认知之间相互作用的一些问题，它们的整合和适应问题是十分明显的。

参考文献

Averill, J.R., Catlin, G., & Chon,K.K.(1990).*Rules of hope*. New York: Springer-Verlag.

Averill,J.R.,& Nunley,E.P.(1992).*Voyages of the heart:Living an emotionally creative life*. New York:Free Press.

Bower,G.(1994).Some relations between emotions and memory.In P.K.Ekman & R.J.Davidson (Eds.),*The nature of emotion* (PP.303 ~ 305).New York:Oxford University Press.

Davidson,R.J.(1994).Complexities in the search for emotion-specific physiology. In P.K.Ekman & R.J.Davidson (Eds.),*The nature of emotion* (PP.237-242).New York:Oxford University Press.

Ellis,A.(1982).*Rational-emotive therapy and cognitive behavior therapy*. New York:Springer.

Epstein,S.(1994).Integration of the cognitive and the psychodynamic unconscious. *American Psychologist*,49,8,709-724.

Erdelyi,M.(1993).Repression:the mechanism and the defense. In D.M.Wegner & L.W.Pennybaker (Eds.),*Handbook of mental control* (PP.126-148). Englewood Cliffs,NJ:Prentice-Hall.

Izard,C.E.(1991).*The psychology of emotions*. New York:Plenum.

Johnson,M.K., & Multhaup,K.S.(1992).Emotion and MEM. In S.A.Christianson (Ed.),*The handbook of emotion and memory:Current research and theory* (PP.36-66).Hillsdale, NJ:Lawrence Erlbaum.

Laird,J.D.,& Apostoleris,N.H.(1996).Emotional self-control and self-perception:Feelings are the solution, not the problem. In R.Harre & E.G.Parrot (Eds.),*The emotions:Social,cultural,and biological dimensions* (PP.285-301). Thousand Oaks,CA:Sage.

Lazarus,R.S.(1991).*Emotion and adaptation*. New York:Oxford.

LeDoux,J.E.(1994,June).Emotion, memory, and the brain. *Scientific American*, 50-57.

Leventhal,H.(1984).A perceptual motor theory of emotion. In K.Scherer & P.Ekman (Eds.),*Approaches to emotion* (PP.271 ~ 291). Hillsdale, NJ:Lawrence Erlbaum.

Loftus,E.F.(1993).The reality of repressed memories. *American Psychologist*, 48 , 2, 518-537.

Mayer,J.D.,& Salovey,P.(1995).Emotional intelligence and the construction and regulation of feeling. *Applied and Preventive Psychology*,4,197-208.

Oatley,K.,& Johnson-Laird,P.N.(1987).Toward a cognitive theory of emotions. *Cognition and Emotion*, 1, 29-50.

Scherer,K.R.(1988).*Facets of emotion: recent research*. Hillsdale, NJ: Lawrence Erlbaum.

Scioli,A. (1990).The development of hope and hopelessness: Structural and functional aspects. Doctoral Dissertation, University of Rhode Island, Kingston.

Solomon,R.C.(1993).*The passions:Emotions and the meaning of life* (rev.ed.). Indianapolis: Hackett.

Zajonc,R.B., Murphy, S.T.,& Inglehart,M.(1989).Feeling and facial inference:Implications of the vascular theory of emotion. *Psychological Review*,96,396-416.

李维　译　　张弓　校

卡罗尔·伊泽德
戴维·舒尔茨
卡伦·莱文森
(Carroll E. Izard,
David Schultz,
and Karen L. Levinson)
特拉华大学
(University of Delaware)

情绪与心理健康

Emotions and Mental Health

情绪分类 研究情绪的一种方法，认为存在着诸如高兴、悲伤和生气等不同类型的情绪，每种情绪都对认知和行为起着独特的作用。

情绪性 过去，专指体验到的消极情绪的强度和频率。现在，有些学者将此概念一分为二，认为它既包括积极的情绪，又包括消极的情绪。有些学者则以更为特定的方式来划分情绪，例如焦虑情绪和抑郁情绪。

情绪成分 其神经系统的成分包括在起作用的大脑结构和神经递质中，借以引起情绪活动、情绪表达和情绪体验。情绪表达包括面部表情、身体姿势和言语信号，个体通过这些将自己的情绪状态传递给他人。情绪体验被描述为情感、动机状态或行为准备，它们是与情绪相关的意识特性。

情绪反应 指个体的自主神经系统、神经内分泌系统和行为系统对刺激所作的反应。

情绪认知 一种认识和标记情绪表达和情绪体验的能力。

情绪调节 调节情绪的过程，涉及气质或人格等特质，涉及认知技能和行为技能，以及人际关系尤其是与父母的关系。

移情 对被观察者的情绪反应所作的一种角色假定和替代体验。

气质 个体特有的对刺激所作的生理反应和行为反应，例如，表现为独特的活动水平、心境或适应性。气质受遗传和环境的双重影响。

情绪由大脑和神经系统的活动所构成，表现为体态的变化，以及通常称之为情感或心境的特定的主观体验。若要了解情绪在应对策略和心理健康中的作用，首先必须从宏观的生物社会背景来看待情绪。为此，我们将情绪成分、情绪系统和人格等成分视作一组系统，情绪是其中的主要动机系统。此外，我们还对情绪的解剖学和神经生理学进行述评。了解这些过程有助于我们领会情绪是如何在身体健康和心理健康中发挥作用的，从中总结出情绪在人际关系和特定的心理障碍中的活动规律和作用。

一、引　　言

在健康人格和人际交往能力的发展过程中，以及在心理病理的发展过程中，情绪起着举足轻重的作用。研究表明，个体认识和调节情绪的技能，在整个能力范畴中要比智商更为重要。

这是因为情绪具有强大的动机力量，它们对知觉、思维和行为产生深刻的影响。人类体验到的每种情绪都有其独特的动机特征，这种动机力量在人的一生中保持不变。例如，无论在人的哪个年龄阶段，害怕都能激起防御的行为和寻求保护的行为。

关于情绪对行为影响的研究表明，情绪的驱动功能具有先天的适应性。当情绪未能与适当的思维和行为建立有效联系时，就会出现情绪的适应不良。因此，无论何时，当我们的安全受到威胁时，害怕的反应有助于维护我们的健康，但是，不切实际的害怕可能导致焦虑。失去所爱之人的悲伤能够增强家庭的凝聚力，强化人际联系，但是，未获释放的悲伤和痛苦却会导致抑郁。

数以千计的一代又一代的进化，使得我们的基因具有相对特定的情绪反应偏好。正如我们在危险情境里的害怕会导致保护性行为一样，特定的情绪也便于我们运用应对环境的特定方式去进行思考和行动。在几百万年的漫长演化过程中，我们的基因以缓慢的进程逐步获得了大量的适应性信息。

相比之下，文化的变迁则是非常迅速的，它令日常生活中由情绪引发的事件和情境无论在数量、样式和复杂性上都有显著的增加。为适应现代的生活环境，所需反应的种类和变化数量显然已经远远超过生物进化所提供的多样性。人类面对自然界危险线索而作出的先天性反应，虽然在防止我们坠入深渊或者单独探索陌生的黑暗洞穴方面起到了很大的作用，但是它却远远不能保护我们免受当代都市文化所派生的大量文化险境。身处这种复杂的社会，我们需要习得一系列全新的保护性行为。因此，若要发展健康人格，避免心理健康问题，我们就需要学会在纷繁复杂的文化产物与情绪之间，以及在情绪与应对技能之间建立起众多的新联系。

二、情绪、情绪系统和人格

有些科学家认为，情绪能够依据各种维度（例如愉快和唤起）来进行研究。根据这一观点，了解情绪状态的效价（积极的情绪和消极的情绪）和强度就显得十分重要了。有些科学家则采用情绪分类的方法，把情绪分为诸如兴趣、高兴、悲伤、生气和害怕等。提出该理论的前提是，每种情绪都有其独特的唤起功能，因而能对思维和行为产生不同的效应。我们采择了情绪分类的方法，但是，我们像其他人一样，也认为上述两种方法各有长处。情绪常以群组或模式的方式出现，这就使得区分各种情绪效应变得十分困难。在某些情况下，可以鉴别与抑郁和焦虑各自相关的消极情绪的群组或模式。

（一）情绪的成分

每种情绪都由三个不同的成分所构成：神经、表情和体验。神经和体验这两个成分对确定情绪状态极其重要。表情性行为在确定情绪时较为复杂，因为它们具有可观察性和人际交往性，即便在早期发展阶段，也服从于意愿控制。

1. 神经成分

该成分是由那些在情绪活动、情绪表达和情绪体验中起作用的大脑结构和神经递质所组成的。正如下面所描述的那样，神经科学已为情绪活动和情绪表达这两个部分的基础理论提供了丰富的信息，但在情绪体验方面提供的信息却不多。神经成分的第一个功能是评价来自我们感觉器官（例如眼睛、耳朵）众多变化的信息，并在情境需要时导致情绪状态的相应变化。在大多数情况下，传入的感觉信息毋需新的情绪参与，神经基质能够持续它们的工作，以维护业已意识到的情绪状态。在心理健康的个体身上，这种持续的状态表现为兴趣，它能驱动我们富有建设性和创造性的努力，包括做游戏、学习抽象知识，以及获得技能，所有这些将导致一个人心智和人际交往能力的提高。

然而，在有些情况下，我们通过感官获得外部事件的信息和内部事件的信息需要一种新情绪的激活。对此，我们了解最多的是，当一个人意识到危险，或者对输入的信息感到害怕时，新的情绪就会被激活。不过，神经学家还无法解释涉及其他情绪活动的大脑活动。目前，我们所能推测的是，当个体处于那种能够引发高兴、悲伤、生气等情绪的环境中时，其大脑的活动过程也许与害怕时的活动过程相似。

在评价情绪的神经成分对心理健康的作用时，需要注意三个问题（当然，这些问题并非与其他系统完全无关）。首先，错觉和误报能够迷惑大脑，使其产生不适当的或不必要的情绪。将花园里的蜥蜴错认作毒蛇，或者将正常的标记错认作威胁，会激起不必要的害怕。其次，由于大脑支配自发（不随意）情绪和有意识（随意）情绪的面部表情的神经通路是不同的，因此个体能够有意识地欺骗观察者。为了欺骗他人，需要的只是学会如何施展对情绪面部表情的随意控制，而这一技能早在学步时就已开始。随意控制微笑在社交场合并没有什么不妥，但是，在反社会行为之后以此作为无罪的标记，却是非常危险的。再次，基因缺陷或大脑某部位的结构损伤，可能造成情绪系统的功能紊乱，从而导致社会交际能力的严重失调和心理健康问题。

2. 表情成分

面部表情、身体姿势和讲话声音都能为我们提供可以观察到的情绪状态信息。情绪的面部表情是由运动形态或组成该形态的若干部分中的任何一部分所组成。显露情绪的讲话声音在变化时有着多种声学特征，它们能从语调和发音中辨析出来。身体姿势可借体态和手势的变化表露出来。

在上述三种表情成分中，最具吸引力的是面部表情的研究。人们对面部表情的探究兴趣很大程度上归功于达尔文（Charles Darwin），他对面部表情作过仔细的观察，并对不同文化的面部表情加以比较，得出了情绪的面部表情是天生的和大同小异的结论。尽管这一结论受到以心理实验为基础的观点的质疑，并且引发了进化论与社会建构论的争议，但是许多行为学家仍然赞同达尔文的这一结论，认为各种情绪的面部信息是生物进化的产物。

有些科学家认为，表情行为不仅由外部可见的运动构成，而且涉及内部活动。大多数被研究的内部活动是受自主神经系统控制的，例如心率、血压、呼吸和皮肤电反应。已有证据表明，人们的彼此差异在一定程度上取决于与情绪相关的行为的外倾化或内倾化，外倾化与外向和社交有关，而内倾化则与内向有关。在失调的情况下，外倾化产生反社会的和攻击性的行为，而内倾化则产生抑郁和退缩的行为。

从婴儿时期起，适当的情绪表达就对人际交流和心理健康起着至关重要的作用，并且贯穿人的一生。任何一种控制不够或控制过头的情绪表达，都会引发行为问题和心理疾病。由控制不够或控制过头的表达所造成的心理健康问题，因情绪种类不同而有显著的差异，例如，控制不够和经常生气可能与攻击性的行为障碍有关，而持续的控制过头或悲伤则可能导致抑郁。[参见《愤怒》(Anger)]

3. 体验成分：情绪感受

自发的或不随意的情绪表达与特定的大脑结构和神经通路的潜在变化有关，从而导致意识特性的变化。意识的新状态可描述为感受、活动的准备和驱动状态。正如上面已经解释过的那样，这并不意味着特定的情绪表达与相应的情绪感受是捆绑在一起的。生物方面的发育成熟和社会学习的过程既有可能造成情绪表达和情绪感受的协调，也有可能造成情绪表达和情绪感受的不协调，因为随意的和有目的情绪表达既能用于欺骗和操纵，也能用于象征性的符号交流。

不管怎样，心理健康和快乐幸福的人要求人们在情绪表达和情绪感受之间达到合情合理的协调统一。这种协调统一是信任和尊重的基础，亦是社会关系得以维持和发展的关键因素。在社会交往过程中，每个人对特定的表达和相应的感受之间的诚实关联抱有很大的自信。如果一个人不断地欺骗和操纵随意的情绪表达，那么他或她就会因此而危及人际关系，损害自己的心理健康。这是因为，在我们看来，自发的表达是与相应的情绪感受相关联的。至于情绪表达和情绪感受对心理健康的影响，我们将在下一节讨论。

（二）情绪系统

将情绪概念视作一个系统，有助于我们洞悉人类行为的根源。生物系统或生物社会系统是一组相关的和互动的元素，其复杂程度的范围可波及蛋白质分子、有机体的组织结构，以及人格和社会关系。

每种具体的情绪都是作为一个系统而起作用的，该系统由三个相互独立、相互关联和相互作用的成分所组成。神经成分是情绪表达和情绪感受的直接原因。但是，表情成分和体验成分二者能够通过反馈环路来影响大脑的情绪活动。自达尔文那个时代以来，我们已经知道压抑情绪表达能够削弱情绪感受。现在，我们还知道这一过程是由特定的大脑机制来调控的。

不同的情绪以相同的模式彼此影响。兴趣的维持能够促使孩子玩耍游戏，帮助他们达及那些能够使自己终身感到快乐的成就和目标。过分害羞或持续悲伤会导致愤怒，而且，在有些情况下，悲伤—愤怒的模式会演变成抑郁症状，而害羞—愤怒的模式则会演变成攻击行为。愤怒的激活能够削弱或消除恐惧。情绪之间的这种动态关系可以用来解释行为和人格的一些重要方面，包括促进情绪的调节作用。

（三）人格系统

所有构成自我系统和超我系统的生物系统和生物社会系统都被界定为人格。情绪系统和认知系统表现得最为突出。情绪感受和思维之间的关联构成了人格发展的主要部分。这些感受—思维或情感—认知的结构以依恋、价值和目标的形式呈现。通过生物的和社会的发展，它们也可被组织成人格特质。许多研究既证实了特定情绪或情绪模式与人格特质或人格维度之间的关系，也证实了特定情绪或情绪模式与人格障碍之间的关系。例如，社交爱好和愉悦是外倾性人格的组成部分，而害羞和内疚的明显缺乏则是反社会型人格障碍的特征。[参见《人格》(Personality)]

三、情绪的神经生理学

人们常用口头俗语来描述情绪体验。当某人生气时，他“热血沸腾”；当某人厌恶时，他感到“恶心”；当某人悲伤时，他觉得嗓子被“哽住”。这些比喻所描述的行为都涉及与情绪体验同时发生的机体活动。研究情绪体验涉及神经、激素和自主神经的运作过程，它们能使我们更好地理解这些身体变化及其对心理健康的影响。

（一）大脑的神经网络

大脑的左右两半球在情绪过程中所起作用不同：右半球更多地涉及消极情绪，诸如害怕和厌恶；左半球更多地涉及兴趣和愉悦等积极的情绪。对大脑左右两半球的额叶和颞叶前部区域的电活动进行测试，能为我们提供关于一个人对厌恶情境的情绪反应，以及此时此刻主要心境的情绪指标。那些右半球比左半球更易激活休眠状态的人报告说：（1）当他们观看让人害怕和令人厌恶的电影片段时，会出现更多的消极效应；（2）他们通常消极情绪较频繁。无论体验到何种情绪，这种活动方式显得相对稳定。那些曾经患有抑郁症但在一年内没有显示抑郁症状的人，其右半球的活动仍比左半球活跃。

除了大脑左右两半球在显示积极情绪和消极情绪方面存在差异之外，研究人员还发现大脑中至少存在一些特定情绪的神经通路。不过，这方面的许多研究仍限于动物实验。近年来，随着大脑成像技术的发展，使得检测人类活体的复杂神经网络成为可能，这预示着有关情绪和大脑的关系有朝一日将被揭示。

有一条神经通路已被精确揭示（至少在老鼠的大脑中是这样），表明它就是害怕的神经通路。研究动物习得害怕反应的神经通道，对认识人类的害怕过程具有启迪意义。该研究结论与大脑受损患者的研究结果是一致的。

害怕反应由两个部分组成：（1）在遇到特定的刺激时，特定的神经网络会激活一种先天性的反应；（2）这种先天性的反应会调动各种体态资源。对感觉刺激的加工（例如对巨大响声的加工），首先会将其信息传递至丘脑。这里，神经信息沿着两个通路中的一个通道传递至杏仁核（位于颞叶）：这两个通道一个是通向大脑皮质的间接通道，另一个是通向丘脑—杏仁核的直接通道。间接通道中，传递至皮质的神经信息通过广泛的信息加工和评价，为皮质所理解。然后，皮质的神经投射将这些信息传递至杏仁核的侧核。在从丘脑至杏仁核的直接通道中，神经信息不需要皮质加工，所以传递速度较快，也就是说，它具有迅速、自主和无意识的特点。简单的条件反射可沿着该通道传递。这种反射是基于杏仁核对刺激的情绪意义作出初步的评价。相对于丘脑—皮质—杏仁核的间接通道而言，丘脑—杏仁核的直接通道牵涉杏仁核的侧核。

丘脑—杏仁核通道不需要皮质加工的情况表明，人们有时会在尚未理解自己为何产生害怕时便作出应对威胁的反应。动物研究表明，在没有新皮质参与的情况下，要想消除通过皮质下通道习得的条件性害怕反应是非常困难的。因而表明有些难以消除的恐惧很可能是由于刺激及其内容的不完全皮质加工所致。

杏仁核的侧核负责信息输入，而杏仁核的中央核则负责信息输出。如果刺激被评价为有情绪意义，那么从中央核传出的信息就会引起体态反应。中央核发至终纹的床核和下丘脑内室旁核的神经通道，控制神经内分泌反应（诸如促进肾上腺素的分泌），包括躯体对应激的反应。从中央核到下丘脑两侧的神经通道刺激着交感自主神经系统的活动（诸如促使心率加快）。最后，从中央核到中央灰质的神经通道会改变僵持或冷淡的状态，同时激活用以应对危险的其他一些保护性行为。

（二）神经内分泌反应

虽然研究人员赞成大脑神经网络中存在专门掌管特定情绪的机制，但是他们却没有清晰地把激素释放所致的体态反应和自主神经系统（autonomic nervous system，简称ANS）活动与特定的情绪联系起来。例如，产生促肾上腺皮质激素释放素的下丘脑—垂体—肾上腺轴（hypothalamic-pituitary-adrenal axis，简称HPA）可在害怕—焦虑和悲伤—抑郁等反应中发挥作用，该轴调节失常则意味着会引起焦虑和抑郁等情感障碍。通常，神经内分泌（诸如激素等）和自主神经系统的激活说明了这样一个事实：情绪唤起的主要功能是使身体对挑战性刺激或威胁性刺激作好反应的准备，这种准备状态包括涉及不同情绪的类似生理反应。

与消极情绪（尤其是情绪障碍）相联系的激素是促肾上腺皮质激素释放素（corticotropin-releasing hormone，简称CRH）和促肾上腺皮质激素（adrenocorticotropic hormone，简称ACTH），两者都与另一种肾皮质醇激素的产生有关。被评价为威胁的刺激能够引起下丘脑—垂体—肾上腺轴的活动加剧，尤其引起由杏仁核中央核和下丘脑大量分泌促肾上腺皮质激素释放素。杏仁核产生的促肾上腺皮质激素释放素能够促进自主神经系统的交感神经活动，提高注意力和促使行为的唤起状态。下丘脑产生的促肾上腺皮质激素释放素与其他激素一起能够促使垂体释放促肾上腺皮质激素，一旦进入血液循环，促肾上腺皮质激素就会激活肾上腺皮质细胞产生皮质醇。皮质醇能从多个方面影响机体活动，包括提高血液循环系统中的葡萄糖（血糖）水平、增加血液量，以及与免疫系统相互作用等。持续的应激和过高的皮质醇水平容易引发高血压和自身免疫性疾病。转而，这些疾病会增加患情绪障碍的风险。

有关唾液的测试表明，皮质醇的释放量是应激的可靠指标。例如，18个月的婴儿在预防接种后保持安静的时间越长，则他们唾液中皮质醇的含量就会越高。持续的应激会对下丘脑—垂体—肾上腺轴的活动产生多方面的影响：下丘脑分泌的促肾上腺皮质激素释放素会对室旁核输注变得不再敏感；垂体分泌的促肾上腺皮质激素会对促肾上腺皮质激素释放素变得不再敏感；但是肾上腺皮质分泌的皮质醇却对促肾上腺皮质激素释放素反应敏感。通常，最后一个效应能够通过负反馈系统达到均衡（counterbalance），因为该负反馈系统会在皮质醇水平提高时抑制促肾上腺皮质激素的分泌，从而使下丘脑—垂体—肾上腺轴逐渐回归到正常的活动水平。在40%-70%因抑郁症而入院的患者中，这种负反馈系统的效应受到抑制，造成皮质醇分泌过量，而且其肾上腺体出现异常增大。在抑郁症得到成功治疗以后，下丘脑—垂体—肾上腺轴的活动恢复到正常水平，表明患者的下丘脑—垂体—肾上腺轴的活动失常不是一成不变的和先天性的。［参见《心理神经免疫学》（Psychoneuroimmunology）］

（三）自主神经系统的活动

情绪引发的自主神经系统的活动为行为反应提供了支持。自主神经系统由交感神经系统和副交感神经系统所组成，前者负责激发大部分（并非所有）内脏器官的活动，后者负责抑制大部分（并非所有）内脏器官的活动。许多针对特定情绪的生理学研究都涉及外周的自主神经系统。但是，正如前面所提及的那样，这种研究成果有限。有些研究提示，对于一些消极的情绪，交感神经系统具有不同的活动方式，而对于一些积极的情绪，交感神经系统的活动方式就不是如此。愉快和兴趣等积极情绪不像消极情绪那样伴有快速、稳定的身体反应，因此不可能期望它们具有完全不同的自主神经系统活动。再说，消极情绪也常常涉及类似的快速反应。例如，心率加快能在生气和害怕时测出，因为两者的情绪状态不仅需要身体肌肉系统（例如胳膊和大腿肌肉）一定的血流量，而且需要增加循环过程中的某些激素（例如肾上腺素的分泌量）。

但是，也有研究发现，在一定的条件下，有些消极情绪可以根据自主神经系统反应的复杂模式予以区分。例如，生气、害怕和悲伤都会引起心率加快（这表明血液循环加快，器官供氧量增加），而厌恶不仅不会引起心率加速，甚至出现心率减缓的现象。厌恶常引起一种定向反应，这种定向反应是引起心率减缓的原因。与害怕相比，生气会引起血压明显升高、血管却较少收缩，使大量的血液流向外周组织（例如手指等）。生气时更多的血液流向外周组织，致使外周区域的温度升高，形成“热血沸腾”现象。

通常，情绪反应方面的差异与个体的副交感神经系统的活动差异有关。刺激迷走神经会使心率减缓（副交感神经的作用）。迷走张力（vagal tone）是测量与呼吸有关的心率节律波动的尺度。婴儿的迷走张力较高（即具有较明显的心率变化），往往容易显示情绪表达，以及维持对刺激的兴趣。而且，5个月婴儿的迷走张力就较高，更易对失望作出反应。他们会通过观察母亲，看着镜子里的自己，或者简单地大声喊叫来调节自己的情绪。与母亲情绪正常的婴儿相比，母亲情绪抑郁的婴儿显示较低的迷走张力（因而心率较高），其迷走张力增强到像3个月婴儿的水平。这些数据表明，由于他们心率的副交感神经调节功能出现问题，所以患有抑郁症的母亲的婴儿可能容易出现与维持自主神经唤起状态有关的症状。[参见《反应》(Reactivity)]

四、情绪和人际活动

人就其本质而言是社会之人，而我们的大多数社交能力有赖于情绪的表达和交流。情绪调节和情绪如何表达对于建立满意和礼尚往来的社会关系，以及对于维持良好的心理健康极其重要。情绪表达赋予社会交往以意义，而且人际关系的质量有赖于所表达的情绪的频率和质量。情绪表达尤其会影响童年时期最早的人际关系的质量和发展，也就是说，它会影响对母亲或主要抚育者的依恋。拥有积极情绪和温和气质的儿童极易从抚育者那儿得到积极情绪的回报。母亲对儿童情绪表达的敏感性和反应是一个不断反复的过程，积极情绪能使彼此获得满足，从而促进安全依恋的发展。这种依恋会成为儿童放心探索社会和环境的基础。温和的气质、积极的情绪，以及对主要抚育者的安全依恋，所有这些将起到保护性因素的作用，从而有助于克服心理健康问题。[参见《依恋》(Attachment)]

无论在何种社会关系背景下，情绪的表达都具有感染力，并且能令他人作出类似的情绪反应。积极情绪的相互作用能促进人际关系，增加由这种关系带来的满意度。消极情绪的相互作用则会导致相反的结果。例如，消极情绪表达的频率可以用来预测婚姻满意度和家庭生活的质量。同样，当家庭成员被诊断出患有心理障碍或身体疾病时，经常表达消极情绪会更加产生恶劣的后果。例如，当家庭某个成员患上精神分裂症时，家庭其他成员表达消极情绪的水平和是否相互指责，会对其康复和病情缓解产生重要的影响。治疗精神分裂症最为成功的方法，应该既包括对患者的医治，又包括对家庭成员施以控制消极情绪表达的训练。如果精神分裂症患者经过住院治疗后重新回到消极情绪表达水平较高的家庭中，则他或她就往往会旧病复发。

（一）情绪调节

情绪调节这一术语，涵盖使人们的情绪避免失控的机制和过程。情绪调节是通过三个方面的发展来实现的：（1）发展气质和人格方面的特质；（2）在具有挑战和应激的情境里，开发与驾驭情绪有关的专门认知技能和行为技能；（3）建立亲属和亲朋好友网络，通过共享情绪体验来提供情绪支持。这三个方面中第一个方面相对来说更易受基因和先天倾向性的影响。具有"天生"温和气质和积极情绪的人，能在任何一种需要情绪调节的情境里占得先机。

就发展社会能力和避免儿童青少年问题行为而言，学会调节消极情绪十分重要。不加控制地宣泄消极情绪会导致各种临床疾病，包括青少年过失犯罪和物品滥用。学走路时期的婴儿沾上坏脾气，可成为预测继后童年期和青少年期问题行为的指标。

情绪调节也可以根据适应功能来予以描述，它有助于个体应对自我怀疑或生活中的应激事件。当人们陷入周而复始经常宣泄消极情绪的状态时，解决问题的能力会降低，甚至可能恶化自己与他人的关系。适当的情绪调节会使注意力集中在如何更好地解决问题上，而不是去关注消极情绪表达的体验上。[参见《情绪调节》(Emotional Regulation)]

在个体发展的不同时期，情绪调节的目标会存在某些差异。下面几小节将描述个体早期发展的一些差异。

（二）婴儿的情绪发展

婴儿有着不同的情绪倾向。有些婴儿对刺激会作出剧烈反应，有些婴儿则不是这样。在个体的情绪发展过程中，主要目标之一是控制情绪的唤起。在调节情绪唤起时（尤其在对厌恶事件作出反应时），婴儿表现出三种共同的行为：（1）目光注视自己的抚育者；（2）将自己的注意力从刺激物上转移开去；（3）沉溺于自我刺激。就第一种行为而言，当他们遭遇新奇刺激时（譬如一个陌生人走进房间），婴儿往往会将目光朝向自己的母亲，观察母亲的面部表情或聆听母亲的语气，从中获得对新奇刺激作出适当情绪反应的信息。同样，一旦他们能够爬行，婴儿的这种情绪唤起可通过让自己远离刺激物和就近寻找抚育者而得到少许缓和。就第二种行为而言，当向他们呈现一种厌恶刺激时，起初婴儿的心率会加快，但是，只要把视线从刺激物上移开，心率就会随之减慢。自然，婴儿将注意力从刺激物上转移开去的能力减弱，是与体验消极情绪敏感程度的增加相关的。成年后，注意力和消极情绪体验的关系仍会保持下去。就第三种行为而言，自我刺激包括诸如吮吸、摇动或拍手等调节情绪唤起的节律行为。例如，吮吸奶嘴有助于减弱婴儿肌肉运动和生理性唤起。

上述三种情绪调节机能依赖婴儿调节情绪活动的先天倾向。虽然所有的婴儿都会使用这些调节技能，但是他们的使用程度存在差异。有些婴儿对新奇刺激（例如陌生人）反应强烈，他们被归类为抑制型（表现为害羞、害怕），而有些婴儿对新奇刺激反应一般，他们则被归类为非抑制型。抑制型的婴儿往往采用前面描述过的情绪调节方法，包括寻找附近的抚育者、自我刺激以及长时间用厌恶的眼光注视讨厌的刺激物。非抑制型的婴儿往往维持对刺激的注意，尤其对令人厌恶的刺激更是如此，而且还可能会接近新奇的刺激。抑制型婴儿对新奇的刺激会表现出较多的消极情绪，而非抑制型的婴儿则表现出较多的积极情绪。从出生后几个月开始，这些先天倾向可通过婴儿大脑右半球的电活动、皮质醇分泌，以及心率的变化（例如迷走张力）等来加以辨别。

（三）童年的情绪发展

抑制型和非抑制型的反应方式，对于我们理解早期儿童的心理健康十分重要。这些早期的倾向性差异可导致童年期不同的行为问题，当然，这取决于婴儿和儿童调节自己情绪唤起的能力如何。凡能很好调控自己的情绪唤起，尤其是通过自我安慰来实现这种调控的抑制型学龄前儿童，在社会交往中可能要比其他儿童沉默寡言，不过，他们仍能积极参与探索性活动，不会有社会情感方面的困难。可是，对不善于情绪调节的抑制型儿童来说，他们在社会交往中更易显露焦虑和抑郁的症状，甚至可能在参与探索性活动时感到困难重重。这些抑制型儿童后来往往表现出焦虑和抑郁的症状。非抑制型婴儿在童年早期也会出现行为问题。情绪调节很差的非抑制型儿童要比其他儿童更易对同伴表现出冲动和攻击行为。

（四）应激环境和情绪发展

在应激环境里成长的婴儿和儿童，其情绪发展的轨迹会明显偏离正常。人们对下述两种应激情境中长大的孩子研究得较多：一是由抑郁型抚育者抚养的婴儿和儿童，二是受到虐待的儿童。就第一种情况而言，婴儿在生命早期是依赖其抚育者的帮助来调节情绪的，如消除巨大声响，以免给婴儿带来紧张刺激。婴儿的情绪表达（例如啼哭）是婴儿向抚育者表示自己需要的最原始手段。倘若婴儿的情绪表达经常得不到抚育者的行为反馈，则他们的情绪评价就会发生变化。由于抑郁型抚育者与孩子平时缺乏相互交流，因此婴儿就容易处在适应不良的情绪活动中。这些变化了的情绪活动包括缺乏与成人交流的兴趣、情绪体验的范围变窄，以及急躁易怒等。

就第二种情况而言，生活在父母经常发生冲突的家庭里，儿童会对随时发生冲突的蛛丝马迹变得非常敏感，动不动就会表现出消极的反应。这种现象尤其发生在遭受体罚的儿童身上。面对大人之间的争吵怒火，遭受体罚的儿童害怕万分，情绪被高度唤起，不时表现出攻击行为，甚至非常关注那些使人痛苦的刺激。这种注意的高度警觉具有保护作用，因为这样做能使儿童有利于避开意欲回避的情境，但同时也会导致他们对其他无威胁的刺激反应过头。例如，受虐儿童常会对同伴的拒绝作出愤怒和攻击的反应。这种对一般消极情绪的过度敏感可能既与父母的虐待有关，也与他们受到同伴的拒绝有关。受虐儿童可能会对同伴十分“冷酷”，因为他们会把家庭的受虐体验迁移至同伴情境，从而莫名其妙地作出消极反应。伴随这种过度敏感，受虐儿童还会变得无法正确辨认他人的情绪表达，难以言表自己的情绪，并且往往易将其他儿童的行为和言语归咎于不怀好意。

五、情绪和心理病理学

作为认知和举动的原始驱动力，情绪在正常和异常的行为中担当着十分重要的角色。从某种意义上说，心理健康问题的真正根源不在于情绪，而在于情绪、思维和行为之间的联系不畅或缺乏联系。愤怒与人际暴力有着显著的关联，但这并非典型的情况。略微生气不仅不会导致任何形式的攻击，而且还会促进恰如其分的自信。由于每种基本情绪都具有适应的功能，因此我们可以得出这样一个结论：一方面，极端的情绪状态可能导致顺应不良（这种状态是由极端的应激情境或由基因缺陷、损伤造成大脑功能失调引起的），另一方面，在许多情境里，情绪能够激活和组织相适应的思维和行为，并且成为心理健康的积极动力。

在上述正常和异常的行为中，情绪、认知和行为以互动的方式彼此影响着。当思维和知觉处在机能失调的情况下，个体对情绪信息的适宜加工和适宜表达也会随之出现障碍，从而使社会交往无法顺利进行。当极端的情绪状态处在失调的情况下，个体通常的适应过程也会变得无序，结果导致行为机能失常。

情绪感受缺乏和情绪表达不当，与多种心理疾病有着千丝万缕的联系。这些心理问题常与评价事件的情绪意义的能力低下有关，即与情绪信息的加工能力低下有关。这种能力障碍意味着当事人无法调节情绪表达以便与社会模式相吻合，意味着行为反常地寻求刺激，意味着激活情绪感受的阈值过高或过低。情绪在一系列疾患中扮演着重要的角色，比如在精神分裂症、人格障碍、失读症，以及那些所谓的情感障碍（如抑郁症、躁狂抑郁症）中扮演着重要的角色。

（一）情绪和精神分裂症

精神分裂症是一种知觉和认知方面的病症，它可能跟遗传有很大关系。因为情绪往往由于知觉和认知过程（如评价和比较）而被激活，所以认知功能出现障碍就可能导致情绪紊乱。一些精神分裂症患者在情感上反应迟钝。他们的情绪“无精打采”或“平淡乏味”。这表明患者在评价事件的情绪意义和记忆其来龙去脉方面存在信息加工或神经处理的缺陷，尤其是他的杏仁核和海马受损较为明显。情绪的恰当表达有缺陷并不意味着精神分裂症患者始终缺乏情绪体验。患者的认知可使他易动感情，有时相当激动，但是其认知状况显然跟正常个体激活情绪的认知有着很大的差异。

精神分裂症患者的情绪障碍能以不同的形式表现出来。精神分裂症患者能以截然不同的方式来知觉一个人或一种环境。有的可能同时产生两种对立的知觉，从而形成强烈的矛盾心理。在此情况下，个体为了解决内在情绪的冲突，可能会表现出相当古怪的行为。当问题解决不了时，这些对立的情绪可能导致动作瘫痪，以至个体无法对刺激作出反应。

情绪的信息加工过程失调，不仅与精神分裂症患者的情绪体验有关，而且还与患者无法识别他人表达的情绪有关。精神分裂症患者难以辨识那些通过面部表情来进行交流的情感，由于这种障碍是其总体知觉能力失调的一个组成部分，因而增加了精神分裂症患者与他人交流的困难。缺乏对面部表情和情境等共享性符号和意义的了解，显然会阻碍人际之间的正常交流。[参见《精神分裂症》(Schizophrenia)]

（二）情绪和人格障碍

研究发现，被确诊患反社会型人格障碍的个体，其大脑和神经系统长期处在唤起水平低下的状态中。这种唤起水平低下的外在表现就是情感冷漠。有三种类型被用来描述社会冷漠人格，“情绪贫乏”是其中之一。社会冷漠者不能像正常人那样体验情绪。与不能正确体验情绪的精神分裂症患者相比，社会冷漠者似乎缺乏维持（诸如悲伤和愤怒）情感的能力和体验复杂情感如爱和悲伤的能力。由于他们长期唤起水平低下，以及缺乏同情他人的能力，因此那些通常起到抑制反社会行为的情绪感受（内疚、悲伤等），在他们身上未被充分唤起，以便有效用来抑制反社会的行为。结果，社会冷漠者可能犯罪。这些犯罪行为对正常人来说是可以通过适当的情绪感受予以调节和制止，而对社会冷漠者来说却很难。

由于缺乏情感，社会冷漠者所犯的罪行通常不是“激情之罪”，他们不会被强烈的情绪（例如愤怒等）驱动着去干坏事，相反，他们通常犯一些“冷静之罪”，诸如偷窃、伪造和欺骗等。干这些坏事时更多的是凭借狡诈和算计，而非一时的情绪冲动。社会冷漠者参与暴力犯罪，主要是因为他们的冲动行为没有被适当的情绪所控制，也就是说缺乏内疚感才导致暴力犯罪。事实上，社会冷漠者之所以缺乏良知，或者说其行为长期与社会期望相违背，直接原因主要在于他们体验和理解人类正常情绪的能力受到阻碍。

（三）情绪和失语症

失语症是一种影响个体识别和描述自己情感的能力障碍，它与影响个体身心健康的某些疾病有着一定的关联。失语症的发生与那些存在于患者和正常人群中的躯体缺陷有关。与正常人群相比，失语症在癌症患者、糖尿病患者，以及遭受物品滥用和创伤后应激障碍之苦的人身上更易发生。

比起正常人群，那些在情感限制严格的家庭中长大的人发生失语症的几率更大些，因为这些家庭往往不允许情绪的随意表达。预测失语症的最佳因素是看他是否生活在缺乏积极交流的家庭中。个体在表达情绪方面越是感到拘谨和矛盾，患失语症的概率就越大。

（四）情绪和情感障碍

情感障碍是指心境障碍，包括抑郁症和躁狂抑郁症（后者也可称作“双相性精神障碍”）。临床上的抑郁症有多种症状，包括那些被认为是情绪方面的症状。抑郁症的一个最显著的症状是悲伤的体验。与抑郁状态有关的形容词有：悲哀、凄惨、忧伤、无助、孤独和不悦等。所有这些词语都反映了抑郁症患者特有的过度悲伤的感觉。

抑郁症的另一种情绪症状称作快感缺失。该症状是指在生活体验中缺乏兴趣和爱好。哪怕是曾经非常喜爱的活动，也会让抑郁的心境搞得沉闷和无趣。抑郁还会影响生物欲望，致使饮食无味，或者没有性生活要求。兴趣和爱好的丧失最初可能只限于生活的少数领域，但是，随着抑郁程度的加重，个体体验积极情绪的无能会扩展至生活的各个方面。曾经热衷的兴趣会逐渐从爱好、娱乐和人际关系中消退，甚至有时会感到没有任何理由要起床，以面对新的一天。

约80%–95%的抑郁症是单相的，也就是说，它们的症状只涉及情感维度的一极。然而，有5%–20%的抑郁症患者蒙受双相性抑郁症的痛苦，也就是说，一会儿情绪抑郁，一会儿躁狂不已。虽然在躁狂抑郁症的抑郁阶段，机能失调的情绪症状与单相抑郁相同，但在躁狂抑郁症的躁狂阶段，却会出现新的情绪症状。这些症状包括极度兴奋的积极情绪，同时伴随周期性的愤怒。按传统看法，其积极情绪用含有愉悦之意的“乐观”两字来予以描述，然而，事实上它用“强烈的爱好”或“极端的兴奋”予以描述可能更为恰当。[参见《心境障碍》(Mood Disorders)]

存在着许多与气质、人格和相应的心理病理因素有关的情感模式。例如，抑郁现象所涉及的情绪远不止悲伤。持续的、无法缓解的悲伤常会唤起愤怒，而对于那些抑郁症患者来说，这种愤怒有可能向内发泄。失败和不能胜任的感觉会引起害羞，而害羞可能引起愤怒，这种愤怒也可能向内发泄，因为抑郁症患者将此视作自己无能。所以，抑郁症患者一般都以悲伤、愤怒、害羞和指向内部的敌意来描述自己的情感体验。指向内部的敌意可包括指向个体内部的厌恶、蔑视与愤怒。[参见《抑郁(症)》(Depression)]

像抑郁一样，焦虑现象也包含了情感模式。正如悲伤是抑郁症的重要情绪一样，害怕是焦虑障碍的主要情绪。焦虑模式还包括害羞、胆怯和内疚。焦虑和抑郁这两种情感模式在具体的情绪表现方面存在一些重叠。有关情绪体验的自陈报告表明，确实存在着这两种障碍的重叠。区别每种障碍的特征，应主要着眼于它们的关键情绪：抑郁症的关键情绪是悲伤，焦虑障碍的关键情绪是害怕。[参见《焦虑》(Anxiety)]

六、情绪和心理治疗

鉴于情绪对适应性认知和适应性行为是必不可少的，因此它们在心理治疗中也起着重要的作用。个体心理治疗专家认为，情绪会影响患者对当前具体活动的选择，并在治疗时将注意力集中在自己以往的生活上。情绪理论表明，情绪取决于多个系统之间的相互作用，具体包括认知、行为、知觉和神经生理系统的相互作用。问题是，许多治疗专家在治疗某障碍时只关注患者的一个方面。

（一）理性—情绪疗法和情绪

理性—情绪疗法主要针对情绪和思维的相互关系。理性—情绪疗法的创始人埃利斯（Albert Ellis）认为，情绪来自于个体的内心对白。这种观点与情绪活动的认知理论相一致。当个体进行内心对白时，即便这些涉及自我的对白不断重复，不合理的短语和句子也能形成信念，从而引发消极的情绪。例如，一个经常怀疑自己能力的人，即便没有真正值得怀疑的基础，他或她也会逐渐相信内心的沉思，体验到不安全的感觉，并对自己的能力产生怀疑。埃利斯认为，障碍源自一系列不正确的想法，而这些想法必然会导致失望、失败，以及与之伴随的消极情绪。一种不合理的信念系统可能会使一位女性觉得她需要被爱，需要得到周围人群的赞许，而且觉得她应该在生活的每个方面都很能干和精明。这类信念系统可包含下列一些想法：自己的不幸是由外界不可控制的力量造成的；过去的事件决定了现在如何活动（它不可能改变）；生活中存在解决问题的完美方法，找不到这种解决方法将是灾难性的。理性—情绪疗法的目的就在于辨认和消除当事人这些不合理的和不合逻辑的想法。

（二）认知疗法与情绪

另外一种认知模型由贝克（Aaron T. Beck）所开创，他认为是顺应不良的图式（认知结构）导致了消极的情绪和行为反应。这些图式使得个体对自己、世界和未来始终抱着消极的看法。因此，这种消极归因使得他们的情绪障碍无法消除，甚至会加剧。相应的治疗方法是通过减少消极症状的认知和行为方面的训练来辨认和消除这类扭曲的认知。[参见《认知疗法》（Cognitive Therapy）]

（三）以患者为中心的疗法与情绪

罗杰斯（Carl Rogers）关于以患者为中心的疗法与认知行为疗法不同。他的疗法在很大程度上有赖于患者表现情感的技术。治疗专家可尝试同情患者的情感。移情的方法能使治疗专家找出患者的真实感受。此外，治疗专家将言语和非言语的情绪表达作为暗示患者无条件积极服从的基本工具，而这种工具恰恰是以患者为中心的疗法的关键要素。该理论证明，如果医患交往中患者能够做到无条件接受，那么他的各种情绪、情感和事件就会较自在，并且甘心情愿地被检测和理解。

七、情绪和预防

情绪在心理健康和社交能力等方面所起作用的证据表明，我们需要对不健康的情绪体验和情绪表达予以干预，借以预防由此引起的障碍及其不良后果。那些针对高风险儿童的预防计划旨在帮助他们发展适当的情绪调节技术，以减少问题行为的出现。正如前面已经提到过的那样，有些干预已直接用于指导有精神分裂症患者或双相性抑郁症患者的家庭。其他一些干预则有助于人们从应激导致的心血管疾病中逐渐康复，或者帮助犯罪受害者摆脱受害感的折磨。

（一）干预和为人父母

功能失调的抚育模式通常涉及不适当的情绪表达水平（要么情绪激昂和肆意辱骂，要么情绪压抑和疏忽）。结果，儿童表现出各种行为问题，而且学习成绩很差。预防时可以有效地指导父母，帮助他们意识到自己所扮演的角色，教给孩子

适当表达和调节情绪的技能，尤其是学会如何调节消极情绪。[参见《为人父母》(Parenting)]

（二）干预和情绪表达

当精神分裂症患者出院回家后，针对这些患者家庭的干预程序，能够帮助他们减少症状的复发。倘若患者回到一个功能失调的家庭中（在此环境里，消极情绪和指责频繁出现），那么不利的家庭风险因素将会使其精神分裂症复发和症状重现。同样，双相性抑郁症患者的家庭成员是否会导致患者疾病复发和重新返院，也取决于他们表达消极情绪的程度。旨在减少消极情绪表达的干预计划，能够减少患者的复发率。

（三）干预和心血管疾病

其他领域的研究揭示，情绪和心血管疾病有一定的关联。经常处于应激、焦虑和不友好情境中的人，容易患心脏病。预防计划可用来帮助个体改变自己的生活方式，借以减少与应激有关的情绪状态（尤其是敌意）。调查结果表明，通过调节情绪来维持心理健康，以及养成健康的情绪表达，可以预防心血管疾病。

（四）干预和应对犯罪

荷兰的一种干预计划强调适当的情绪表达有助于犯罪受害者应对盗窃。该计划由受过训练的警官组织一场旨在指导恰当表达情绪和应对此类问题的访谈。通过访谈，受害者对警方更为尊重，感到自己无时无刻都受到保护，因而适当地转移了对受伤害的关注。

由于情绪是我们人类的一种主要机能活动，因此有许多方法可用来改善情绪体验、提高调节情绪的能力，以及改变家庭成员情绪表达的水平。所有这些方法都能改善个体的心理社会活动。心理健康专业人员应该努力传授调节情绪和解决问题的技能，借以提高人们的心理健康水平和人际交往能力。

参考文献

Berenbaum, H., & James, T. (1994). Correlates and retrospectively reported antecedents of alexithymia. *Psychosomatic Medicine*, 56, 353-359.

Ekman, P., & Davidson, R. J.(Eds.).(1994). *The nature of emotion: Fundamental questions*. New York: Oxford University Press.

Izard, C. E. (1991). *The Psychology of emotion*. New York: Plenum..

Lazarus, R. (1991). *Emotion and adaptation*. New York: Oxford University Press.

Plutchik, R., & Kellerman, H. (Eds.).(1990).*Emotion: Theory, research, and experience: Vol. 5. Emotion, psychopatholoty, and psychotherapy*. San Diego: Academic Press.

陈悦　包蕾萍　译　　张诗忠　校

莫尼莎·帕苏帕西
劳拉·卡斯顿森
(Monisha Pasupathi
and Laura L.Garstensen)
斯坦福大学
(Stanford University)
苏珊·图克－查尔斯
(Susan Turk-Charles)
南加利福尼亚大学
(University of Southern California)
珍妮·赛
(Jeanne Tsai)
加利福尼亚大学，伯克利分校
(University of California, Berkeley)

情绪和衰老

Emotion and Aging

共同发病 这里专门指抑郁症和某医学疾病这两种不同的疾患或障碍共同发生。

方便样本 由志愿者或容易招募的人（例如心理学系学生）组成的样本，而不是代表样本或随机样本。

横向设计 同时对多个年龄组的同层人群进行比较；设计时忽视年龄差异与代际差异。

沉思 对加剧抑郁强度的悲哀作出反应时所采取的一种反复的、围绕情绪的思维模式。

本文回顾了情绪体验和**晚年情绪调节**方面的文献。我们的注意力集中在三个较为宽泛的领域（其中包括对年龄的考察）：（1）特定的情绪过程（也就是生理、表达行为和主观体验）；（2）情绪体验的调节；（3）情绪体验和健康之间的关系。

一、引　　言

在过去的50年间，不断积累起来的有关成年期和衰老的科研文献已经揭示了与衰老过程有关的一些有害变化，其范围从极度衰弱到疾病，直到认知过程普遍迟滞的能力丧失。"迟滞"被认为是个体后半生衰老的标志。

与衰老有关的能力丧失程度，是人们颇感兴趣的一个问题。可是，社会科学领域的研究者开始意识到，过分强调老年时能力的丧失，有可能掩盖老年人获得的潜能。显然，完整的衰老情境必须包括得与失两个方面。最新的研究表明，机体某些方面出现的积极变化甚至能够持续到耄耋之年。情绪活动似乎就是这样一个方面。情绪活动不仅在晚年大多不会下降，而且还不断有证据表明它可能会有所改善。

在以下几节中，我们需要回顾一下有关情绪和衰老的理论及其实验证据。我们把重点放在情绪反应、情绪调节策略，以及情绪活动和身心健康之间的相互影响上。现在，让我们从情绪的定义开始阐释。

什么是情绪？这个看似简单的问题却是心理学、人类学、社会学和哲学等领域相当理智地进行论辩的题目。在心理学领域，情绪通常被认为是对环境事件的短暂反应，它由生理、主观体验和行为表达等方面发生的变化所组成。

有关情绪的研究表明，存在一组基本的情绪，例如愤怒、厌恶和快乐，它们构成了特定的生理、主观和行为方面的特征。例如，愤怒是由一些环境事件引起的，这些事件引发了主观的受挫感、被贬感和冒犯感，与此同时，它还涉及到心率加快和眉毛紧锁。另一方面，厌恶也是一种对事件的反应，这些事件引发了主观回避某种污染物的感觉，与此同时，它还涉及到心率减慢和鼻子屏气。这些基本情绪据说在不同的文化背景下是相对一致的，尽管它们在情绪表现的适宜性上可能存在一定的文化变异，或者在引起特定情绪的具体事件方面存在一定的文化变异。

基本情绪与情绪活动（例如主观幸福感或生活的满足感）不同，而且它们与情绪活动失调（例如临床抑郁症、焦虑和其他情感障碍）也有区别。两者的差异既表现在时间进程上（前者相对较短促），又表现在组成过程的特性上（包括生理反应、面部表情和主观体验）。由于广义界定的情绪活动与日常的情绪体验是有联系的，所以我们也会提及生活的满足和情感障碍。

从论述情绪和衰老的文献中派生出三个主要问题。首先，情绪体验是否随着年龄的变化而变化，如果真是这样的话，那么它们又是以何种方式发生变化的？其次，有效地调节情绪的能力是否随着年龄的变化而变化？再次，由于情绪活动中与年龄相关的变化是伴随着其他一些涉及年龄的变化（特别是身体健康的下降）一起发生的，因此，在人的整个一生中健康与情绪又具有怎样的关系呢？

二、情绪反应在人一生中是否发生变化？

情绪活动存在着明显的发展变化。可是，文献的重点主要放在生命早期的变化上。童年时期的情绪发展被概括为一个分化、复杂和竞争日益增长的过程。威斯康星大学的福克斯（Nahan Fox）和戴维森（Richard Davidson）认为，在婴儿时期，婴儿把刺激评价为“好吃的”或“不好吃的”，借此通过趋近或退缩来对那些刺激作出反应。随着儿童的成长，他们对世界有了更多的体验，获得了具有分化性的情绪状态，例如愤怒、悲哀、恐惧和满足等。到了4~5岁时，儿童获得了与社会有关的更为复杂的情绪，例如羞耻和内疚。与此情况相似的是，在面部表情方面，随着年龄的增长，儿童获得了日益复杂的面部表达情绪的能力。婴儿在理解环境刺激方面也日益表现出复杂性。例如，饥饿的婴儿会啼哭，直到乳头或奶瓶塞到他的嘴里为止。以后，他们一看到母亲或奶瓶就会安静下来，因为他们逐渐认识到母亲或奶瓶意味着他们的需求会立即得到满足。

情绪调节也随着年龄的变化而变化。父母对孩子的情绪会给予相当的重视，他们常根据一定文化用适宜的方式教育孩子如何作出情绪表示(例如，在欧美文化中，儿童被告知要使自己平静下来，并且如何谈论自己内部的情绪状态)。儿童在整个幼年时期开始有效地调节自己的情绪，压抑面部表情，并懂得如何从外部伪装内部状态。情绪控制是发展成熟的一个标志。到了成年时期，那些不能充分调节自己情绪的人会被视作是“不成熟的”，有时甚至会被视作是“心理病态的”。

因此，生命早期的特征是，儿童获得了相当的情绪特定性、情绪分化性和情绪调节的熟练性。然而，有关情绪活动的基本研究则把重点放在年轻的大学生群体，这就使得人们了解从童年初期到成年初期直至以后的情绪活动发展出现断裂现象。不过，研究人员却对生命后期的情绪给予了相当的关注。

约在10年以前，根据常识和社会科学理论，人们对于一个人跨入老年时期的情绪活动抱有相当消极的观点。老年人被认为在情绪上逐渐变得死板起来，而且情绪表达脱离生活。早在20世纪初，荣格（Jung）就这样写道：老年人脱离社交世界，日益卷入内省之中。到了20世纪60～70年代，“脱离说”的支持者认为，老年人在情绪上会变得沉寂，并以象征性地准备死亡的方式摆脱他人。在他们看来，老年情绪反应下降的观点是与衰老过程的生物医学模型相一致的。人在衰老过程中，衰退和下降现象占据支配地位。这一概念也与衰老过程的精神分析模型相一致，该模型的重点放在防御机制上，借此对付不可避免的死亡。

其实，人们关于老年时期情绪的理解才刚刚开始，实验证据已提供了有关的信息。有鉴于此，我们在本文中描绘的情境可能与早期的说法有所不同。目前关于老年时期情绪沉寂的说法已不多见，取而代之的是，老年时期的消极情绪虽有发生，但积极情绪却占主流。此外，当消极情绪确实发生时，老年人的主观体验仍与青年人的主观体验没有什么不同。这种情况与情绪调节的改善相一致，而非与一般所谓的情绪低落相一致。[参见《衰老与心理健康》(Aging and Mental Health)]

我们在以下的篇幅中将对已提出实验测试的某些研究成果进行考察。首先，我们回顾一下在实验室情境中考察情绪体验的若干方法，然后讨论这些方法揭示了衰老和情绪方面的哪些问题。

（一）实验室情境里的情绪反应

人们曾经假设，假若器官缺陷是老年人认知下降的主要原因，那么这种缺陷也有可能影响情绪活动。例如可以想象，老年人之所以体验较少的消极情绪，是因为他们的中枢神经系统、自主神经系统功能的普遍衰退，从而减弱了消极情绪对身体的影响。为了探讨这些问题，研究人员考察了情绪反应的生理活动。具体地说，就是研究自主神经系统活动的强度和特殊性与情绪的关系。加利福尼亚大学伯克利分校的莱文森（Robert Levenson）及其同事就晚年时期情绪的心理生理问题开展了大量研究。他们在实验室里让被试参与专门设计用来诱发特定情绪的实验任务。这些任务包括观看情感影片，做出充满情感的面部表情，或者对过去充满情感的事件进行生动的回忆等。在被试参与这些任务期间，研究人员监控他们的生理活动（也就是自主神经系统的反应），并且用摄像机把他们的面部表情拍摄下来。被试在完成任务期间和完成任务以后报告说，他们在经历一系列不同的情绪（例如愤怒、悲哀、快乐）时感到十分紧张。参与这些任务时，年轻被试和年老被试，男性被试和女性被试，以及欧裔美国人和华裔美国人都作出了可测量的情绪反应。

莱文森及其同事鉴别了特定情绪的自主神经系统反应模式。例如，被试在对展现的面部情绪变化和过去充满情感的事件作出反应时，研究人员区分了不同情绪的心率变化，例如愤怒、恐惧、悲伤和厌烦等情绪的心率变化。如果情绪活动在老年时出现衰退的话，那么一种可能的结果是，这些特定的情绪模式在老年人中不容易区分开来。然而，实际情况并非如此：老年人像青年人一样显露出各种特定的情绪，只不过自主神经系统反应的强度在老年人身上稍有下降。至于这种自主神经系统唤起的减弱现象是情绪活动所特有的，还是因为随着年龄的增长而产生的生理变化，这一点尚不清楚。总之，研究表明，老年人像青年人一样，能以同样的方式激发情绪。从生理角度讲，情绪反应模式在老年人中和在青年人中是相似的，尽管老年人的反应强度较低。此外，年龄意义上的相似性和差异性在欧裔美国人和华裔美国人中是一致的。

面部表情也可以反映年龄变化。加利福尼亚大学旧金山分校的埃克曼（Paul Ekman）指出，可以预测的面部肌肉运动是与特定的情绪相关联的。例如，愤怒时眉毛倒挂，嘴巴紧绷；恐惧时眉毛翘起，眼睛睁得很大。埃克曼和弗里森（Wallace Friesen）为此创建了一个十分复杂的系统，名为“面部运动编码系统”（Facial Action Coding System），以便人们在体验各种情绪时鉴别其面部肌肉的运动。莱文森、卡斯顿森、埃克曼和弗里森的研究都表明，老年人和青年人的面部表情彼此没有什么差异。也就是说，老年人和青年人都能利用类似的面部肌肉运动来表达他们正在感受的情绪。长岛大学的马拉特斯塔—马盖（Carol Malatesta-Magai）及其同事对面部表情进行了其他一些实验室研究，他们发现，老年人与青年人相比，面部表情甚至更为丰富。参与研究的被试按照实验要求回忆自己曾经体验过的特定情绪，与此同时，研究人员把被试的面部表情拍摄下来。结果发现，在此情境里，老年被试的面部表情更为丰富。研究人员也询问被试在日常生活中的表情问题，结果，老年被试报告说他们比青年人更富有表情。

尽管老年人与青年人的面部表情相同，甚至比青年人更为丰富，但是，若由其他人来读解老年人的面部表情，尤其是由不同年龄的人来读解（例如由青年人来读解）老年人的面部表情，则就有一定困难了。马拉特斯塔—马盖及其同事提供证据表明，老年人的脸部存在一些反映其人格特征的静态变化（例如皱纹），这些变化可能遮盖大量短暂的情绪状态表达。研究人员在老年被试完成了情绪特征的测量以后要求他们做出各种情绪表情，并将这些面部表情一一拍摄下来，拿到并不知情的裁判那里要求他们鉴别被试所表达的是何种情绪。这些刻画个人情绪的特征（例如抑郁），对裁判们来说，可预示哪些容易鉴别（如悲哀），哪些较难鉴别（如快乐）。

另外，老年人在读解他人反映情绪状态的面部表情方面能力低下。马拉特斯塔—马盖及其同事把正在体验各种情绪的人的录像放给不同年龄的被试看，要求他们判断录像带所示的那个人正在体验10种情绪中的哪一种情绪。在完成这一任务时，老年被试比青年被试在正确性方面稍差一些。其他一些研究人员则利用人们做出各种面部表情时拍下的照片给各种年龄的被试判断，也获得了相似的结果。不过，老年人在这些方面表现的欠缺可能由多种原因所致，与情绪活动几乎没有什么关系。例如，面部表情的辨识能力、视觉能力伴随年龄而下降，甚至参与任务时是否投入等，都有可能使老年人的表现不及青年人。当研究人员同等对待青年人和老年人辨认面部表情的能力时，老年人在辨认面部表情方面与年龄有关的欠缺就消失了，这一情况暗示着上述欠缺与衰老过程中非情绪方面的认知因素有关。此外，在实验室情境里，辨认面部表情的能力与人们在日常生活中辨认面部表情的能力之间，并不存在显著的相关性。

也许，一个十分重要的问题是，在实验室条件下，主观的情绪体验是否存在年龄差异。这方面的研究结果是很清楚的。就实验室条件下激起的情绪强度而言，老年人和青年人之间并无差异，而不管这些情绪是如何被引起的。由此可见，当情绪刺激加以严格控制时，老年人和青年人能以同样的程度作出反应。

总之，有关情绪反应所进行的实验研究表明，青年人与老年人之间的相似性多于差异性。与青年人相比，老年人能对情绪刺激作出相似的反应，并且显示类似的情绪体验强度。老年人能像青年人一样表现出相似的自主神经唤起模式，而且具有青年人一样的情绪表达能力（甚至超过青年人）。至于生理的唤起程度，则老年人较青年人稍差一些。对此差异，尚难解释，因为我们还不清楚这种下降现象只是限于情绪领域，还是因为步入晚年后生理功能普遍变化所致。尽管如此，这种差异并不影响他们的主观体验报告。

（二）日常生活中的情绪

与考察实验室里体验到的“在线”情绪相对照，其他一些研究则另辟途径，调查、评价老年人和青年人对其日常生活中情绪体验的判断方式。他们还提出关于人们情绪体验的类型问题，以及所体验到的情绪强度问题。对此调查的反应是大量的，研究人员开拓出让人们察看自己情绪状态的许多方法。不过，这些方法也有其局限性，因为人们之间的需求特点、错误推断，甚或偏见等，都有可能歪曲他们的自我评价。

这些研究结果表明，在日常生活中，老年人和青年人是以不同的频率体验各种特定情绪的。与青年人相比，老年人报告说他们较少体验到悲哀和愤怒，而更多地体验到满足。在报告感受特定情绪的强度方面，老年人和青年人并无差异。

费城老年病学中心（Philadelphia Geriatric Center）的劳顿（Powel Lawton）及其同事指出，对老年人和青年人来说，构成情绪体验的结构维度也互有差异。一个显著的差异在于，青年人的积极情绪体验的概念包括更具唤起性的情绪（例如兴奋），而老年人的积极情绪体验的概念则包括更具克制性的情绪（例如满足）。

由于实验室的情绪研究表明情绪体验在人一生中具有相对的稳定性，而且有关的调查也表明老年人可能体验到较多的积极情绪和较少的消极情绪，这就提示情绪状态在晚年生活中可能得到改善。总的说来，情绪活动中最为明显的一个变化似乎涉及生理唤起的减弱。下表概述了老年人和青年人在情绪体验的基本方面的研究结果。

情绪活动及其变化

情绪活动诸方面	研究结果
对实验室刺激的主观反应	随年龄而稳定
生理方面	
生理模式	随年龄而稳定
生理量值	随年龄而下降
面部表情方面	
表情数量	随年龄而稳定/增加
表情模式	随年龄而稳定
读解他人的表情	随年龄而减弱
主观体验方面	
强度	随年龄而稳定
情绪体验的类型	较多积极的/较少消极的

实验室研究和调查揭示了情绪体验的许多内涵，但是，诸如此类的研究仍未包容整个情绪领域。情绪并非发生在社会的真空之中，它会受到其他心理过程的制约。事实上，情绪既影响认知和社交过程，反过来也会受它们的影响。

（三）情绪、认知和社交行为

尽管情绪为十分合宜的目的服务，但是它们也会破坏逻辑推理、记忆和其他认知过程。韦恩州立大学的拉包维—维芙（Gisela Labouvie-Vief）及其同事认为，童年时期和成年初期的一项发展任务就是学会把体验到的“情绪”与感受到的“客体”区分开来，并且用“理性”而非情绪来处理日常生活中遇到的问题。为了学习语言和一种文化的社会法则，儿童必须学会在抽象的集体分享的意义与具体的私有的意义之间作出辨别。成年后期的任务是把情绪或体验到的主观方面与客观方面重新结合起来，从而产生所谓合成的或“辩证”的推理。这种推理可被描绘成自我与外部世界之间的对话。例如，一个人明明知道说谎是不道德的，但同时却赞成在某些场合说谎是必要的。

该理论模型所作的一种预测是，青年人对充满情绪色彩的主题的推理能力较差，因为他们难以把这类主题的情绪信息与客体信息区分开来。例如，青年人可能难以对与自己主观愿望有出入的客观运作境况进行推理。但是，这种主题的情绪色彩并不影响老年人的推理，因为他们既学会了辨别和利用客观的信息，又学会了辨别和利用私人的、主观的或情绪方面的信息。上述预测在少年、青壮年和中年人中间已得到证实。中年人对情绪和非情绪主题的推理同样出色，而少年和青壮年在对涉及情绪的主题进行推理时则表现较差。[参见《情绪与认知》(Emotion and Cognition)]

拉包维—维芙和她的同事还指出，老年人对情绪的思考不同于青年人。他们曾要求各种年龄的成人描述一下自己的情绪体验，结果发现，老年人要比青年人更能从认知上表现情绪的复杂性。老年人常用指向内部感受的语言来描述自己的情绪体验，而且其表达情绪体验的语言因时因地而发生较大的变化。老年人还报告说，他们在情绪遭遇方面相互较为同情，并将此类情境视为彼此相互勉励的机会。

斯坦福大学的卡斯顿森（Laura Garstensen）及其同事认为，与青年人相比，老年人的情绪更加明显。他们指出，这一差异反映在与情绪有关的信息记忆方面，老年人记忆情绪信息要比记忆非情绪信息更出色。他们进行过这样的测试，让老年人和青年人阅读摘自小说的若干片段，然后要求他们回忆这些片段。结果发现，老年人要比青年人回忆起更多的情绪性信息。

迄今为止，我们所关注的是情绪体验或认知—情绪的关系，这些体验或关系都是在有所控制的情境里被评估的。然而，情绪是一种社会现象。情绪体验通常离不开社交经历和社交的结果。甚至我们的情绪性表情也基本上属于社会性的，目的是为了发挥其交流的功能。研究人员已经表明，情绪性表情在社会环境中有着极高的发生率，其作用是将情绪传递给他人。由此，我们可以通过观察与年龄相关的社会行为和社交活动的变化来了解伴随年龄的情绪变化。

根据卡斯顿森的社会情绪选择理论，当人们接近社交终结时，情绪就显得格外重要了。由于老年人不可避免地最终会与死亡纠缠在一起，因此他们更易受到情绪体验的驱动，包括努力调节他们的情绪体验，使自己尽可能满意。基于这种理论的实验表明，老年人与青年人的差异在于他们选择什么样的社交伙伴，以及在心理上采用何种方式表征这些社交伙伴。相对于青年人而言，老年人更愿选择情投意合、有话可说的社交伙伴，例如家庭成员或长期结交的挚友。此外，老年人在选择社交伙伴时往往更加重视与他们一起消磨时间的那份情感涵义，而非关注能否获取新的信息，或者今后能否进一步保持接触。最后，情感上密切的社交伙伴表明人的社交网络随着年龄的增长而逐渐扩大。老年人更愿在情感关系上进行大量投资，并将此视作是控制其社会环境的一种手段，以便达到积极的情绪目标（这一点我们下面再谈）。

莱文森、卡斯顿森和戈特曼（John Gottman）合作研究了中年夫妇、老年夫妇的婚姻冲突，以探讨夫妻们在处理情绪上消极的社会情境时所用方式的年龄差异。研究人员让这些夫妇在实验室谈论当天发生的事情，谈论他们心目中的婚姻冲突，以及夫妇俩都感兴趣的话题。然后，对那些与冲突有关的话题进行分析，包括分析夫妇俩的情绪体验，以及所表达的情绪类型。结果发现，老年人在有关婚姻冲突的谈话中较多地表达情感而较少带有敌意，不管他们的婚姻生活是否幸福美满。这项研究与社交网络的研究一样，也表明老年人相对来说要比青年人和中年人更善于驾驭自己的社会环境，以便调节好自己的情绪状态。

由此可见，对老年人来说，情绪在认知上表现突出，它们在知觉和选择社交伙伴上起着十分重要的作用。此外，有证据表明，认知和情绪之间关系的变化（例如辩证推理），以及社会活动和情绪之间关系的变化（例如，有选择地投入大量时间和精力与情感上密切的伙伴交往），老年人都是较为适应的。

三、情绪调节是否随年龄而变化？

晚年生活中日常情绪体验的积极作用与人们普遍认为老年时期尽是丧失和情

绪忧伤的观点形成鲜明的对照。老年医学家杜撰“衰老两难窘况”这一说法刻画了有关社会性衰老和情绪性衰老等近乎讽刺意味的研究后果。老年时期确实遭遇身体疾病和社交活动丧失（例如，由死亡、退休、疾病等导致的丧失）的现实。尽管老年人有可能经历老年时期的紧张事件，日常活动中要应付各种无奈的限制（它们是伴随老年时期出现的身体状况和经济状况的变化而引起的），但是老年人的生活满意程度与青年人并无多大差异。对大多数老年人而言，他们的生活状况客观上比较差，但从情绪上讲他们的生活可过得与青年人一样好。

情绪调节方面的改善也许可以用来解释这种矛盾现象。由于老年人能够较好地调节自己的情绪，因此他们要比青年人更能冷静地面对老年时期常有的消极事件。

正如前面提到的那样，社会情绪选择理论认为，老年人更易受到情绪体验的驱动。该理论所提供的证据表明，不仅情绪调节对老年人来说十分重要，而且老年人还能有效地利用周边的社会环境来调节情绪。他们可以通过选择熟悉的和亲密的社交伙伴来做到这一点。当他们与熟悉的和亲密的社交伙伴在一起时，其情绪体验就成为意料之中的事，而且此类情绪体验常常是积极的和有意义的。他们还能控制“充满风险”的交往，例如运用出色的技能处理婚姻冲突。显然，老年人在控制自己社会生活的情绪成分时，表现得多么投入和得心应手。

大量证据表明，随着年龄的增长，人们更加善于通过社交手段来调节自己的情绪，有选择地去参与社会交往，以产生可预见的积极的情绪体验。情绪调节的其他方面也可能随着年龄的增长而得到改善，包括体验一种情绪时控制这种情绪。例如，人们可能开始时感到悲哀，然后便设法使感觉好一些。虽然有关情绪控制的年龄差异的研究较少，但是老年人却常报告说他们要比青年人更善于控制情绪，而且他们也不大可能陷入沉思（一种延长和加重悲哀的过程）。

情绪调节的另一方面包括应付晚年生活所面临的各种限制，以及应对晚年生活中可能发生的各种消极事件。我们首先观察一下老年人在处理与年龄有关的各种限制（不论是身体方面的限制还是经济方面的限制）时所采取的某些具体方法，然后探讨一下老年人有效处理生活中消极事件的方法。

许多理论家，包括加利福尼亚大学伯克利分校的拉扎勒斯（Richard Lazarus）等人都指出，情绪的发生是为了对所选目标的获得或丧失作出反应，而积极的情绪反应是与达及或保持所选目标相联系的。人至晚年，由于与年龄相关的一些限制（例如身体状况和经济状况的限制）会使某些目标难以达及或保持，因此一个人在对某个目标承担责任方面采取灵活的态度是颇为重要的。特里尔大学的布兰特斯塔特（Jochen Brandtstadter）和普兰克人类发展研究所（Max Planck Institute for Human Development）的赫克豪森（Jutta Heckhausen）等人探索过不同年龄的成人控制目标的方式。他们发现，老年人往往对他们所选的目标采取较为灵活的态度，心甘情愿放弃显然无法达到的目标，并且选择一些力所能及的目标。灵活性增加了他们在所选目标上获得成功的可能性，使之体验到较少的消极情绪和较多的积极情绪。

当一个人遭遇与年龄有关的限制情境时，保持积极情绪的另一种策略涉及到将自己的状况与别人作比较。加利福尼亚大学洛杉矶分校的泰勒（Shelley Taylor）和她的同事认为，一个人把自己与比自己状况更差的他人进行比较，会使他们对自己的生活产生满意感。然而，具有讽刺意味的是，关于衰老的传统看法恰恰是，老年人对自己状况好的方面给予足够的认识，尽量不去想所面临着各种困难。如果大多数老年人离不开孤独、抑郁和疾病缠身的话，那么没有这些体验的老年人就会感到幸运。许多老年人在别人问起他们时都口口声声说自己比同龄的一般老人生活得好。当然，这并不是说有关衰老过程的消极说法是正确的，相反，它说明老年人关于衰老的认识会采取为我所用的策略。

老年时期并不只是简单地与体能下降或经济状况变差相联系，同时还受到消极生活事件的影响和打击，例如友人和亲人去世等。有关老年人处理这类事件的研究表明，他们可能更善于处理这方面的情绪调节问题。

加利福尼亚大学旧金山分校的福克曼（Susan Folkman），以及拉扎勒斯等人，曾探究过人们对消极的生活事件的反应，并将处理事件的行为分为两类：一类是工具性的，另一类是情绪性的。工具性的处理事件行为包括那些直接改变个体境况的行为，例如寻求医疗保健、回避风险，以及吃健康食品等等。尽管这些行为策略并不直接影响情绪，但是积极地参与这类工具性行为则有助于个人的控制感和幸福感，而不为消极的生活事件所左右。许多研究表明，在运用这类工具性行为策略时，并不存在年龄的差异。而情绪性的处理事件行为，是在面临消极事件时专门针对情绪调节的。研究人员发现，老年人比青年人更加注重采纳情绪式的应对策略。比如较明显的是，老年人常作出保持距离的那种反应（好像什么事情都没有发生过），较易接受自己对事件所负的责任，而且以更积极的态度对待消极事件。正如福克曼和拉扎勒斯所说的那样，这些策略都是卓有成效的。[参见《处理应激的策略》(Coping with Stress)]

由此可见，尽管老年人面临大量与年龄有关的种种限制和消极的生活事件，但是仍有充分的证据表明他们拥有各种应付的策略。一般说来，老年人要比青年人更善于调节情绪。这方面的调查部分地解释了本节开头所提及的那种两难窘况。当然，除了上述的策略外，可能还有其他解决办法。上述有关两难窘况的解释给人们提供这样一种心照不宣的假设：随着一个人步入老年，情绪健康受到威胁，老年人会做一些事情来克服这种威胁，从而使人的整个一生始终健康、幸福。关于威胁的假设基于这样的理念，即消极的生活事件与健康、幸福水平的降低有联系，同时还基于这样的客观事实，即消极事件更有可能发生在老年（例如，配偶的死亡、严重的躯体疾病等）。同时，还存在另外两种可能性：一种可能性是，老年人对这类事件有较为充分的预期，因而与青年人相比，他们因这些事件而造成的忧伤实际上要少得多。第二种可能性是，消极的生活事件并非像人们普遍预料的那样必定与消极情绪和主观忧伤相联系。

鉴于消极的生活事件对情绪反应的影响，那么“预见”消极的生活事件有何作用呢？关于控制和抑郁心境方面的研究表明，一个人一旦了解消极事件何时发生，就会减少与该消极事件相联系的消极影响，这已为一些随机地受到电击的动物（不可预见地）或按计划受到电击的动物（可预见地）的实验所证明。还有一些证据表明，人类的运作是与此十分相似的。配偶的丧失对各种年龄的人来说都会直接导致健康水平的下降。在失去配偶之后的两个月里，男性和女性都报告说他们要比那些没有配偶的同龄人具有更为强烈的抑郁和心理忧伤。这种情况要到丧偶之后1~2年方才消失。不过，与老年人相比，中年人报告说，他们在丧偶以后2~6个月感到十分强烈的焦虑、无助或绝望。随着晚年的到来，丧偶的可能性增大，于是更能预见。因此，对死亡的“预期”会影响丧亲和忧伤之间的关系。[参见《焦虑》(Anxiety)，《抑郁(症)》(Depression)]

照料体弱的亲人，是中年人和老年人中司空见惯的事。杜克大学的克莉普(Elizabeth Clipp)和乔治(Linda George)报告说，与年老的照料者相比，年轻的照料者的生活质量会大打折扣，尤其是当情绪变化可测量时显得更突出。不论需要照料的家庭成员患了癌症还是老年痴呆症，年轻的照料者比年长的照料者更容易感到抑郁。再者，这种差异可能跟预期到的照料和未预期到的照料对情绪忧伤的不同影响有一定关系。

另外一种可能性是，消极的生活事件并不影响情绪健康。尽管表面看来生活事件与健康有关，但是很少有实验研究结果支持这种假设。除了丧偶和提供照料以外，从长期的角度看，文献中所考察的大多数生活事件与情绪健康没有必然的关系。因此，对于那些不为丧偶而悲痛的老人来说，或者不为患病的亲人提供照料的老人来说，消极的生活事件可能对他们的健康并不构成威胁。当然，这并不否认有些人会因特殊的事件（例如退休等）而造成内心的悲伤。研究结果表明，像退休这样的事件，对大多数人来说，其体验不一定是消极的和紧张的。我们已经知道，许多生活事件带有个体化的色彩，因此如果认为老年时期充满了消极的生活事件，这些事件又必然会对健康或日常的情绪体验带来强烈的负面影响的话，则这样的认识是成问题的。

晚年时期的情感障碍并不普遍，这也表明情绪调节是有成效的。实际上，真正在临床上表现为抑郁症或焦虑障碍的老年人很少，而且也很少有老年人在步入老年时首次经历的就是抑郁症。许多证据表明，老年人在情绪调节过程中很少受到这些临床障碍的影响。下面，我们对抑郁和焦虑作简要的考察。

抑郁症和焦虑障碍（以及除痴呆以外的其他各种精神障碍）在老年人群中具有较低的发生率和流行率。换言之，与青年人相比，老年人的情绪很少是抑郁的或焦虑的，而且在其晚年生活中很少首次发作的就是抑郁症或焦虑障碍。事实上，证据表明，过去有过临床抑郁症病史的老年人，与具有同样情况的青年人和中年人相比，旧病复发的风险也较少。

尽管老年人群中情绪障碍的比率较低，但是老年人的报告却表明他们比中年人有着更多的抑郁症状。这些症状可能与能量下降和缺乏活动兴趣有关，但不符合临床上抑郁症的诊断标准。换言之，老年人确实体验到消极情绪，但是他们并没有因此而变得抑郁起来（一般说来，有关晚年情绪障碍的研究结果是颇具争议的。对此，也许需要篇幅较大的论文才能恰当地涵盖目前老年病学关于抑郁症的见解。有鉴于此，这里我们只是简要提一下流行病学的研究结果，及其与其他有关情绪和衰老研究的发现）。伴随年龄的增长，导致抑郁和焦虑的风险因素（尤其是疾病和残废）在不断增长。事实上，身体疾病是与消极情绪，尤其是与悲哀、焦虑和抑郁紧密地联系着的。在下面一节中，我们将探索人至老年时健康与情绪的关系。

四、健康如何影响情绪？

老年人无疑比青年人面临更大的健康挑战。正如我们上面已经指出的那样，老年时期常见的许多身体问题能够造成与情绪障碍十分相似的症状。这些障碍包括代谢水平低下、内分泌失调、心血管疾病和营养问题等。中风、痴呆症、帕金森氏病和杭廷顿氏舞蹈病都有可能与抑郁症一起发生。许多用来治疗普通疾病的药物具有影响情绪的副作用。慢性疾患的高流行率，以及随后的药物治疗，可能使体弱的老年人尤其容易受到抑郁的伤害。

慢性疾患会导致较严重的消极情绪，这不会令人惊讶。身患疾病会损害患者独立生活的能力，削弱患者驾驭自己生活的意识。许多证据表明，具有控制意识是与一个人对生活的积极感受相联系的，而且是防御情绪障碍的一种保护因素。在这个意义上说，即便疾病并不引起类似抑郁的症状，或者并不诱发消极情绪，身体疾病和抑郁仍有可能产生间接的联系。

实际上，约有15%的住院老人符合严重抑郁症的标准。在养老院中，老人们也有较高比例的情绪抑郁和抑郁症状。许多论述健康和情绪之间关系的文献，把重点放在临床上的抑郁症或抑郁症状上，而不是放在日常的情绪体验上。虽然临床上的抑郁症包含一系列症状，但临床上抑郁症的一个主要方面则是患者频繁地体验悲哀及其相关的情绪。在本文中，我们将借助抑郁症状的有关发现介绍情绪忧伤的问题。

一个问题是，老年人在对身体疾病作出反应时是否真的比青年人更可能体验抑郁。杜克大学的乔治和她的同事指出，从绝对数来说，在老年人中间，确有许多抑郁症状与身体疾病一起发作，但这仅仅是因为老人患病较多的缘故。

乔治等人对已有某种身体疾患的一个人进行调查，研究他发展某种情绪障碍的危害程度，结果发现，这种危害对所有年龄段的人来说都是很厉害的。即使不考虑年龄因素，身患疾病的人都更容易遭受抑郁的伤害。此外，老年人与其他年龄段的成员相比，受危害的程度相对来说较低。也就是说，尽管身患疾病对任何人来说都会带来危害，但是相比之下，老年人受危害的程度却是最低的。换言之，尽管抑郁与身体疾患有关，但是这种相关性在老年人中并不突出。问题是，随着人们步入老年，身体疾患不成比例地上升，从而使人们感到老年人似乎更容易遭受与身体疾患有关的抑郁的影响。

有些身体虚弱的老人之所以不易受到抑郁的影响，一个主要的原因可归结为他们对付疾病的策略。老年人与青年人相比可能拥有较为有效的对付疾病的策略，尤其在对待情绪问题方面更是如此。福克曼及其同事并未把注意力集中在老年人对付疾病的策略方面，但是其他一些研究者却把他们的模型（工具性应对模型和以情绪为中心的应对模型）用于处理老年的疾病问题。

美国纽约大学的弗尔顿（Barbara Felton）及其同事发现，老年人不大会将那些由疾病引起的挫折、愤怒或敌意宣泄到家人和朋友身上。这种情况并不意味着老年人压抑了自己的情绪反应，而恰恰意味着他们是以一种大家可以承受的方式来表达自己的情绪。与此相似的是，加利福尼亚大学台维斯分校的奥尔德温（Carolyn Aldwin）及其同事的研究表明，与青年人相比，老年人不大可能采用敌视、谴责或其他一些属于消极情绪的应对策略，因为老年人知道，这些策略在处理紧张问题上是无效的。

例如，癌症是人至老年时很有可能患的一种疾病，而且这种疾病引起的抑郁是其他疾病的2倍。事实上，癌症患者的抑郁情绪明显高于其他疾病患者，而且在长达5年的时间里都是如此。这里，老年人再次显示其优势。布朗大学的摩尔（Vincent Mor）及其同事对患有癌症的不同年龄的患者进行了考察。他们从患者得到确诊后就反复对他们进行访谈，前后持续了两年之久。研究结果表明，老年患者从癌症得到确诊时开始，一直到整个跟踪时期结束，其悲痛忧伤程度较轻。此外，老年患者的情绪苦恼均较轻微的状况，在各种类型的癌症患者身上表现都差不多，即便在统计上排除了各种癌症症状的依赖性和严重性之后，情况也是如此。[参见《癌症》(Cancer)]

如同处理生活事件的文献所提示的那样，老年人似乎比青年人更能妥善应付身体疾患。导致这一现象的原因有好几种：可能是由于老年人对疾患有所预期(对疾患具有一定的思想准备)，可能是由于老年人对时间和资源有着较低的竞争要求，也可能是由于诸如“医疗保健中心”等社会机构的存在（这类机构是专门用来为老年人提供医疗照顾的)，还可能是由于老年人更善于调节好自己的情绪。因此，总的来说，老年人的境况是相当积极乐观的。

当然，情绪也确实对身体健康产生影响，而且就身体本身而言，老年人确实比青年人更易受疾患因子的袭击。情绪体验如何影响身体的功能，尚有许多问题有待阐释，但是大多数研究人员都认为，该机制涉及免疫的功能。西奈山医学院(Mount Sinai School of Medicine）的施利弗（Steven Schliefer）和他的同事曾就各个年龄阶段成人的临床性质抑郁对免疫功能的影响进行过考察。他们选择了在临床上具有抑郁症状的各年龄段的成人，用各种方式对他们的免疫功能进行评估。暂且不去考虑他们是如何评估免疫功能的，就其发现而言，临床上具有抑郁症状的老年人免疫功能均出现下降。免疫功能减弱的老年人容易感染各种疾病。施利弗等人的证据还表明，丧亲的现实能像抑郁那样使机体免疫功能下降。

总之，有关健康状况对情绪功能影响的研究表明，老年人在这方面做得比青年人好，主要表现在他们更善于对付疾病，而且与体弱的青年人相比，老年人在对疾病作出反应方面较少受到抑郁的伤害。但是，另一方面，与青年人相比，老年人因丧亲而引起的情绪忧伤，会对其免疫功能产生严重的影响。

五、概述和结论

在本文中，我们以年龄差异为背景考察了有关情绪活动的各个方面，其中包括情绪的组成过程。大量的研究结果表明，成年时期的情绪活动具有这样的特点，即既稳定又没有奢望。尽管老年人在实验室里对情绪刺激作出反应时生理唤起确实有所下降，但是其中的原因尚不清楚。一种可能性是，如果在情绪的主观体验方面并不存在年龄差异的话，那么在对消极情绪作出反应时生理唤起的下降是自主神经系统反应性逐渐减弱所致，而不是由于情绪活动减弱。

尽管我们已经有了良好的开端，但是在情绪和衰老领域尚有许多问题等待研究。关于情绪和衰老的许多知识，大多依赖于自陈报告。许多研究取自跨阶段的年龄比较。不少研究都基于便利样本，而没有恰当地讨论民族、阶层或性别等问题，更甭提文化差异了。然而，就已经发表的研究文献而言，改善情绪活动的可能性还是存在的。人的衰老并不单单意味着光阴的消逝，相反，业已积累的生活经验实际上有助于我们更好地应付伴随长寿带来的挑战。

参考文献

Garstensen,L.L.(1995).Evidence for a life-span theory of socioemotional selectivity. *Current Directions in Psychological Science*,4(5),151-156.

Ekman ,P.,& Davidson, R.J.(1994).*The nature of emotion:Fundamental questions*. Oxford:Oxford University Press.

Folman, S.,Lazarus,R.S.,Pimley,S., & Novacek,J.(1987).Age Differences in Stress and Coping Processes. *Psychology and Aging*,2(2),171-184.

George,L.K., Landerman, R.,Blazer,D., & Melville,M.L.(1989).Concurrent Morbidity between Physical and Mental Illness:An Epidemiologic Examination. In L.L.Carstensen & J.Neale (Eds.),*Mechanisms of psychological influence on physical health* (PP.9-22).New York:Plenum.

Labouvie-Vief, G.,Hakim-Larson,J.,DeVoe,M., & Schoeberlein,S.(1989).Emotions and self-regulation:A life-span view. *Human Development*, 32,279-299.

Powell,Lawton,M.,Kleban,M.H.& Dean,J.(1993).Affect and age:Cross-sectional comparisons of structure and prevalence. *Psychology and Aging*, 8(2),165-175.

Levenson,R.W.,Carstensen,L.L.,Friesen,W.V., & Ekman,P.(1991).Emotion, Physiology, and Expression in Old Age. Psychology and Aging,6,28-35.

Malatesta-Magai,C.,Jonas,R., Shapard,B., & Culver,L.C.(1992).Type A behavior pattern and emotion expression in younger and older adults. *Psychology and Aging*,7(4),551-561.

Mor,V., Allen,S., & Malin,M.(1994).The psychosocial impact of cancer on older versus younger patients and their families.*Cancer*,74(7),(Suppl.),2118-2126.

Schleifer,S.(1989).Bereavement, depression, and immunity: The role of age. In L.L. Carstensen & J.M.Neale (Eds.),*Mechanisms of psychological influence on physical health* (PP.61-80). New York: Plenum.

李维　译　　韦子木　校

迈克尔·莱特
(Michael P. Leiter)
阿卡迪亚大学
(Acadia University)
克里斯蒂娜·马斯拉赫
(Christina Maslach)
加利福尼亚大学伯克利分校
(University of California, Berkeley)

心力疲惫

Burnout

心力疲惫 一组表现为情感耗竭、人格解体和个人成就感降低的综合征，那些同具有相当能力的人一起工作的个体，患有此综合征的风险极高。

玩世不恭 对自己的工作表示漠不关心的一种心理状态，通常跟怀疑自己工作的意义联系在一起。

人格解体 对他人（通常是指接受服务或照料的人）抱一种消极的、无情的或毫不在意的态度。

情感耗竭 指情感消耗过大和情感资源耗尽的一类感觉。

工作投入 指全身心投入的一种精力充沛状态，能提高自己的职业效能。

组织健康 一种能够协调工作要求和可利用资源，提高个人健康的组织构思。

个人成就感 对工作能力和成就的感受。

专业团体 社团性往来的网络，包括共享技术专长、情感依恋，以及承诺专业服务质量的伦理道德。

职业效能 基于下述体验的一种预期，即通过自己的工作能够获得一种意料之中的影响。

心力疲惫是对工作中出现的长期性情感应激原和人际应激原的一种延迟反应。人们很早就已认识到，心力疲惫对于那些以人际为取向的工作者（譬如提供身心帮助的工作者）是一个十分严重的问题。本文将描述一种关于心力疲惫的多维模型，以及对心力疲惫的健康替代（工作投入）。此外，本文还将分析心力疲惫的因果关系，总结各种干预策略，以及对此综合征的治疗。

一、引　言

心力疲惫是一组表现为情感耗竭、人格解体和个人成就感降低的心理综合征，那些同具有相当能力的人一起工作的个体，患有此综合征的风险极高。现在认为，心力疲惫是个体的应激体验，这种应激体验与复杂的社会关系密切相关，而且涉及个体对自我和他人的概念。

(一) 心力疲惫的成分

心力疲惫由情感耗竭、人格解体和个人成就感降低这三种成分所构成，该三维模型与许多其他的单维应激模型不同。情感耗竭是指情感消耗过大和情感资源耗尽的一类感觉。人格解体是指对他人（通常是指接受服务或照料的人）抱一种消极的、无情的或毫不在意的态度。个人成就感的降低是指工作中争取成功的感受下降。

近来的文献已将心力疲惫的概念拓展至其他职业领域，而不再局限于身心服务行业。有些学者重新设定心力疲惫的成分，把心力疲惫与高参与型的工作联系起来，而不仅仅与服务接受者的工作联系起来。在拓展应用这个概念的过程中，心力疲惫的三个成分被认为是耗竭、玩世不恭和职业效能感降低。新的耗竭概念并不局限于情感问题，而新的职业效能感也并不仅仅指那种影响人工作的个体效能感。至于与人格解体相对应的玩世不恭这个成分，在很大程度上已不同于就身心服务行业来说的人格解体。玩世不恭包括对工作重要性表示怀疑，对自己的工作漠不关心，而人格解体仅涉及对服务对象抱以冷淡和无情的态度。

关于心力疲惫的测量，主要运用“马斯拉赫心力疲惫问卷”(Maslach Burnout Inventory，简称MBI)，该问卷对心力疲惫的三个组成部分都有明确的评价。人们已经为不同种类的职业开发出不同形式的“马斯拉赫心力疲惫问卷”，具体包括“马斯拉赫心力疲惫问卷：人类服务调查”(Human Services Survey，简称MBI-HSS)、“马斯拉赫心力疲惫问卷：教育者调查”(Educators Survey，简称MBI-ES)和“马斯拉赫心力疲惫问卷：一般调查”(General Survey，简称MBI-GS)。随着心力疲惫的研究引起国际的广泛关注，“马斯拉赫心力疲惫问卷”已被翻译成多种文本。

(二) 心力疲惫的体验

心力疲惫的代价是很明显的，它涉及从业人员的身心健康、职业发展和劳动行为。

1. 一般症状

心力疲惫中有关耗竭的身体症状包括头疼、肠胃疾病、高血压、肌肉紧张和慢性疲劳，牵涉的心理困扰包括焦虑障碍、抑郁（症）和睡眠障碍。心理疲惫和抑郁症之间有着明显的区别：抑郁症是一种临床综合征，而心力疲惫则表示一种危机，这种危机涉及个体与工作的关系，特别是涉及个人与服务接受者之间的治疗关系，或者涉及到从事别的某项任务。抑郁(症)是广泛性的，弥漫至个人生活的各个方面，而心力疲惫则专门涉及某项工作。作为一种临床综合征，抑郁症是个体特质的表现，而且经历严重抑郁症的人在其生活的各个领域都可能有功能损伤。相比之下，心理疲惫往往是个体对社会团体环境的一种反应，一个经历心力疲惫的人在其职业范围以外可能功能表现良好。所以，心力疲惫与抑郁症属于不同的心理学概念。最近的测试支持了下述的观点，即心力疲惫不是一种临床综合征，而是对所在工作的社会团体环境较为敏感的一种认知情感状态。[参见《抑郁(症)》(Depression)]

2. *劳动行为*

心力疲惫与故意旷工和辞职的意图有关。一些轶事趣闻般的证据表明，由于明显的心力疲惫，结果有些从事护理或精神卫生工作的人辞去了自己的工作。对这些离开工作岗位的人来说，他们所付的代价是很高的，因为他们已经为相应的训练和经验投入了大量时间、精力和金钱。不管是身心服务工作还是其他领域的工作，心力疲惫对那些很在意自己工作的人非常有害。离开一个业已倾注很多心血的工作，其本身就可能是一种沉重的打击。

对于那些尚未离开工作岗位的人来说，心力疲惫会降低他们的生产率和成功率。由于对工作和人际抱以冷漠的态度，他们不会为工作付出更多的努力和关注，而这些恰恰是优质工作的必要条件。已有证据表明，一些在工作中体验到心力疲惫的人，会影响工作和与同事之间的关系：心力疲惫会通过与工作的非正式互动而持久存在。虽说心力疲惫的主要影响表现在工作上，但是它对家庭生活也有影响。

心力疲惫会使人降低对工作或团体的奉献。也就是说，体验到心力耗竭和较低成就感，会使人对其工作安排不抱热情，不愿付出努力去配合组织达及工作上的目标。当人们体验到心力疲惫时，他们就不大可能认为自己能与组织分享基本的利益。就工作满意度而言，也有一个类似的模式：心力疲惫体验的核心成分（成就感或效能感）的减弱，剥夺了人们在工作中感到满意的机会。这种关系在某种程度上是循环的，因为对工作感到不满可能会进一步恶化随后的心力疲惫体验。

二、心力疲惫的作用模型

已有大量证据表明，心力疲惫与工作所在的团体环境氛围相关。一般说来，这种综合征的两个组成部分（情感耗竭和人格解体）源自从业人员所面临的要求和冲突，同时是否能够得到社会的支持和是否拥有提高个人专业水平的机会，则关系到影响个人的成就感。许多关于心力疲惫的研究发现，心力疲惫的三个组成部分与团体环境的各个方面存在着复杂的关系，从而促使人们建构心力疲惫的结构模型。借助这样的结构模型，研究人员能找出影响心力疲惫的主要因素，并且分别检测这些潜在的影响因素及其种种后果，而这些因素原本是彼此纠缠在一起的。图1显示了一个心力疲惫的作用模型，由此概述该领域的一些重要发现。

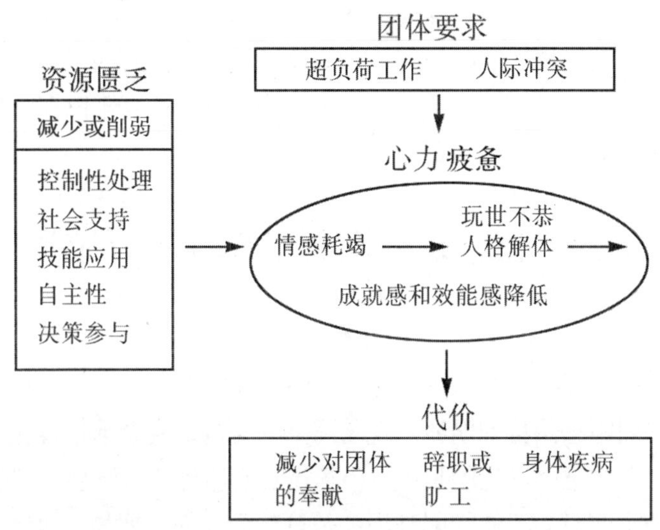

图1. 心力疲惫的一般模型，包括有主要的先期因素和后果。摘自“马斯拉赫心力疲惫问卷”（Maslach burnout inventory）第三版。

位于图1中央的是心力疲惫的三个组成部分：情感耗竭、人格解体（或玩世不恭）和个人成就感（或效能感）降低。情感耗竭和人格解体的关系是该作用模型中最为可靠的一个部分。情感耗竭不仅与人格解体联系在一起，而且把团体因素与人格解体联系起来。例如，超负荷的工作对人格解体没有直接的影响，但是对情感耗竭却有直接的影响。某种程度上说，从业人员只有在体验到团体要求使自己的情感耗竭时，才会发生人格解体。相比而言，成就感与心力疲惫这两个成分之间并不存在显著的因果关系。团体环境的方方面面有可能加剧情感耗竭，同时降低个人的成就感或效能感。而工作环境对从业人员的成就感有着直接的影响：尽管他们可能体验到情感耗竭，以及从业人员的成就感也在降低，但是并不是以情感耗竭为中介的。在工作中，有时可能会感到灰心沮丧，但是不一定有情感耗竭的体验。实际上，并不充满挑战性的工作，随着时间的推移也会降低从业人员的成就感或效能感。

（一）引发心力疲惫的相关因素

1. 工作特征

情感耗竭的前提是超负荷工作和人际冲突。要求从业人员在很短的时间内做过多的工作，会使他们满腔热情、精力充沛投身于工作的那种劲头消失殆尽。如果提供服务的人涉及过多案例的话，会使他们接待来访者时提供个性化、充满情感的服务质量大打折扣。他们会发现，过多的案例所带来的压力与他们的理想相悖。当他们试图提供高质量的服务时，或者通过延长工作时间来使自己承担过多的任务时，他们不仅会以牺牲自己的私人时间为代价，而且难以在工作期间持续保持充沛的精力。当他们无法及时补充投入工作所需的生理能量和心理能量时，情感耗竭便随之发生。在身心服务领域，为求助者提供情感服务的要求是与这种综合征的情感耗竭直接相关的。在其他领域，需要高度集中注意并且创造性地解决问题的要求也是导致情感耗竭的主要原因。

当工作需要从业人员承担其专业知识范围以外的责任时，工作的超负荷问题就出现了。在工作规模缩小或团体内各个部门重新调整职责而使工作发生突如其来变化时，这些问题自然特别明显。缺乏同事的支持，或者承担自己力所不能及的工作，也许会造成难以忍受的负担。当提供身心服务的人既要解决求助者的问题又缺乏充足的资源时，工作的困难程度是可想而知的。譬如，他们将求助者的问题解释为由于地方性贫穷、社会闭塞、种族主义等因素所致，但是他们对这些问题却无能为力，难以使求助者获得有意义的变化。处于管理地位的人常会在没有准备的情况下突然承担起拓展新的工作，尽管这样做也许会更好地激励他们扩大自己的活动范围，但是当他们从事这些超出自身经验的工作时，就容易导致情感耗竭。

第二个引发情感耗竭的重要因素是人际冲突。与同事、上级、下属或者服务对象发生冲突，会逐渐损害其工作场所团体内人员的信任。经常冲突并且争吵得很厉害，从业人员势必消耗情感能量。除了直接的冲突经历外，目睹他人之间的冲突也会引发紧张。人际冲突之所以会引发情感耗竭，是因为冲突既要求个体消耗情感能量，又削弱了他们对团体内社会环境所持的信任。团体环境内发生冲突，表明团体内成员中或这些成员与其委托人之间存在各自不同的和互不相容的价值观。总之，人际冲突和超负荷工作对团体成员构成了持续的要求和压力，而所有这些暗示着团体的社会环境存在实质性的问题。

从业人员应付这些要求的能力，很大程度上取决于他们所能利用的资源。针对心力疲惫的研究发现，与此有关的主要资源有：同事关系、技能水平、控制能力，以及与服务对象的互动合作关系。同事关系涉及个体与上级和合作伙伴的支持性关系。尽管这两类支持都同心力疲惫相关，但是来自上级的支持倾向于跟情感耗竭呈负相关，而来自合作伙伴的支持则与个人的成就感关系较为密切。上级不只是潜在地给予赞许或赏识，他们还掌握着从业人员面临应付的许多要求。个体与上级关系对立，意味着个体无法驾驭工作的责任，不能利用所需的资源。合作伙伴的支持与个体胜任工作关系不大，所以它们对情感耗竭影响较小。不过，它对评价从业人员的自我成就感或效能感意义不小。从业人员常常把合作伙伴的认可和支持，看作是自己理解工作要求的反映。经常获得他人的认可和支持，会增强个体对工作的满意度，而来自权威人物的认可和支持，对实际工作的作用更大些。与持续的冲突所带来的对立价值观相反，积极的支持态度表明团体内同事之间具有大体相同的价值观，而这种一致性会增强从业人员的成就感和效能感。

在身心服务领域，求助者的合作是社会支持的一个重要成分。在许多服务部门，来自求助者的合作或赞赏会产生异乎寻常的效果。若这方面的合作或赞赏不够直截了当时，服务人员为了证实服务效果和寻求支持，就会更多地依赖于团体背景的其他方面，包括求得上级和合作伙伴的支持。当求助者认为服务提供者使他们获得显著的效益时，他们都会作出直接的赞赏性反应，这种反应是求助者对服务提供者工作价值的一个有力证明。相反，同讨厌服务且主动抵制任何形式援助的人打交道，会削弱服务提供者的个人成就感。[参见《社会支持》(Social Support)]

除了这些可预期的因素之外，鉴于心力疲惫出现在团体任务实施的过程之中，因此凡是有利于专业提高的机会也会影响心力疲惫发生的方式。运用和提高精湛的专业技能，是与强烈的成就感和效能感相一致的，从而可以阻抑心力疲惫的体验。运用和提高精湛的专业技能，可以证实从业人员的价值，证实个体价值与团体价值是统一的。当个体感到工作十分疲惫，加之缺乏职业指导时，个体价值与团体价值就会发生冲突，结果导致情感耗竭加重。

与团体生活相关的另一个领域是为团体人员提供参与决策的机会，这样做不仅促进他们的工作，而且也有利于提升他们的职责自主意识。团体人员能以各种方式参与决策过程，而所有的决策都应体现团体人员之间的共同意志。由于每个人都有当管理者的愿望，或者希冀成为团体规则的制定者，所以群体决策才有可能发生。参与的形式可以不同，既可以在通过投票作出决策之前扮演建议者的角色，也可以参与单位管理的舆论监督。充分参与决策，能为团体内人员提供一种通过自己的工作来体现自身价值的途径。

2. 个人特征

虽然心力疲惫的研究主要集中在人们工作所处的团体环境上，但是我们仍需考虑个体的各种特征。其中，最引人注目的一个领域是应对方式。心力疲惫的人常采取以逃避为取向的应对方式，不去考虑工作中遇到的困难，逃避工作中出现的情境要求。相反，采取以控制为取向的应对模式的人，很少会体验到心力疲惫。以控制为取向的应对方式包括认知策略（譬如澄清目标、合理分配时间等）和行为策略（譬如直接与上司和合作伙伴讨论问题等）。此外，心力疲惫与自我挫败的症状并行不悖。

实际上，人格解体或玩世不恭本身就是一种无效处理情感耗竭的手段，而这种耗竭会逐渐降低团体人员的效能感。在自己与工作之间设置距离，或者在自己与服务的对象之间设置距离，会使个体减少自我完成任务的机会。由此导致的结果是，高水平的人格解体或玩世不恭会不可避免地导致较严重的情感耗竭。反之，尚无证据表明，对工作抱不在意的态度能够降低情感耗竭。

即使考虑个体特征，我们也应该明确，应对方式不能完全摆脱工作环境。有些团体环境允许其成员表现自己，甚至支持其成员用自己的方式积极地处理事务。而在有些团体环境中，权威人物会通过惩罚其成员来试图控制他们的表现，有时同事也会毁谤这些表现。尽管以控制为取向的应对方式会减轻心力疲惫，但是这也与上级的支持和开放的团体决策过程分不开。工作环境是一个有力地造就各式各样经验和行为的社会环境。[参见《处理应激的策略》(Coping Stress)]

至于其他一些人格变量的研究（例如，A型行为或心理控制），其结果是有矛盾的。有些研究认为，具有A型行为的人易于体验到心力疲惫，但是有些研究却得出了相反的结论。至于应对方式，虽被界定跟人格特征有关，但是它究竟是个体长期发展的结果还是所在工作背景的结果，目前尚不清楚。

心力疲惫与人口统计特征之间相关的资料较缺乏。尽管有文献报道说心力疲惫与性别、年龄或工作年限相关，但是，这些报道不过是指男性在人格解体上得分稍高一点。人口统计变量和心力疲惫之间的相关性较弱，与下述观点是一致的：在心力疲惫的发展过程中，工作环境比个体特征更为重要。

（二）工作投入

与心力疲惫背道而驰的另一头是工作投入，即处于一种颇具创造性和有所作为的状态。这种状态是全身心投入工作时精力充沛的体验，个体感觉到自己参与了能够胜任和提高自身职业效能感的活动。这种状态既与团体内业已形成的遵奉心理不一样，也不等同于工作参与程度或工作满意程度。它的基本特点在于：个体能够精力充沛地投入与效能感联系在一起的工作，而这种效能感是建立在通过工作体现自身价值的体验之上的。有关心力疲惫的许多研究均发现，在“马斯拉赫心力疲惫问卷”(MBI)的各种亚量表中，心力疲惫与工作条件呈线性相关：剧烈的人际冲突与严重的情感耗竭彼此联系在一起，而轻微的人际冲突则与低情感耗竭联系在一起。此外，较高的个人成就感与支持性人际关系，运用和提高精湛的技能，以及积极参与共同决策联系在一起。这些规律说明，心力疲惫的反面并非一种中性状态，而是一种职业领域中的健康心理状态。心力疲惫的概念表征着一组由长期工作问题引起的综合征，而工作投入的概念则表征着一种胜任的积极状态。

三、心力疲惫与工作投入的团体背景

图2揭示了从心力疲惫到工作投入的连续统，以及该连续统与团体环境的关系。团体社会环境的许多方面与心力疲惫的体验有关。心力疲惫起源于工作中各种各样紧张的人际交往，而且主要表现为服务提供者与服务接受者之间的不良互动。至于如何说明团体环境中具体方面与心力疲惫的某个成分之间的确切关系，还有许多研究要做。尽管任何一种形式的人际冲突都与情感耗竭密切地联系在一起，但是以控制为取向的应对方式与心力疲惫的关系，却视不同的团体环境而异。在有些团体环境里，以控制为取向的应对方式既能减轻情感耗竭，又能提高个人的成就感或效能感。

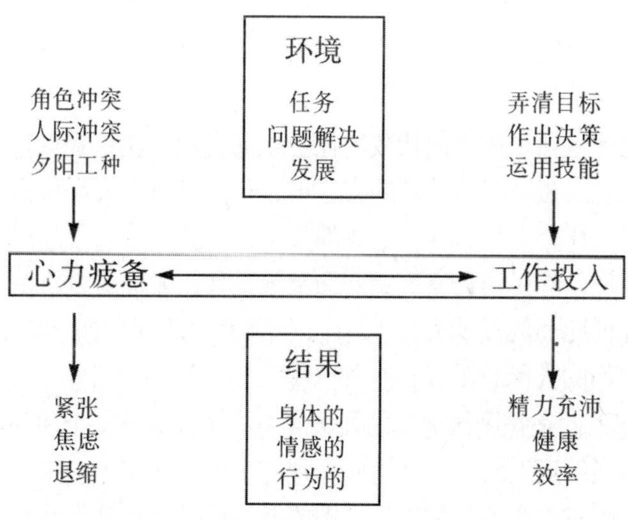

图2. 心力疲惫和工作投入

一个新近问世的心力疲惫—工作投入连续统模型，也许有助于我们更好地洞察团体环境与心力疲惫体验之间的关系。这个模型关注工作者与工作场所的匹配问题，或者说关注工作者是否适应工作场所。该模型认为，工作者与工作场所之间越是匹配，则工作投入的可能性就越大；相反，工作者与工作场所之间越不匹配，心力疲惫的可能性就越大。该模型以工作—从业人员相互匹配的理论为基础，其独特的贡献在于，它明确指出这种匹配或不匹配可能发生的六个领域：工作负荷量、控制、奖励、交流、公正和价值观念。该模型把注意力集中在个体与社会环境的关系之上，而非孤立地看待其中一方。它为我们提供了一种新的方法，以便我们在任何特定的工作背景下鉴别心力疲惫和工作投入的原因，并设计出各种干预，把情境改变与个体改变真正地结合起来。而且，通过识别工作—人际的六个方面不匹配，拓展干预的范围。虽然人们还未对这些问题进行过实证研究，但是这种方法对于解决团体环境中的个体心力疲惫是大有可为的。

上面说过，与心力疲惫相对的是工作投入，而后者对健康有着直接的寓意。它首先在工作的关系层面上界定了健康。在身心服务领域，心力疲惫大多集中在服务关系本身，它们不仅体现了服务双方的情感需求，而且还体现了他们对有意义的成就感的需求。服务关系发生在众多团体关系的背景下，包括个体与同事、上级的关系，以及个体与其他管理部门、下属的关系。这些关系对从业人员的要求，以及从业人员为应付这些要求所需的资源利用情况，已经成为心力疲惫研究的热点问题。在提供身心服务的各种团体环境里，或者在其他职业领域，每个从业人员均跟这些关系有关。

心力疲惫为个体心理健康提供了一个视角，而个体心理健康则反映了他们所处工作团体的健康状况。鉴于这一观点，我们认为健康不只限于个体的身体健康或情绪快乐，它还包括个体之间持久的社会互动模式。这一观点与家庭疗法的观点相似，也就是说，在一个有问题的家庭中，与其说这个家庭里的某个成员有问题，还不如说作为社会系统的一个组成部分——家庭由于出了故障而难以正常生活。家庭的每个成员都应该为家庭的问题承担责任。家庭若要重新获得健康，所有成员必须改变彼此间的互动方式。同样，团体环境出了问题，譬如说心力疲惫，显然应被认为工作的人际背景存在种种困扰，而不该归咎于某个员工的无能。

不言而喻，人们是在团体健康的社会环境里工作的。就个体而言，团体健康需要在要求与适当的应对资源之间达到合理的平衡。在某个非常时期，要求团体员工从事高度紧张或高强度的工作后，需要有一段时间让他们休息或恢复，以便确保今后活动的可控和顺畅。当这种平衡为时过长地被打破时，团体从业人员就会体验到团体系统的压力：一个处于应激中的团体在为其成员制造紧张。这种压力的出现是同团体的长期的生机和发展相悖的，它无疑是在摧残从业个体的健康；因为任何一个团体系统处于过分重压下，其成员都会遭受痛苦。相反，工作投入是与个体健康和团体康乐联系在一起的。[参见《组织精神病学和职业精神病学》(Organizationl and Occupational Psychiatry)]

四、干预的意义

预防心力疲惫与激励、支持工作投入是一个意思。激励工作投入的策略包括充实能量，以及提高参与水平和职业效能感。干预既可着眼于心力疲惫发生之后的治疗，也可通过创建一种有助于促成工作投入的氛围来预防心力疲惫。

个体和团体在心力疲惫上所付出的代价，为预防或减轻心力疲惫提供了最具说服力的理由。心力疲惫综合征的三个组成部分的构想，为设定干预的目标和达到这些目标的策略提供了一个颇具价值的框架。干预既可针对个体，也能以小组或团体为对象。随着层级的上移，受到干预影响的人数，以及由此导致的变化，就会逐渐增大。下面，我们将根据图1介绍干预的各种途径。

（一）针对个体的干预

心力疲惫综合征组成的构想及其研究的深入，为治疗和预防心力疲惫指引了方向。保持情感能量和创造性能量的第一步是重视过度的疲劳，因为它是导致心力疲惫长期感情耗竭的基础。这里，可供使用的策略包括：调整参与苛求任务的程度（尤其是处在极度紧张或紧急事件的情境下），这是因为长期呆在要求过高的工作场所，个体几乎没有机会恢复精力。设置目标和支配时间的策略，有助于增强个体对要求的驾驭力。单纯地忍受长期的情感耗竭是不会有工作效率的。

1. 处理工作要求

在身心服务领域，与心力疲惫直接相关的职业要求是这样一些要求，即它希望服务提供者与求助者互动时充满情感。与求助者互动时保持一种最佳的情感投入，应该说是对该职业的一个主要挑战。良好地参与这种工作，要求服务提供者既能感受服务接受者的痛苦，又能在不耗竭自己情感资源的前提下作出适当的反应。若要避免心力疲惫，成功地应对这种挑战是必不可少的。长期维持这种情感投入，要求服务提供者及时补充情感能量和创造性能量。

一旦出现心力疲惫，就要设法减轻之，也就是要求人们对遭遇的问题立即作出反应。情感耗竭和成就感降低会使从业人员感到痛苦。具体地说，经历情感耗竭的从业人员已经没有精力从事紧张、要求颇高的干预程序，而且，降低了的成就感会使获得成功的干预信心大打折扣。人格解体或玩世不恭的感觉会降低从业人员参与工作的热情。干预极度的心力疲惫，一方面应避免对个体提出新的要求，另一方面应给从事工作的从业人员提供恢复精力的机会。

2. 减少人际冲突

解决人际问题的技能，就工作场所中所面临的问题而言，是一种颇具价值的资源。情感耗竭与工作中人际冲突二者之间自始至终存在密切的相关性，它表明，解决人际问题的技能对于控制心力疲惫来说，是一种潜在的有利因素。这方面的干预包括：提高个体解决人际冲突的技能，提高他们有效地进行交流的能力。

3. 以控制为取向的应对

以控制为取向的应对干预主要增强个体的这样一种能力，即运用一种能够预防情感耗竭的方式来对付工作中的挑战。运用积极的认知策略（例如，支配时间的策略，与同事或上级进行协商的策略），能够较为有效地应对工作中的要求。相反，逃避式的应付策略（例如，故意回避工作中的问题，或者滥用病假），在某些情况下只会加剧心力疲惫。一般说来，以控制为取向的应付方式是同负责的工作态度和卓有成效的工作方法相吻合的。而逃避策略或许能在短期内奏效，因为个体可以借此摆脱过多的要求，但是并没有最终为个体应付这些要求提供一种手段。

以控制为取向的应对，其主要做法是开发资源。像过分的要求会造成情感耗竭一样，资源匮乏也会造成情感耗竭。下述资源有利于缓解情感耗竭，它们包括：发展职业技能、重新谋划工作场所、个体运用一系列专业技能满足工作上的要求，以及更大范围地选择有关技能用于应对。更好地理解团体动力学原理，有助于缓解情感耗竭。当从业人员缺乏发展意义上的概念性框架时，他们面对团体性改变会感到焦虑，而这种焦虑会导致情感耗竭。

4. 降低情感耗竭的影响

随着从业人员的情感耗竭逐渐减轻，人格解体或玩世不恭也会得到很大程度的缓解。心力疲惫这两个成分之间的直接关系表明，它们都对类似的干预作出反应。认知干预除了适宜缓解情感耗竭之外，它们对缓解人格解体或玩世不恭也是有效的。关注工作中的愉悦感和成就感，能使个体在经历情感耗竭时不至于产生逃避工作的念头，并使他们采取一种更具建设性的应对方式。

（二）关注工作团体的干预

团体干预来源于旨在发展建设性生活风格的职业健康方案，或由小组干预方案发展而来。在职业健康方案中，团体成员做到对团体面临的任务要求和能够获得的所需资源，都达到一种共识。他们可以有计划地调整工作时间，灵活地安排工作和休息，或者为团体提供支持，促使其有规律地运作，以便应对紧张状态。团队的建设性干预帮助团体成员明确各自的个人价值观与团体价值观之间的一致性，有助于减少角色冲突和人际冲突，而这些冲突正是引发情感耗竭的主要因素。

1. 减少冲突

合作伙伴之间存在固有的相互依赖性，所以个体处理心力疲惫的手段通常会受到限制。一般说来，工作的责任是指派的，个人无法选择，而合作伙伴根据预期的质量要求，在一定的时间内彼此依赖，才能以一定的速度完成任务。妨碍同事之间交往的应对策略，可能会给团体的其他成员制造麻烦。同事之间缺乏合作，个体应对心力疲惫往往会带有个体的色彩，弄得不好甚至会擅离职守或一走了之。同事之间的相互影响也会成为加剧心力疲惫的人际冲突的根源。关注团体成员日常处理心力疲惫的干预策略，将对个体具有广泛的影响和深刻的潜在意义。

2. 建立社会支持

工作中的人际支持既涉及朋友之间的情感交流，又涉及同事之间的有益援助，而所有这些都有助于达到共同的目标。同事之间有效的合作可以促进对他人资源的利用，并且有利于获得超越个体原有资源的各种知识、技能和能力。尽管个体的社会技能也起作用，但是以团体为取向的团队建设，则能起到个体的社会技能难以发挥的作用。当团体内的成员之间具有可以共享的充足资源时，苛求的情境就会被视作颇具价值的挑战，而不再成为引发心力疲惫的因素。而且，团体内的支持性氛围能使从业人员更为有效地运用个人的应对方式。

成就感的降低反映了支持系统的欠缺，或者反映了对工作抱以不切实际的期望。当工作与期望不一致时，个体可能改变他们的期望，或者改变他们的工作环境，使之与自己的期望更趋一致。当个体面临一种新的情境，或者他们熟悉的情境出现重大变化时，他们既有可能调整自己的期望，也有可能拒绝改变那些深层次、工作中充满情感价值的期望。当他们一方面放弃了自己的期望，而另一方面又未能发展出一种有意义的替代期望时，他们就无法维持成就感和效能感。一种能够帮助团体弄清其价值的团队建设策略，对缓解和预防心力疲惫可能较为有效。

清晰地理解职业目标，尤其是那些涉及服务对象的目标，有助于身心服务工作者维持工作投入的能力。先进的训练程序促使他们在专题研讨会上承认下述需要，即考虑实践过程中的职业道德和伦理道德。当个体反思这些职业道德和伦理道德与其职业价值观的关系时，上述观点便起作用了。通过在同事之间确立共同的目标，加上平时的学习，团体水平上的作用将进一步凸现。

充分利用团体资源和团体支持系统，会增强个体的成就感和效能感，并且缓解情感耗竭。在一个有着持续要求的情境中，成功的体验加上同事和上司的认可，是十分重要的，因为成功的直接体验和同事的认可，会对个体的成就感产生作用。在一个团体中，创设有助于体验效能感的氛围，以及可靠的认可途径，会对个体的成就感或效能感产生显著的影响。

（三）改造团体环境

某些人会在一个既苛求又缺乏支持的环境中生存下来，甚至茁壮成长，而大部分人则不能。可见，创设一个支持性的职业环境，对各种从业人员的健康很有好处。虽然团体干预要比个体取向干预的方法产生更为广泛的影响，但是，由于这种干预发生在一个更大的团体环境之中，因此有可能使其影响受到一定的限制。通常，对工作要求的驾驭主要取决于团体中的高级管理部门或法人实体。这些部门或实体可能压制团体成员希冀自主控制的要求，妨碍他们去利用资源，从而削弱团体成员试图减轻心力疲惫的举措。

就心力疲惫是从业人员对紧张工作环境的一种反应而言，团体水平上的干预显然是非常有效的，只不过这种干预实施起来比较困难。说它有效，是因为它植根于团体的结构性变化，这种变化作用将更为持久；说它实施起来比较困难，是因为有效的干预需要团体各个部门之间的广泛合作。部门内和部门间需要有效的沟通网络，这样才能提高各个部门对团体所持各种观点的敏感度。

管理部门面临的一个挑战是如何界定工作环境，具体是指能使团体成员精力充沛地投入工作的那种环境。心力疲惫综合征的构想，以及它与团体环境的关系，为管理部门预防心力疲惫指出了方向。一般情况下，管理部门是通过为个体和团体提供支持来发挥其干预作用的。

1. 自主性

对于真正投入到工作中去的人来说，控制工作方式是一个很重要的问题。尽管自主性在某种程度上取决于个体的观点和信念，但是，毋庸置疑，团体政策对自主性也有很大的影响。僵化的规则限制了团体成员对行为过程的抉择，淡化了他们的个人成就感，促使他们对工作抱冷漠的态度。当团体成员彼此之间发生冲突，或者他们的价值观相互对立时，僵化的规则会潜移默化地起助长作用。让第一线的从业人员明确自己的责任，认可他们的权威性，这样做会促使他们工作较投入。不过，这些做法需要规划与讨论，以保证有关支持和培训对于促进职业角色是适宜的。

2. 参与决策

与职业自主性密切相关的是从业人员的决策投票权。能否经常参与决策，取决于团体管理的初衷。大家参与决策需要开放的沟通网络，以便每个团体成员了解当前的问题所在，并且为重要的活动提供相关的背景。从业人员通常需要培训学习，以提高他们的决策水平，特别是提高与同事共同决策的能力。更加重要的是，提高从业人员作出重要决策的能力，会从根本上改变团体的权力结构。

3. 建立职业社团

职业社团是指一个学术联盟，成员之间彼此分享专业的知识技能、情感依恋和职业服务的伦理道德（例如，承诺服务的质量）。在一个大型团体内或相关团体之间，建立强有力的职业社团，将会增强团体干预的影响，这种干预形式上与团体为个体提供应对方式的支持较相似。加强职业社团内成员之间的利益联系，是个体、工作班组及其团体的任务。团体若要完成它的使命，需要志同道合者的参与。

职业社团能对团体成员的工作投入起到积极的推动作用。同事之间在专业知识和情感支持方面所作出的贡献，有助于他们保持充足的能量。当个体为极端的要求所困扰时，它是一种可以利用的资源；当个体为厌倦的工作所累及时，它也是一种可以利用的资源。在这两种情况下，职业社团的成员身份有助于减轻情感耗竭，维持充沛的精力。

关注伦理道德与人格解体或玩世不恭是互不相容的，而伦理道德对于职业社团来说是一个基本的要素。在身心服务领域，为求助者提供明确的原则，并且强调这些原则的有效性，能够强化以人为本的服务关系。同事的长期支持和精心检查，不仅能使这种服务关系更加突出，而且能在情感需求期间预防人格解体。同样，在其他领域，干预积极的职业社团会缓和对工作的过分冷漠，关注如何提高产品质量或服务，维持高度的工作投入。

职业社团可以通过为其成员提供有价值的认知，来维持他们的职业效能感和个人成就感的体验。在一个职业社团内，成员之间在技能、支持和专业知识上的交流，有助于提高成功的机会，并且巩固取得的成功。职业社团支持其成员，可以发掘他们的潜能，进而给团体完成任务和同事康乐带来重要的影响。

（四）干预和治疗

心力疲惫综合征的结构与其补救措施（工作投入），为设计治疗性干预和预防程序，以创设一个更具支持性和有效性的工作场所指明了方向。心力疲惫的主要问题是长时间的情感耗竭、冷漠和神情沮丧的体验。由此造成的职业损害是很普遍的，而且会给团体成员带来十分有害的影响。若要控制它们，就得设计一个更好的工作场所。

预防心力疲惫有赖于制订健全的人力资源管理政策。维持个体高质量、高强度的职业表现，取决于对下述问题的认识：人是有局限性的，团体中既有压力也有资源，此外，应该承认团体在提供有目的的支持中所起的作用。在许多工作场合，对个体的要求往往比支持系统发展得更快，这就使得个体和团体只好更多地依赖自身的资源。当个体在承接新任务遇到困难时，上述情况（依赖自身的资源）可能会进一步加剧情感耗竭和使成就感或效能感降低。就团体来说，对工作投入的支持需要明确的政策，借以维持人际的沟通和采取有效的措施。

五、结　论

心力疲惫和工作投入的概念为健康提供了一个颇有价值的独特视角。团体构成了稳定的环境，它由团体成员的行为举止和主观体验所组成。团体成员对此环境的反应存在差异，从全身心的参与和满意，乃至到心力疲惫的情感耗竭、冷漠和沮丧。

用一种持续的建设性态度看待工作，能对心理健康产生积极的影响。首先，它表明个体对成就需要的胜任意向。工作环境既使人们容易发现他们自身的局限性，也使他们深刻地认识到自己所具有的潜能。一个能够鼓励其成员有效地发挥能力，并且提供认知、援助和资源来支持其努力的工作环境，是一种健康的环境。

在一个以团体为背景的社会情境里，工作投入鼓励创造性参与。它包括服务提供者与服务接受者的相互作用，要知道这是心力疲惫概念最初得以产生的关键所在。在为那些精神困惑的人们提供服务时，如果服务提供者被情感方面的过分要求所压倒，那么他们就会受伤害。为了保持建设性的投入（而不是被情感的过分要求所压倒），他们就必须寻求一种解决方案，借此调节自己参与服务的强度和速度，并且通过支持性的互动来补充自己的能量。即使任务本身并不要求服务提供者给服务接受者过多的情感投入，为了维持高质量工作所需的能量和专注，服务提供者仍需高度重视自我调节，并且寻求同事的支持。

职业是一个对生活具有重大意义的领域，这是相对于从事职业所付出的时间、对熟练技能的要求，以及满足与成就相关的人类需要的潜力而言的。心力疲惫是一组可以鉴别的综合征，这种综合征会逐渐损害团体成员通过其工作来作出有价值贡献的能力，并且降低他们的生活质量。缓解心力疲惫，创建更加全身心投入的工作场所，是发展健康的生活方式的重要步骤。从社会层面关注心力疲惫（这是研究这种综合征的基础)，了解它跟工作领域的确切关系，能为我们理解健康和幸福起到独特而有价值的作用。

参考文献

Cherniss, C. (1980). *Professional burnout in human service organizations*. New York: Praeger.

Cordes, C. L., & Dougherty, T. W. (1993). A review and integration of research on job bournout. *Academy of Management Review*, 18, 621-656.

Golembiewski, R. T., & Munzenrider, R. (1988). *Phases of burnout: Developments in concepts and applications*. New York: Praeger.

Kahill, S. (1988). Symptoms of professional burnout: A review of empirical evidence. *Canadian Psychology*, 29, 284-297.

Leiter, M. P. (1991). The dream denied: Professional burnout and the constraints of service organization. *Canadian Psychology*, 32, 547-558.

Maslach, C., Jackson, S. E., & Leiter, M. P. (1996). *Maslach Burnout Inventory Manual* (3rd ed.). Palo Alto, CA: Consulting Psychologists Press.

Maslach, C., & Leiter, M. P. (1997). *The truth about burnout*. San Francisco: Jossey-Bass.

Schaufeli, W., Maslach, C., & Marck, T. (Eds.) (1993). *Professional burnout: Recent developments in theory and research*. Washington, DC: Taylor & Francis.

郭莉　高民 译　　张弓 校

卡瑟琳·波尔纳
加米尔·沃特曼
(Kathrin Boerner
and Gamille B. Wortman)
纽约州立大学，石溪分校
(State University of
New York, Stony Brook)

丧失与悲痛

Grief and Loss

丧亲　一个人由于失去某个重要人物而面临的客观状态。

悲痛　由于失去某人或某物，一个人表现出一系列心理的、行为的、社会的和身体的情绪反应或情绪体验。

丧失　丧失一词既可指有机体的丧失（譬如失去一个人），也可指心理社会方面的丧失（譬如生活中失去某个角色，失去对未来的希望或期待等）。

哀悼　表示悲痛的行为，它是由社会的和文化的举哀习俗和期望所形成。

本文讨论**丧失与悲痛**，具体内容包括：它的症状，对悲痛的反应，以及悲痛反应的传递。

一、引　　言

撰写本文的目的是帮助读者澄清为什么不同的人对重大的丧失会以不同的方式作出反应。对于丧亲作出的反应存在引人注目的可变性：一个人开始时可能经历强烈的悲痛，但是过后能相当迅速地恢复正常；第二个人可能在若干年内一直蒙受深切的痛苦和感到绝望；第三个人则可能不会因为丧亲而感情受到很大的打击，甚至可能由于亲人的离去反而感到松了一口气。那么，为什么人们的反应会有如此大的差异呢？

为了了解上述这些反应模式，我们首先必须承认，每个丧亲者都可能经历一组独特的丧失反应。例如，一个寡妇可能认为她失去了一个亲密的朋友，一个抚养孩子的搭档，一个保护自己的人，或者一个生活伴侣。失去孩子的父母可能会体验到，孩子的死亡意味着他们丧失了生活中最重要的东西，同时也就失去了他们的全部愿望或希望。失去兄弟姐妹的孩子可能会产生丧失了一个密友或伙伴的体验，同时也会由于父母深深地陷入悲痛之中而感到自己被忽视。在重大的创伤事件（例如，酒后驾车所导致的撞车事故）中失去配偶的人，可能在忍受丧亲的同时还会动摇他们关于世界的基本看法（包括安全、可靠、公正等）。

这些例子表明，就亲人离去而言，知道失去谁和失去了什么是至关重要的。

可是，即便如此，仍无法解释为什么在相似的丧失情境（例如，意识到配偶已经死亡）中，人们作出的反应竟会如此大相径庭。有些研究人员认为，悲痛的程度取决于一个人与逝者的关系。而其他一些研究人员则声称，人格差异是造成反应不一的主要原因。那么，究竟什么东西是决定一个人对丧失作出反应的最为重要的因素呢？这些因素又是怎样影响丧失以后的调适的呢？本文的主要目的就是讨论这些问题。

首先，我们需要描述丧失后会产生哪些症状。其次，我们回顾一下有关丧亲文献中最具影响的一些理论观点，考察一下它们是否为悲痛反应的多样性作出解释。借此，我们还将描述和评价某些新孕育的理论，因为它们在悲痛问题上对传统的思维方式提出了挑战。再次，我们讨论传递悲痛反应的若干因素。我们的讨论重点主要集中在两个领域，它们对悲痛过程的影响是最最基本的。这两个领域便是丧亲与当事人的关系性质，以及与死亡有关的一些情境。最后，我们就丧亲者的不同处理提供一些可供选择的观点，丧亲者可借此谋求专业人员的帮助。在结论一节中，我们将回顾当前有关悲痛过程的理解，并就今后的研究方向谈些看法。

二、有关症状

悲痛被认为是心理、行为、社会和身体诸方面的一组反应。它们能以各种方式影响丧亲者的个人生活。

心理反应由三个不同的成分所组成：情绪（例如，抑郁、焦虑、怀念、无助、愤怒、内疚等，有时还有如释重负感）、认知（例如，不相信亲人已经离去，思维混乱，以及沉溺于亲人如何死亡的思考）、知觉（例如，产生非真实感、视听幻觉，产生逝者在场的错觉）。行为反应包括寻找死者、依恋、哭泣、避开相关提示物，以及表现为烦躁不安的多动症或主动性下降。社会反应包括对他人缺乏兴趣，回避社交，有异己感，对他人动不动就批评或抱敌意的态度，以及依赖性增强等。身体反应通常表现为抑郁症状和焦虑症状，前者如食欲不振、疲乏、精疲力竭等，后者如颤抖、心悸和过于警觉等，或者兼有抑郁症状和焦虑症状，如睡眠失调。

如上所述，症状模式和悲痛过程取决于诸多因素（例如，丧亡的类型和方式，丧亲者的人格，丧亲者与逝者的关系，以及与丧失有关的一些情境等）。如果丧亲者没有表现出上述症状中的任何一种症状，或者症状以极端的或长期的形式表现出来，那么，许多研究者认为，这种悲痛反应就成问题了。已有证据表明，在丧亲者中间，大约有20%的人充分表现出相关的临床并发症（主要是严重的抑郁症和焦虑障碍)。

三、理论观点

当前，已有若干不同的理论陈述对丧失和悲痛的理解作出了重要的贡献。在研究丧亲的领域，被人们称之为经典的一篇早期论文见于弗洛伊德的著述，那就是《哀悼与忧郁》(Mourning and Melancholia)。在弗洛伊德看来，悲痛的心理功能是释放情绪能量（宣泄），以及与亲人的分离（去宣泄)。这一观点基于下述看法，即人们可以支配的能量是有限的。一个人只有通过释放掉束缚的能量，才能重新投入新的人际关系和活动。

弗洛伊德认为，哀悼者唯有细腻地回顾对逝者的思念和记忆（过度宣泄）才能排解悲痛。在他看来，即便排解悲痛的过程会引起强烈的悲痛，但是哀悼者要忘掉逝者悲痛无论如何是必要的。

另一个具有重要影响的理论是由鲍尔比(John Bowlby)提出的。他在其悲痛的依恋模型中，把基于心理分析、性格（形成）学的理念同有关人类发展的思想结合起来。该理论的基本思想是，儿童跟其母亲最初分离时所作出的反应，与成人和类人猿的哀悼行为有着相似之处。在他看来，悲痛是分离时感到忧伤的一种表现形式，它会引起依恋思念的行为，例如，愤怒的抗议、号哭和寻找失去的亲人等。表现这些行为的目的是维持依恋或重新团聚，而不是就此罢休。可是，面对持久丧失的现实，亲近依恋人物的生物功能会逐渐失去作用。结果，丧亲者只好在两种对立的冲动之间苦苦挣扎：一种冲动是激活起来的依恋行为，另一种冲动是在失去亲人情况下的生存需要。鲍尔比认为，为了对付这两种对立的力量，哀悼者往往会经历四个悲痛的阶段：第一阶段是麻木不仁，不相信或震惊；第二阶段是对逝者的思念或寻找，并且伴有愤怒和抗议；第三阶段是随着放弃搜寻，丧亲者产生绝望和心烦意乱，同时伴有抑郁和冷漠的情感；第四阶段是随着接受亲人丧失的现实精神逐渐恢复，重新燃起生活的激情。由于鲍尔比强调依恋行为的生存价值，因此他成为第一个对寻找亲人或悲痛反应作出合理解释的人。

除了鲍尔比之外，还有不少理论家也曾提出过丧亲者所经历的某些阶段，以便对丧失达成妥协。其中，根据阶段理论而提出的一个重要模型就是霍洛威兹(Mardi Horowitz)的应激反应模型。在这个模型中，霍洛威兹认为，一个人面对亲人死亡的消息，他或她的最初反应是极端的震惊，该反应带有“不，那不可能是真的”的意思，可以称之为“呐喊”。接着，丧亲者进入一个具有“否认”特征的阶段。在这个阶段，许多人会被所发生的事件所击倒，避免因亲人丧失而想入非非和折磨情感，从而重新达成某种平衡。可是，过后不久，丧失的现实会以入侵思维和回忆的方式进入意识。由于这种入侵的痛苦使人难以忍受，因此丧亲者又会重返否认的阶段。动摇和犹豫就这样徘徊在这两种心态之间，要持续一段时间。霍洛威兹认为，到了这段时间，一个人会以适度的方式面对丧失的现实，并使这一现实慢慢地与其原来的生活概念整合起来。

有一个曾经引起人们广泛关注的阶段理论是由罗斯（Kubler Ross）提出的，它描述了人们在逐渐逼近死亡时所作的反应。据假设，逐渐逼近死亡的人会经历否认、愤怒、讨价还价、抑郁和最终接受等阶段。正是罗斯的这一理论模型，使得丧亲者反应的阶段理论得以普及。在过去的若干年中，许多医学院、护士学校和培养社会工作者的院校专门开设了包括罗斯模型在内的阶段理论课程。这些模型也出现在专供丧亲的个人和家庭阅读的报章杂志文章中。结果，阶段模型强烈地影响了我们社会中关于悲痛的理解。已有证据表明，专业保健人员常把阶段理论作为恰如其分评价个体悲痛的尺度。由此导致的消极结果是，那些不遵循阶段理论的丧亲者被扣上了反应“怪诞”或“有病态”等帽子。例如，经过一段时期的悲痛过程，还没有恢复正常的人可能被责之为“沉溺于悲痛的无法自拔者”。此外，一个人的配偶由于接受了错误的药物治疗而死亡，这个人引发愤怒的情感就有可能被轻描淡写地视之为“一个阶段”的表现，不必大惊小怪。这样生硬套用阶段理论的做法，有可能构成对丧亲者的伤害。鉴于这些理由，美国医学研究所告诫人们，在探讨丧亲问题时不要运用阶段理论。该所发表的报告指出，生硬套用阶段理论可能会使人们期望一个丧亲者会以那种比例行顺序更加“按部就班”的方式一步一步地通过悲痛过程。

由于阶段模型被广泛使用和接受，因此沃特曼（Wortman）和西尔弗（Silver）于1989年系统考查了对这一课题提供相关数据的所有实验研究。他们发现，现有的证据并不支持阶段理论，甚至在有些情况下还与之发生矛盾。例如，研究结果表明，很少有人是以阶段理论所预期的顺序逐个通过各阶段的。其实，有些阶段是一掠而过的，甚至是跳跃过去的。有鉴于此，一个人丧亲以后所体验的特定情绪，作出该情绪反应的强度以及反应的顺序等，是变化多端的。例如，某些探索性的研究表明，抑郁似乎比愤怒先发生。这种行为表现与悲痛的阶段理论所预言的顺序恰好相反。其他一些研究也报道说，愤怒后面并不跟随抑郁。事实上，有些研究甚至发现，一个人的愤怒感会与日俱增，这与阶段模型所预测的完全不同。此外，焦虑似乎像抑郁一样也会占据上风，这种情况在许多阶段模型中未能预测到。总之，已有的证据表明，对丧失的反应，视个体的不同而有相当大的差异。阶段理论的主要缺陷在于，它们不能说明悲痛反应为何多种多样。[参见《愤怒》

(Anger),《抑郁(症)》(Depression)]

最近，出现了一个与上述假设不同的理论框架，也就是所谓的“应激和应对策略”，它已被用于探究丧失和悲痛的课题研究。提出应激和应对的理论家认为，如果一个人在某种情境要求和可用于处理该情境的资源之间体验到不一致，那么诸如此类的生活变化就会使之伤心。根据这一观点，一个人的悲痛反应不只取决于面临丧失的现实，相反，它还取决于丧失所产生的要求多大程度地超出了一个人所能用于应对的资源。为了解释为什么某种丧失对一个人的影响会超出对另外一个人的影响，研究应激和应对的研究人员把注意力集中在对潜在风险因素的鉴别（例如，人格因素）上，因为这些风险因素能使某些人更易产生难以排解的悲痛。此外，他们还考虑到若干保护因素（例如，社会支持），因为如果这些因素得到强化的话，它们会促进应对过程。应激和应对理论的优势在于，它能说明人们在遭遇重大丧失时所作的反应为何多种多样。[参见《处理应激的策略》(Coping With Stress)]

四、当前关于悲痛的理解

鉴于上述讨论的证据，今天，许多研究人员已把悲痛过程理解为是一系列既多变又关联的阶段，而不是多变却互不关联的阶段。最近，兰多（Rando）提出了一个反映这种观点的模型。她指出，丧亲者会典型地经历三个阶段：回避、面对和适应。在她看来，丧亲者最初在承认和了解所发生的事件时经历的一番斗争，实际上是一个面对各种丧失（包括丧亲）的共同反应。这个阶段称作“回避”阶段。因为人们最初总是回避亲人死亡的现实。是否承认死亡，或者说是回避还是正视，取决于一些因素，例如，死亡是怎样发生的。如果亲人死亡是突发而且是创伤性的(譬如，一个幼儿在人行道上玩耍时被一个酒醉的驾驶员开车撞死)，那么在此情况下，丧亲者会发现自己特别难以接受亲人死亡这一事实。一旦死亡的事实得到承认，那么个体就会进入“面对”阶段。兰多认为，在此阶段，不仅会重新体验悲痛，而且哀悼者会回忆与死者的关系，不过与死者原有的依恋关系必将逐渐放弃。最后，在“适应”阶段，悲痛症状逐渐减弱，哀悼者开始接受亲人之死的现实。

丧亲者一旦与死者建立新的关系，并且做到在没有亲人的情况下也能生存下去，则意味着丧亲者已经适应。新的关系主要建立在回忆和体验过去的基础之上。它涉及纪念，追思，回顾值得回忆的东西，按照死者的价值观念和意愿来行事，以及崇尚那些因死者钟爱或影响而受益的行为方式。至于发展一种新的生活方式，是指在没有死者的情况下继续坚强地生活下去，关键在于丧亲者要随着时间的推移扮演新的角色，发展新的技能，同死者建立新的关系，借以应付亲人的逝去。丧亲者需要重新投入新的活动中去（它与丧亲不同），能使自己得到某种满足。丧亲者也许会选择重新结识一些人（例如，既然已经成了单身，那么不妨与其他同样单身的男女建立友谊），参与新的活动（例如，寻求死者未参与而丧亲者却颇感兴趣的活动，诸如网球、划船或艺术等），或者追逐新的目标（例如，回到学校去当教师）。

那么，兰多的阶段模型与上述其他阶段模型有何不同呢？兰多的模型增加了哪些内容呢？首先，兰多考虑了可能的风险因素，因为那些风险因素有可能使悲痛反应错综复杂。她详细讨论了有关风险因素是如何在每个阶段产生影响的，这些风险因素包括死亡方式，哀悼者与死者的关系等。其次，跟许多其他的阶段理论家不同的是，兰多并不认为丧亲问题会最终得到解决。在许多研究人员看来，当丧亲者能够理智地和情感地接受亲人之死的事实时，事情便达及一种解决状态。这样的观点意味着丧亲者理应使死亡变得有意义，或者从丧亲的现实中找到某种意义，以便他或她不带任何强烈的苦恼来回忆死者。与此假说相反的是，兰多认为，许多丧亲者从来没有彻底排解掉他们的悲痛。这种观点得到了有关丧亲之长期影响的研究的支持。例如，一项关于在交通事故中失去配偶或孩子的研究表明，大多数接受调查的人，并没有从亲人死亡中发现任何意义。当他们回忆死去的配偶或孩子时，仍感到伤心不已，甚至在4~7年以后仍然如此。因此，兰多声称，许多丧亲者并没有完全恢复到先前的功能状态。已有证据表明，如果亲人之死是突发性的和创伤性的，那么大多数的丧亲者表现都是这样的。鉴于这些研究结果，可以推测，许多人会在他们的余生中由于亲人死去而苦苦挣扎。

另一个值得注意的地方是，兰多把注意力集中在丧亲者与死者建立新的关系的重要性上。许多理论家认为，丧亲者唯有割断与死者的联系，方能从丧亲悲痛中恢复过来。有些理论家甚至认为，割断与死者联系是哀悼者必须完成的主要任务。可是，在兰多看来，发展与死者的新关系才是丧亲者适应过程的基本内容。有关这一课题的研究很少，不过已有的研究结果表明，许多丧亲者与死者保持思念关系，这种关系的继续不仅是适当的，而且能够充当一种强化的手段，帮助个体应付日常生活。以例为证，一项调查研究发现，许多寡妇会做出一些表明与死去的丈夫继续保持关系的事情（例如，就如何处理某个问题向死者征求意见等），这些做法大多发生在丈夫死后不久，有的甚至在丈夫死后13个月仍旧如故。另一项研究报告说，许多失去父亲或母亲的小学生会发展一些记忆、感觉和行为，使自己继续与离去的父亲或母亲保持联系。一般情况下，儿童不大会放弃这种联系。许多儿童认为，他们与死去的父亲或母亲保持联系是令人宽慰的和有好处的。当询问这些儿童要对其他丧亲儿童提些什么建议时，他们的回答往往是“尽可能经常想到爸爸或妈妈。”

就上面介绍的各种模型而言（包括兰多的模型），它们都未提及一个人们颇感兴趣的问题，那就是有些人在亲人逝去以后没有表现出十分强烈的悲痛。由于大多数经历过丧亲悲伤的人都有痛苦的体验，因此人们认为未能体验这种悲痛的人是不正常的，而且表明这些人情感冷淡，或者与死者没有亲密的关系。此外，有人预期，那些不表现出悲痛情绪的人以后还是会产生某种类型的悲痛，或者随后引发健康问题。有关目前的对照研究的分析表明，少数丧亲者在亲人死去以后确实没有体验到剧烈的悲痛，即便在最初阶段亦是如此。除此之外，随着时间的推移，那些在亲人死去的最初阶段未表现出伤感情绪的人，非但没有产生延迟的悲痛反应，而且往往在以后还能出色地应付生活。相反，在亲人亡故以后一开始就表现出十分伤感的人，则更有可能经历长期的痛苦。在这一点上，尚无对照研究考查过下列的假设：在亲人亡故以后没有悲痛的体验，意味着这个人情感冷淡，或者与死者没有建构亲密的关系。

五、调节悲痛反应的因素

目前，人们对为什么有些丧亲者比其他丧亲者所受打击更重的问题抱有浓厚的兴趣，具体讲涉及到许多有关的因素。已经提出的各种有关因素有：社会文化因素（例如，年龄、性别、社会阶层、民族团体等），个人因素（例如，人格、宗教信仰、健康、应对策略等），情境因素（例如，亲人亡故前的消极生活事件，亲人的死亡方式，社会支持等），以及牵涉到丧亲者与之关系的一些有关因素（例如，失去配偶或孩子，失去激烈冲突的关系，或者失去一种和谐的关系等）。由于详细探讨这些因素已经超出本文的范围，因此，我们只讨论其中一些因素。虽然它们在有关丧亲的文献中没有受到充分的重视，但是它们对理解丧亲者如何反应却非常关键。这些因素涉及丧亲关系的性质，以及与死亡有关的情境。[参见《衰老与心理健康》(Aging and Mental Health)，《民族地位与心理健康》(Ethnicity and Mental Health)，《心理健康的性别差异》(Gender Differences in Mental Health)，《心理健康的个体差异》(Individual Differences in Mental Health)，《宗教和心理健康》(Religion and Mental Health)，《社会经济地位》(Socioeconomic Status)]

（一）丧亲关系的性质

为了解释具体的丧失所产生的后果，让我们考虑一下丧亲关系的性质是颇为重要的。唯有认识了死者对丧亲者意味着什么，我们方能理解丧亲所导致的影响。死者在丧亲者的生活中处于何种地位？死者生前起着怎样的作用？死者是不是丧亲者情感满足和支持的主要源泉？这种关系是否具有严重冲突的性质？为了阐述不同丧失的特性，我们将对配偶的丧失，孩子的丧失和父母的丧失分别进行讨论。

1. 失去配偶

在丧亲方面，许多研究调查了失去配偶所带来的后果。研究结果表明，失去配偶既与健康问题相联系，又与死亡风险的上升相联系。配偶在一个人的生活中可能充当着许多角色，也就是说，失去亲人的人不得不应对各方面的丧失，例如失去爱人、朋友、保护人，以及失去经济来源或社会地位的提供者等。人们之所以在丧亲的反应上有如此多变的表现，原因在于这样一个事实，即每个丧亲者必须应对不同性质的丧失。同样是失去配偶，对某个人来说好似失去一位亲密的朋友、一位性伴侣和一位抚育孩子的帮手；对另一个人来说，虽然配偶的离去没有上述那种强烈的体验，但是仍然会使丧亲者感到从此失去了承担家务责任的好帮手；而对第三个人来说，失去配偶可能意味着充满冲突的婚姻结束，或者是护理患病配偶的紧张生活结束。我们有理由相信，即便这三种人都经历了配偶的丧失，但是他们会表现出不同的悲痛反应。这些例子表明，婚姻关系的某些特征可能会对悲痛反应产生影响。

人们发现，影响悲痛过程的一个重要因素是丧亲者对配偶的依赖性。已有证据表明，对配偶的极度依赖会增强过分的思念，并使悲痛复杂化。依恋理论家指出，情绪上的依赖意味着不安全、缺乏信心和依附倾向。这些特征会使一个人在丧失配偶时更加难以迎接生活的挑战。

另一个使人颇感兴趣并予以大量研究的因素是充满冲突的婚姻对悲痛的影响。遗憾的是，婚姻冲突方面的证据比之依赖方面的数据更加不足。临床数据提示，那些卷入婚姻冲突的人，在配偶死去以后更易经历各种麻烦。这一发现得到有些研究人员的支持，他们发现，高度冲突的婚姻关系预示着悲痛过程的长期性。可是，其他一些研究人员发现，婚姻越是幸福，悲痛就越是严重和持久。

最近，惠顿（Blair Wheaton）创制出一种新的方法，将冲突的婚姻及其对悲痛过程的影响概念化。在他看来，对配偶死亡的反应，很大程度上取决于婚姻过程中丧亲者所经受的紧张量。他发现，当寡妇身份意味着长期的角色紧张宣告结束（例如，意味着婚姻冲突结束，或者不堪重负的抚育子女的责任结束）时，这种丧失会缓解通常由丧亲所引起的不利影响。他的数据表明，一旦失去这样的配偶，活着的配偶的心理健康水平反而会得到实际的提高。虽然这些发现并未解决有关文献（这些文献论述冲突的婚姻如何影响居丧人士的悲痛）中的看法不一致，但是，它们却对大多数研究人员和临床专家所持有的传统观点提出了挑战，从而为人们提供了一种新观点，它有助于我们在继后的研究中阐明婚姻冲突对丧亲的影响。

2. 失去孩子

不断有证据表明，失去孩子会造成特别严重和持久的悲痛。一项研究发现，在车祸中失去孩子的父母出现较高的死亡率，较多的抑郁症状，而且更有可能走上离婚之路。孩子—父母之间相互依附的独特性质可能使父母在失去孩子后产生巨大的痛苦。由于孩子是父亲或母亲个体的自我延伸，所以失去孩子的父母可能会感到失去了自身有机体的主要部分。孩子死亡也可能导致父母对生活丧失信心，对未来的希望和期待也会因此而动摇。此外，认为自己要保护孩子，或者期望孩子比自己活得更久更幸福等的不可动摇的想法，也会因此化为泡影。

某种类型的孩子丧失，其影响尚未被社会所认识，对于这类孩子的丧失，父母的悲痛会更趋严重。例如，因流产或死胎而引起的丧失就属于此类。比起其他类型的孩子丧失，人们往往对这种类型的孩子丧失较少表示同情。人们至多只是作出这样的安慰："你可以争取再生一个，"或者"失去这样一个孩子确实令人惋惜。"

3. 失去父亲或母亲

许多失去父母之影响的研究都把重点放在年幼的丧亲儿童身上。比较一致的意见认为，父亲或母亲的死亡对学前儿童和学龄儿童来说会产生紧张的体验。研究人员报告说，童年时期失去父亲或母亲会引发抑郁和行为问题，例如出现行为异常、睡眠障碍、尿床，以及有过分依恋活着的父亲或母亲的倾向等。儿童也会产生躯体症状，例如头痛、胃痛或者腹泻等，借此对丧亲作出反应。如果活着的父亲或母亲能使孩子得到情感上的满足，并且维持家庭原来的生活规律，那么儿童情绪和行为问题的风险就会随之降低。

（二）与死亡有关的情境

下面，我们要讨论与死亡有关的情境所产生的影响。近年来，研究人员开始认识到死亡发生的情境会明显影响人们对死亡的反应。为此，我们意欲讨论与此相关的各种死亡的含义，它们是突然的创伤性死亡、长期患病后的死亡、蒙上耻辱的死亡，以及丧亲者在得不到适当的社会支持的情况下必须应付的死亡。

1. 突然的创伤性死亡

研究表明，对丧亲者来说，突然的意外死亡比预期的死亡会导致更多的身体和心理方面的健康问题。如果死亡是意料之外的，或者是创伤性的（例如，因预谋、疏忽或暴力行为而致死），那么丧亲者就有可能出现长期的悲痛。兰多指出，随着社会上科学技术的发展，自然死亡的数量已趋减少，而突发的创伤性死亡却频频发生。迄今为止，因意外事故而导致的死亡已经成为40岁以下青壮年的头号死因，而凶杀则是第二号死因。

如果死亡因暴力而引起，如果这种死亡过程为丧亲者亲眼目睹，或者丧亲者的生命也为此受到威胁的话，那么突然的创伤性死亡的影响就会变得较严重。突然的创伤性死亡事件的幸存者不仅要忍受强烈的和长期的悲痛，而且还会体验到大量的焦虑、摆脱不了的思念，以及梦魇的困扰等。通常，这类丧失所产生的症状类似“创伤后应激障碍”患者的表现。此外，丧亲者还会对一些基本的信念（例如，世界的安全性、可靠性和公正性等）产生动摇。如果死亡是人为的或故意的，那么丧亲者就必须面对人类中潜在的破坏性和残忍性因素。如果死亡是因某人的疏忽而造成的，那么丧亲者就会因死亡是无故的、可防止的而抗争。[参见《创伤后应激》(Posttraumatic Stress)]

2. 长期患病后的死亡

研究表明，因长期患病而引起的死亡也会增加丧亲者继后所面临的风险。乍一看，这种观点似乎与上述的证据有矛盾，因为上述的证据清楚地表明突然的意外性死亡是引发消极后果的风险因素。假若丧亲者是主要护理者，那么有时间对亲人之死作好准备的这种有利条件就有可能被长期付出的情感的和身体的痛苦所抵消。护理者常把自身的需要和健康搁在一边，以对付和满足病人日复一日的护理要求。面对亲人的长期病痛和身体恶化，可能会使护理者产生额外的紧张。在有些情况下，护理者甚至会感到亲人并不理解他或她正在作出的牺牲。随着亲人长期患病后死去，护理者（或者丧亲者）不会允许自己表示任何一种怨愤感或敌意感，即便产生松一口气的想法也会产生内疚感。曾经把许多时间花在病人护理上的丧亲者可能一时难以找到生活的新目标。此外，尤其在老年人的个案中，由于护理时竭尽了情感和身体方面的一切，因此继后的寡居生活很难使他们恢复到先前的功能水平。

3. 蒙上耻辱的死亡

由于死亡多少跟羞耻有关，因此，导致死亡的挥之不去的耻辱阴影会使活着的人承受巨大的压力。在我们的社会中，有两种死因常被蒙上耻辱的阴影，这就是艾滋病和自杀。研究表明，亲人的自杀会使丧亲者陷入强烈的和长期的悲痛之中，例如，这类丧亲者因此会表现出极度的抑郁和焦虑，甚至寻找短见。由于未能阻止亲人自杀，或者促成亲人自杀，由此受到的谴责会使丧亲者产生怨愤和内疚。随着亲人选择自杀死去，不再与生存者的生活相干，生存者常常会产生被拒绝感。此外，自杀常被视作是一种背叛，死者被指责为对生存者不负责任，例如，“他怎么会这样自私？”“她怎能这样对待我？”这些思想有可能使丧亲者原有的内疚感进一步加剧，从而促进自责。[参见《自杀》(Suicide)]

因患艾滋病而引起的死亡也许是我们社会中最蒙耻辱的丧失了。尽管人们尽力施以教育，但是艾滋病仍被定性地看作是同性恋者或吸毒者所患的疾病。由于社会舆论把艾滋病视作“对罪孽的惩罚”，因此患有此病的人，以及病人的亲属和朋友，往往极少博得别人的同情。然而，事实上，他们这时特别需要给予支持。已有专家建议说，因艾滋病造成死亡的丧亲者在亲人患病期间如果得不到适当帮助的话，或者在亲人死亡后得不到适当支持的话，则他们就有可能面临和遭受长期和剧烈的悲痛。艾滋病的某些特征和影响能使悲痛反应更趋严重，而身体的逐渐恶化也可能加剧亲人死亡带来的影响。这种说法一定程度上说是正确的，因为艾滋病的进程通常是充满风险和不可预测的，而眼睁睁地看着亲人备受病痛的折磨，身体状况日渐恶化，也是令人十分痛苦的。此外，目睹亲人被艾滋病夺去生命，会引发丧亲者对自己身体衰弱的忧虑。如果丧亲者碰到周围朋友均因艾滋病而接连死亡，在此情况下，他或她就很难为某一个具体的死亡事件适当表示那种悲痛了。不过，相继发生的每个死亡事件的有害影响可能是累积的。[参见《艾滋病病毒与艾滋病》(HIV/AIDS)]

4. 得不到明显的支持

许多文献已经讨论过用来缓解丧亲影响的各种因素，其中一个因素就是社会支持。大家都有这样的感性认识，那就是遭受重大丧失后，如果获得社会支持，那么就会对悲痛过程产生影响。研究表明，丧亲以后如何反应不是按提供支持的人数就能预测的，而是决定于获得支持的质量(例如，感到自己被人关爱和接受，感到自己可以自由地表达情绪，等等)。

若干研究记载，丧亲者常报告说，他们感到最有帮助的支持是让他们有机会谈论自己的悲痛。仅就这一点而言，有关社会支持的研究揭示了丧亲者在获得适当的社会支持方面所面临的困境。一方面，不断有证据表明，丧亲者很看重是否允许他们在客观环境中表达自己的感情。临床专家也认为，表达悲痛是一种健康的表现，从而鼓励丧亲者表达自己的感情。另一方面，许多研究结果提示，反应强烈的悲痛往往会引起消极的社会反应。人们曾经报告说，丧亲者表达悲痛时，常会感到被人误解，别人故意回避，甚至遭到他人谴责。有关证据还表明，在许多情况下，当他人的这些反应作用于悲痛的丧亲者身上时，丧亲者会不再表示自己的感情，甚至不再与社会接触。有些研究提示，不能表达感情有可能导致继后的健康问题。

研究结果表明，尽管人们努力为丧亲者提供支持，但是他们的努力常不被认为是有用的。通常，人们对丧亲者所说的表示安慰或同情的话有："你还有另一个孩子"（意思是说，死了一个还剩一个），"我理解你的心情"，"你应当走出去常和人们聊聊"，"多想想未来吧"，等等。即便这样谈论的动机是良好的，而且有可能缓和丧失引起的痛苦感觉，但同时把丧亲者置于要迅速恢复的压力下，而且等于忽视了丧亲者的感情表达。已有证据表明，由于这类"哀悼"起到抑制丧亲者悲痛的作用，因此它们并无多大益处。有趣的是，这些不合时宜的谈论大多来自亲属或好友。这些人受到丧亲者悲痛情绪的影响，他们在丧亲者的恢复中起着不可低估的作用。

那么，为什么人们常无法提供适当的支持呢？正如我们上面已经讨论过的那样，我们的社会通常认为，丧亲的悲痛会持续一段时间，而且较为严重。但是，根据最新的研究，这些假设似乎并不正确。由于支持者缺乏什么是标准的支持的正确信息，因此有可能对哀悼者抱以不适当的期望。此外，与丧亲者的接触也会在支持者身上引发无助感和易损感，尤其是当丧亲者传递强烈的悲痛时，这方面的感觉更明显。如果支持者发现自己在缓解丧亲者的痛苦方面无能为力，产生无助的情况就不足为怪了。面对死亡的现实会使人产生焦虑，而严重的焦虑也会因此而干扰有效的支持。尤其在创伤性死亡的案例（例如，凶杀案）中，面对这样的悲剧，提供帮助者的安全需要可能受到威胁。兰多指出，有些人之所以对创伤性死亡的幸存者进行谴责、贬抑和回避，目的是为了维持个人的安全，以及相信这类事件可以避免。

失去孩子的父母常会遭遇人们的回避反应。在我们的社会中，失去孩子意味着最为糟糕的事件。想到失去孩子具有极大的威胁性，致使许多人竭力回避这样的可能性，即不让这种悲剧也发生在自己身上。这种心态促使他们不与失去孩子的父母谈论此类话题，或者压根儿避开失去孩子的父母。

看来，具有讽刺意味的是，那些被认为对丧亲者最为有利的东西（即表示痛苦的感情），在其他人看来却是难以忍受的，从而妨碍他们提供有效的支持。这种现实提出了这样一个问题：是否应该对丧亲者进行教育，教育他们如何最大程度地减少向他人流露消极情感。有些研究人员提出，应该鼓励丧亲者使用别的情感表达方式（例如，记日记）。不过，应当指出的是，不用言语来表示悲痛有可能导致错误的社会标准。例如，假若设想有些丧亲者在亲人死后不久就抑制了悲痛情绪的表达，那么就有可能产生这样一种情况，即他们能在相对来说较短的时间内从伤感中恢复过来。由此导致的结果是，丧亲者就更难获得他们意欲得到的支持。只要考虑一下为丧亲者提供支持的好处和难处，我们就不难了解对一般人进行适当教育的益处了。不仅要教会他们了解悲痛的性质，而且要教会他们把握有益的支持策略。至于采取回避的策略，例如在杂货店里假装没有看见丧亲者，这样做是极端有害的。同样，对丧亲者说些“马后炮”的话也是不妥的（例如，“如果你的儿子当时系上保险带，也许就不会死了。”）。其他一些无益的反应还包括提出一些不恰当的问题（例如，“他有没有留下保险金？”），给予一些不恰当的建议（例如，“你不要老是把死者的照片挂在墙上。”），或者提供一种表面看来是“关心”其实并不适宜的支持（例如，“我们应该专为老年寡妇辟出一条汽车道”）。为丧亲者提供表达自己情感的机会，如果他们愿意这样做的话，那是有好处的。此外，较为重要的是，提供支持的人应该不加评论地倾听丧亲者的表述，让丧亲者感到自己的悲痛已被理解。[参见《社会支持》(Social Support)]

六、干　　预

上述的证据表明，许多丧亲者都会经历一个剧烈的伤痛时期，他们都很看重谈论有关丧失以及表露情感的机会。于是，该现象向我们提出了这样一些问题：丧亲者能否从专业人员的帮助中获益？如果他们能从专业人员的帮助中获益，那么哪种干预方式最有成效？应当指出的是，丧亲者极少寻求专业人员帮助，以便应对自己的悲痛。大约5%-10%的丧亲者求助于牧师或医生；求助于支持性团体的比例比较低；至于求助于心理治疗专家的人就更少了。如果丧亲者确有表露情感和与他人共同分担情感的需要，那么为什么他们中只有少数人去寻求专业人员的帮助呢？不愿意寻求治疗性帮助可能是因为担心自己不为他人所理解，或者是由于被自己的情绪所左右而不能自拔。此外，丧亲者还可能认为他们理应自己处理面临的悲痛，如果凭藉自己的力量无法处理悲痛的话，那就说明自己太软弱了。就寻求帮助而言，如果为丧亲者提供大量有关不同治疗方案的信息，则上述这些顾虑就可以得到消除。治疗方案包括各种个体心理疗法、团体或家庭疗法、同龄人支持的团体疗法和药物治疗。

比较一致的意见认为，干预手段应当促进情感的表达，让丧亲者知道，一定程度的悲痛和持续一定时间的悲痛是正常的。专业人员应当帮助丧亲者了解如何忍受和调节痛苦的情绪，帮助他们分析有关的积极因素和消极因素，帮助他们重建生活的目标、兴趣和关系，借此坚定他们继续生活下去的信心。除了这些目标以外，治疗时还应提供相应的机会来对丧亲者的自杀风险进行监控，并且判断是否必要予以药物治疗。

我们必须提出的一个重要问题是：丧亲者应在何种情况下寻求专业人员帮助，以便应付亲人死亡的现实？根据我们的判断，当丧亲者处于不良后果的高风险情境中时，或者说当他们面临下述提及的一种或一种以上的风险因素时，若及时予以治疗，则他们大多能从中获益。这些风险因素包括：失去高度依赖的配偶，在创伤性情境（例如，因突发、出乎意料的事件或暴力而丧亲）中经历丧亲之悲伤，丧亲的同时遭遇种种应激原（例如，自己患有慢性疾病，失业），以及缺乏社会支持等。我们获取的证据也表明，如果丧亲者沉溺于对死亡的极度反应中，例如对死者的痛苦思念和期盼，那就更有可能产生不良的后果。在此情况下，考虑治疗是比较明智的。其他一些能够预示不良后果的症状（不仅比较明显，而且可能持续至少两个月以上）涉及到下列表现：感到震惊或麻木，力图回避死者的遗物，认为生活空虚或失去意义，难以相信死亡事件已经发生，觉得自己的一部分躯体已经死亡，发现自己特别易怒、痛苦或抱怨，感到自己仿佛丧失了安全感、信任感或自制感，难以想象死者离开后自己会有完美的生活，等等。

一旦作出了寻求治疗的决定，丧亲者就必须考虑诸多治疗方案的利弊或得失。若干研究证据为个体心理疗法的效验提供了明确的支持。有些研究把重点放在不同治疗的比较上。例如，业已证明，认知干预疗法（通过逐步回忆和追思死者）对减弱丧亲者的悲痛是有益的。就创伤性死亡的丧亲者而言，把逐步追忆和控制焦虑两者结合起来似乎是最具效验的。认知行为治疗专家还将注意力集中在如何扭转丧亲者无助、内疚和自卑等认知上。人们较为关注的心理动力疗法在帮助丧亲者方面也被证明是成功的，尤其是当回避或否认等症状十分突出时，这种疗法更具效验。

由于许多人在参与个体治疗方面缺乏经济实力，因此人们对一种较为经济的疗法（例如，同龄人支持团体的疗法）越来越有兴趣。团体支持（包括一对一的同龄人支持）是心理治疗的重要补充手段。聆听具有相似经历的丧亲者讲述故事，无疑具有特别的效果。与其他一些具有类似遭遇的人接触，能使丧亲者相信自己的思想和情感是正常的，是可以理解的。此外，支持性团体也能提供论坛，以便相互交流有关悲痛、创伤后应激障碍以及社区资源等方面的信息。

少数研究对同龄人支持团体的影响进行了考查。这些研究发现，在参与支持性团体和不参与支持性团体的丧亲者之间不存在明显的差异。其他一些研究则表明，参与支持性团体的人获益颇多。那么，为什么支持性团体对有些人起作用而对另外一些人则不起作用呢？有些证据表明，同龄人的支持性团体对于那些性格开朗、具有良好社交技能，但缺乏应对策略的丧亲者帮助很大。至于那些社交技能较差的人，获益可能不会很多，因为他们发现自己难以自由地与该团体打交道。

许多年来，药物治疗（主要是抗抑郁药物和抗焦虑药物）在处理悲痛问题上一直是有争议的。有些临床专家认为，药物具有干扰记忆的效应，以免丧亲者追忆和体验丧亲的过程（该过程是恢复正常必不可少的）。正如有关证据表明的那样，悲痛的许多症状，例如抑郁和创伤后应激障碍等，都具有生物方面的基础，因此运用药物治疗无可厚非。尽管很少有严格的对照性研究提到过这个问题，但是现有的证据支持在处理悲痛问题时可以明智地使用抗抑郁药物和抗焦虑药物。尤其在悲痛的急性发作阶段，有证据表明，使用抑制自主神经的药物（例如，苯二氮杂䓬），具有一定的疗效。这些药物能够减少梦魇和胡思乱想，从而促进睡眠。药物疗法能够通过稳定当事人的情绪，使他们从难以自拔的思想中解放出来，虽然难免会体验痛苦的情感，但不会被悲痛压垮。可是，需要记住的是，由于这些药物具有成瘾作用，并且较难戒除，因此使用这些药物时应当谨慎监控。三环抗抑郁剂和选择性5-羟色胺再吸收抑制剂（selective serotonin reuptake inhibitors，简称SSRI）也证明在减少抑郁和创伤后应激障碍的症状等方面较有效。由于不同的药物对不同的人和不同的症状效果不尽相同，因此，当某种药物的疗效并不理想时，临床专家可以尝试使用另外一种药物。[参见《精神药理学》(Psychopharmacology)]

一般的意见认为，这些药物治疗不宜按常规方法用来控制悲痛，但是当丧亲者表现为强烈的或长期的异常悲痛时，或者当当事人处于可能产生不良后果的危险场合时，使用药物治疗还是必要的。在保证实施药物疗法的情况下，许多医生还认为应当与心理治疗相结合。

鉴于丧亲的反应具有可变性，因此需要考虑对不同的人施以不同的干预方法，这样做才是合适的。已有证据表明，如果丧亲者的痛苦程度十分强烈，或者难以对其施以药物治疗，这时个体疗法便是一种可供选择的方法。如果丧亲是突发和创伤性的，而且丧亲者又患有创伤后应激障碍（其症状表现为胡思乱想和梦魇等），那么在悲痛发作之前就需要先治疗这些症状。至于悲痛程度较低的人，或者不愿意考虑个体疗法的人（包括那些支付不起个体疗法费用的人），参加同龄人支持团体便是一种较好的选择。这种同龄人团体有助于丧亲者的情绪正常化，或者提供交流信息和经验的情境。若有可能，丧亲者可以选择一个与其具有相似丧亲经历的哀悼者支持团体，例如，围产期流产（指产前5个月的胎儿死亡和产后1个月的婴儿死亡），幼儿死亡，长期患病后的死亡，自杀，等等，借此进行治疗。

总之，已有相当清晰的证据表明，专业人员的干预在帮助有高度风险的丧亲者方面是颇有成效的。因此，我们建议，对于上面讨论过的具有某些风险因素的丧亲者，以及那些表现出极度悲痛反应且几个月后仍未消退的人，要认真考虑给予专业性的治疗。如果没有这种治疗，那么诸如抑郁、不能自拔的思想，以及无法集中注意力等症状就有可能潜伏下来，并且持续数月或数年。

七、结　　论

失去亲人无疑会对一个人生活的未来进程和方向产生重大影响。正如上述的回顾性研究所介绍的那样，持续的悲痛可能严重威胁和损害一个人的健康、快乐和生育能力。而且，它也会使人们对自己和世界的基本看法产生动摇，改变他们对未来的希望和期待。不过，丧亲者之间存在差异。有些丧亲者能一定程度地成功克服悲痛，有些丧亲者表现为持续的痛苦，还有一些丧亲者则似乎并不受到丧亲的影响。在本文中，我们的目的是描述和澄清丧亲者这种令人注目的可变性。一个附带的目的是说明，为人们共同持有的一些观点不一定正确，包括少数场合、甚至是与实验的证据相矛盾的观点。这些观点包括：倘若丧亲以后没有经历强烈的悲痛，说明丧亲者患有某种疾病；丧亲者需要中断对死者的依附，以便从丧亲中恢复过来；丧亲者在经过相对较短时间的悲痛以后，应该返回到正常的功能水平，等等。我们提醒读者注意，某些死亡（例如，突发的创伤性死亡或蒙受耻辱的死亡等）具有特别大的破坏作用。这类死亡引起的悲痛反应显然跟那些因自然原因而导致的正常死亡所引起的悲痛反应又有很大的不同，因为后者是生命历程中每个人都无法避免的。

既然悲痛反应如此多样，那么为什么阶段理论（包括上面讨论过的关于恢复和解决的假设）仍在该领域的研究人员乃至一般老百姓中很有市场呢？为什么悲痛的阶段模型常以如此刻板的方式被采用，而且比它们原来设想的更加僵化呢？看来，了解一下科研与实际之间的差异是十分必要的。直接接触处于悲痛中的当事人，是对社会网络和专业保健人员提出的严格要求。在他们看来，依据某种理论框架或模型通常就可以解释丧亲者的行为，或者为他们提供接下来该期望什么的想法。由于碰到他人持续的悲痛是很难受的，因此相信彻底的解决（正如大多数模型所建议的那样）可能有助于继续开展干预活动，尤其是在为丧亲者提供若干帮助后仍未见改善的情况下更应如此。最后的恢复阶段概念似乎表示了这样一种愿望和希望，也就是说，最终“一切都会好起来的”，而绝不是代表着一种现实主义的标准目标。

如果阶段理论在处理丧亲者的悲痛方面具有支持作用的话，那么哪些东西能够充当这种作用的替代品呢？我们应该干些什么，以便既减轻丧亲者的痛苦又减轻支持者的情绪紧张呢？研究结果表明，丧亲者很看重外界的态度，来自他人的否认反应往往会加剧他们已有的苦恼。可是，正如我们上面所勾勒的那样，对局外人来说，即便他们尽量抱着不加评论的态度，他们仍常常难以保持不偏不倚。那么，哪些东西能使丧亲者和社会成员以有利于双方的方式进行沟通呢？看来，这个令人颇感兴趣的问题只能通过探索丧亲者和支持者之间如何交往的研究来加以回答了。

就悲痛的治疗而言（包括促进或阻碍治疗的因素），仍有许多问题有待了解。在我们看来，迄今为止还有许多研究课题尚未引起研究人员的充分注意，例如，丧亲者的价值观，以及过去遭遇的不利事件等，究竟会以何种方式影响悲痛过程？临床经验表明，个人的价值观念越是由于丧亲事件而发生动摇，那么继后碰到的困难就越多。与此相似，过去的不利遭遇会影响丧亲者对当前遭遇的应对，表现在他们对生活的期待和信念方面。同样，当前的遭遇也会引发丧亲者对以往悲惨遭遇的痛苦回忆。

在我们看来，另外一个重要问题涉及依赖性和自主性。如果高度的依赖性会成为不良后果的风险因素，那么高度的自主性会不会成为保护因素呢？与此相关的课题涉及这样一个问题：如果一个人具有许多满意的资源（例如，具有广泛的兴趣，拥有一批值得信任的朋友，等等），那么这些因素对丧亲者处理悲痛问题是否有所帮助？

此外，鉴于一些中介因素（例如，个人的健康或个人的婚姻质量）也会因为丧亲而受到影响，所以我们需要设计有关丧亲前和丧亲后的评价，借以鉴别风险因素和保护因素，以及探讨这些因素对悲痛过程的影响。在今后设计的框架中，我们需要补充有关生理变化的自陈报告，以便考查丧亲对健康的长期影响。唯有如此，我们才能回答一些重要的问题，例如，在丧亲后没有表示痛苦情绪是否会在以后引发健康问题。

当我们考虑恢复受抑制的问题时，我们同时需要考虑这样一种情况：丧亲者对有关信息的加工是否有可能不同于非丧亲者。例如，因凶杀案而失去亲人的人，会对各种场合的暴力现象特别敏感（例如，对新闻、电影、报纸等媒体中的暴力报道特别敏感），而且会影响他们的恢复过程。

为了完整地描述丧亲事件如何影响一个人的生活，我们在丧亲研究中还需测量个人的成长。有人认为，悲痛的生活事件能够促进个人的发展。比如，确实有一些研究指出，丧夫的妇女报告说她们变得更加坚强、更加自信和更加独立。可是，这种说法尚未得到研究的证实。

这里，我们提出的问题远远超出我们能够回答的问题。我们之所以这样做，目的在于说明还有许多东西需要了解，比如，人们如何处理重大的丧亲事件，丧亲者需要怎样的态度来对待灾难的来临。

参考文献

Jacobs, S. (1993).*Pathological grief : Maladaption to loss. Washington*, DC : American Psychiatric Press.

Klass, D., Silverman, P.R., & Nickman, S.L. (1996). *Continuting bonds: New understanding of grief.* Bristol, PA: Taylor & Francis.

Parkes, C.M., & Weiss, R.S. (1983). *Recovery from bereavement*. New York: Basic Books.

Rando, T.A. (1993). *Treatment of complicated mourning*. Champaign, IL: Research Press.

Stroebe, W., & Stroebe, M.S. (1993). *Handbook of bereavement: Theory, research, and intervention.* Cambridge: Cambridge University Press.

Walker, C.L. (1993). Sibling Bereavement and Grief Response. *Journal of Pediatric Nursing*, 8(5), 325-334.

Wortman, C.B., & Silver,R.C., (1989). The myths of coping with loss. *Journal of Consulting and Clinical Psychology*, 57, 349-357.

Wortman, C.B., Silver,R.C., & Kessler, R.C.(1993). The meaning of loss and adjustment to bereavement. In M.S. Stroebe, W.Stroebe & R.O. Hansson (Eds.), *Bereavement: sourcebook of research and interventions* (pp.349-366). London Cambridge University Press.

黎炜　译　　徐频　校

格兰·所罗门
(Glen D. Solomon)
克利夫兰临床基金会
(The Cleveland Clinic Foundation)

头痛

Headache

一、头痛的分类
二、头痛的流行率
三、慢性偏头痛的影响
四、紧箍型头痛
五、头痛的经济代价
六、头痛的发病史
七、家族史
八、察觉和早期干预
九、头痛的药物成瘾
十、周期性偏头痛的诱发因素
十一、头痛病的治疗

紧箍型头痛 主要表现为反复发作、持续时间较短而又难以忍受的单侧头痛。该综合征发作时头痛集中在眼睛周围，并伴有多种迹象和症状，包括眼睛发红和流泪、鼻塞、流鼻涕、额头出汗和疲乏，头痛一侧眼睑肿胀。紧箍型头痛大约在1～3个月内发作1～4次，夜间发作，每次持续时间为20分钟到2小时。紧箍型头痛往往每年发作一次或每隔一年发作一次。

偏头痛 主要表现为间歇性、从中度到重度不等的头痛，持续时间为4～72小时。该综合征发作时头部单侧疼痛，并伴有恶心或呕吐，以及对光和噪声敏感。约15%的患者发作之前有预兆，通常有闪光暗点或增强的余象。

疼痛反应 一种疼痛的感觉。通常认为疼痛有两种成分组成：一种是由有髓A–δ纤维（A-delta fibers）传递的快速而局部的感觉，它对机械刺激（即锐器接触）或热刺激作出反应；另一种是由无髓C-纤维传递的缓慢、不悦而扩散的感觉。

5-羟色胺 一种见于血小板和脑里的肽，其作用是收缩血管和刺激平滑肌。在大脑内，它的作用是调节心境、疼痛、食欲、睡眠、代谢能量和性驱力。

紧张型头痛 不伴任何症状的带状压迫性头痛。

三叉神经 第五对脑神经，属头部和面部的感觉神经。它负责传递脑内、脑周围血管和疼痛敏感结构中的痛觉信息。

头痛被人们称之为文明人中最常见的一种疾病，亦是美国院外病人就诊数量中排位第七的疾病。在美国，医生每年对院外头痛患者的专访达1 800万次以上。由于头痛在人口中的发生率较高，给患者的生活质量构成负面影响，加之它在医疗开支和生产力下降方面给社会带来压力，因此头痛已经成为主要的健康问题。虽说头痛是一种常见的、不一定与器质性疾病相联系的疾病，但是它却可能成为一些致命疾病（例如，脑出血、脑膜炎或脑肿瘤）的伴发症状。忽视头痛症状可能危及患者的生命。不论头痛的原因是良性的还是恶性的，它都可能较为剧烈。

一、头痛的分类

对疾病进行分类较为困难，而对“头痛”这种疾患进行分类尤其困难。常见的头痛病是由一组无法确定的生理病理症候群组成的，可用来作为其诊断标准的实验室（或放射显影术）检测手段尚属空白。头痛患者的一生中，其头痛既可能发生量上的变化又可能发生质的变化。患者可能具有多种类型的头痛。除了“纯粹的”头痛形式外，许多患者还体验到过渡性质的头痛。

头痛的综合性分类手册是由国际头痛协会(International Headache Society，简称IHS) 制订的，并于1988年正式出版。该手册提供了共13个类目约100种以上的头痛诊断分类。国际头痛协会的分类已经成为研究头痛患者的诊断标准，实际上，几乎所有新的头痛研究都运用这些诊断标准。但是，在医学实践的临床应用方面，一些从事头痛保健和头痛治疗的专家已对国际头痛协会的诊断标准提出疑问。临床上更为有用的头痛分类是由迪亚蒙德（Diamond）和达莱西奥（Dalessio）设计的。他们将头痛分为三类：血管性头痛、紧张性头痛，以及牵引性和炎症性头痛。

血管性头痛包括先兆型偏头痛(典型偏头痛)和无先兆型偏头痛(普通偏头痛)、偏瘫型偏头痛、基底型偏头痛、眼肌瘫痪型偏头痛、紧箍型偏头痛和紧箍型偏头痛的各种变型(如长期阵发性偏头痛、劳累性头痛)、中毒型血管性头痛,以及高血压头痛。所有这些头痛的共同特点是脑血管扩张(即血管舒张)。头痛是否因血管舒张引起还是仅仅为一种附带症状,对此尚不明了。脑血管收缩可能引发血管性头痛,可能在偏头痛发生之前没有痛感和运动先兆。中毒型血管性头痛是指由组织系统的血管舒张引起的头痛,这种血管舒张大多因发烧、酒精摄入、中毒、血液含氧水平降低、高处反应、一氧化碳中毒,以及服用血管舒张药物(如硝化甘油)所引起。

紧张性头痛或称肌肉收缩性头痛是西方国家最为常见的一种头痛形式。紧张型头痛被典型地描述为没有任何症状的带状压迫头痛。这种头痛以短暂的不适为特征，头痛时只须去药房买点药或休息一下便可治愈，极少需要医疗干预。当头痛变成慢性时，约3%的患者会出现紧张型头痛，从而有可能明显地影响他们的生活质量。慢性紧张型头痛可能是抑郁症的生理表现，而且经常发生在患有纤维肌痛和慢性疲劳综合征的患者身上。[参见《抑郁(症)》(Depression)]

当长期紧张性头痛发生在经常有偏头痛的患者身上时，人们常用“混合型头痛综合征”、“慢性日常型头痛”或“转换性偏头痛”等术语称谓。由于没有证据表明偏头痛会“转变成”长期紧张性头痛，由于紧张性头痛本身往往就是一种慢性日常型头痛，因此本文使用“混合型头痛综合征”这个术语来意指偏头痛患者的长期紧张性头痛。

牵引性和炎症性头痛包括那些因危险和继发原因所引起的头痛。这些危险和继发的原因是指由颅骨及其组成部分（包括大脑、脑膜、动脉、静脉、眼、耳、牙齿、鼻和副鼻窦）的器质性疾病引起的头痛。牵引性头痛还表现为常见的非特定性头痛，例如，由肿瘤、血肿、脓肿和脑肿胀等大脑损伤所引起的头痛。此外，蛛网膜下出血、脑膜炎，以及因窦炎、牙炎、颚骨和颈关节疾病引起的头痛，也可归入牵引性和炎症性头痛之中。

牵引性和炎症性头痛的控制涉及相关潜在疾病的针对性治疗。这些患者可能需要全面检查，包括神经造影，同时可由眼科医生、耳喉鼻科医生、牙科医生、神经科医生或神经外科医生会诊。

（一）头痛的机制

尽管人们对偏头痛早已开展研究，但是关于偏头痛的病理机制仍有许多不明之处。早期的研究人员认为，偏头痛是一种血管性疾病，大多由脑血管痉挛而引起。而另有一些研究人员则认为，偏头痛是由脑内的神经性放电引起的。最新的理论认为，弥散性的神经性压抑可能是先兆型偏头痛的诱因。

有关大脑血流的研究表明，颅内和颅外的动脉扩张是偏头痛发作时的一个主要特征，而且不论先兆型偏头痛还是无先兆型偏头痛均是如此。此外，服用药物使扩张的动脉收缩，有助于缓解偏头痛。

短暂的紧张性头痛可能由肌肉过度紧张（例如，不适当的休息或不良的姿势）使疼痛增加而引起，或者由伴随应激而导致不断的肌肉紧张所引起。不断加剧的疼痛冲动会促使三叉神经束的神经敏感性提高，从而使疼痛不断蔓延开来。紧张性头痛的反复发作会通过改变肌膜组织、激活疼痛反应的神经元，或者削弱大脑抗疼痛系统的活性来降低新的疼痛发作的阈值。由此可见，短暂的紧张性头痛可能主要是头部和颈部的一种神经和肌肉障碍，而长期的紧张性头痛则是神经中枢（大脑）的疼痛性失调。

长期紧张性头痛是头痛障碍群中的一种障碍，其特点是大脑5-羟色胺水平偏低。长期紧张性头痛患者诉说经常有头痛症状，此外，还包括肌肉疼痛、难以入睡、睡眠效果很差、长期有疲劳感、口渴、性欲望减退、易怒、情绪波动，以及记忆力下降和注意力不集中等。这种障碍与抑郁症具有相似之处，但是，长期紧张性头痛患者能够体验欢乐，情绪紊乱并不明显，甚或不存在情绪紊乱，其主要症状是头痛。

具有“混合型头痛综合征”的患者往往在10来岁或20来岁时就开始出现偏

头痛，并在35～45岁期间发展为每天发作紧张性头痛。至于同时发作偏头痛和日常型头痛的患者并不常见。由于许多患者有长期的偏头痛病史，因此他们习惯于使用血管收缩剂和止痛剂。当头痛不再是间歇性的，而是变成日常发作时，患有这种综合征的患者便常常服用过量的止痛剂或血管收缩药物。过量使用药物有可能导致成瘾，并在药物脱瘾过程中产生麻烦，包括头痛症状复发。

关于混合型头痛综合征之病理机制，有一种理论是以5-羟色胺耗尽的假说为基础的。5-羟色胺耗尽会提高疼痛的敏感性，从而加剧疼痛。5-羟色胺耗尽综合征的患者具有这样一些共同的症状：长期的日常性头痛、睡眠紊乱（难以入睡或继后的失眠）、情绪失调、口渴、性欲衰退，妇女伴有经前期综合征，以及记忆力下降和注意力不集中等。与5-羟色胺水平过低有关的其他症状还包括肌纤维痛、情绪抑郁、酒精中毒，以及妇女伴有经前期综合征。

这种理论认为，具有混合型头痛综合征的患者最初患的是偏头痛。偏头痛发作时的标志是大脑和血浆中的5-羟色胺浓度急剧下降。在两次发作间隙，5-羟色胺浓度会恢复至正常水平。随着时间的延续，脑内5-羟色胺浓度下降至临界水平以下，从而产生5-羟色胺枯竭的一系列症状。由此可见，患者的长期紧张性头痛是其5-羟色胺浓度长期低下的一种反映，而脑内5-羟色胺的间断性急剧下降会引起继发性的偏头痛发作。

紧箍型头痛的病理解剖位置可能位于围颈动脉窦。这一假设的依据在于此部位是下述几种神经结构的独特汇集处：眼三叉神经分支、上颌神经分支、控制瞳孔和眼睑的上部颈神经节，以及蝶腭神经节。

（二）头痛的流行病学

尽管头痛问题涉及范围很广，但是直到最近，人们对于此病症的流行率还是了解甚少。有关头痛患者的大部分数据均来自专门的头痛诊所，可是大部分的头痛患者并未向医生咨询过，所以我们无法知道这些患者的确切人数。

随着先进的流行病学方法论的问世，加之国际头痛协会关于头痛的诊断标准为人们所广泛接受，在20世纪90年代初，人们对头痛的流行状况因而获得了新的了解。在20世纪80年代末和90年代初，先后出现了四种关键的研究，每种研究依据各自不同的方法、偏头痛定义和患者样本，借以说明头痛的流行率。

二、头痛的流行率

为了确定普通人群中的头痛流行率，拉斯马森（Rasmussen）与其同事检测了740个人，这些人是被随机抽取的，以代表丹麦哥本哈根人群样本。该样本组的年龄在25~64岁之间，其性别、年龄分布和婚姻状况均有相当的代表性。先由研究人员对被试进行结构性访谈，然后由神经学家对他们进行检测，除此之外，他们还接受了实验室评价。其中头痛病症则按照国际头痛协会的标准予以分类。

拉斯马森的研究小组报告说，约96%的头痛患者具有终生流行史。女性的头痛发生率比男性的头痛发生率更高，前者为99%，后者为93%。在该样本组中，紧箍型头痛患者只有一例。年龄在55~64岁的男性其终生头痛发生率较低。就检测时的头痛发生率（即当时流行率）而言，女性为男性的2倍。

偏头痛的终生流行率为16%，占女性头痛患者的25%，占男性头痛患者的8%。有4%的患者报告说，他们最近出现了偏头痛，男性与女性偏头痛人数的比例约为1：3。就年龄而言，偏头痛的流行率并不存在显著的差异。在偏头痛患者中，15%的人每年有8~14天发生偏头痛，而9%的人每年发生偏头痛的时间超过14天，85%的偏头痛患者报告说疼痛很厉害。

紧张性头痛的终生流行率为78%，占女性头痛患者的8%，占男性头痛患者的69%，而48%的被试报告说，他们在接受调查的前一个月曾经有过紧张性头痛。男性与女性头痛人数的比例约为4：5。年龄在55~64岁的男性，其紧张性头痛的终生流行率较低。在女性中间，随着年龄的增长，紧张性头痛的流行率也呈明显下降的趋势。

在紧张性头痛患者中间，23%的人每年有8~14天头痛，而36%的人每月头痛几次。占所有样本3%的被试报告说，他们患有长期紧张性头痛（也就是说，每年有180天或180天以上出现紧张性头痛）。1%的紧张性头痛患者报告说疼痛很严重，58%的患者报告说疼痛程度中等，41%的患者报告说疼痛较轻微。

（一）青年的头痛流行率

为了评价青年的头痛流行率以及他们的就医情况，林内特（Linet）及其助手在马里兰州的华盛顿县对年龄为12~29岁的10 169名青年进行了电话访谈。通过对该社区的人群样本进行评估，从而获得患者在求医和药物治疗等方面的有关数据。这一方法并不涉及对特殊头痛类型的诊断。

结果发现，约90%以上的男性和95%以上的女性曾有过头痛史，57.1%的男性和76.5%的女性报告说他们最近的头痛发生在接受调查之前的四个星期之内。只有9%的男性和5%的女性在接受调查的上一年没有头痛发作。在头痛患者中间，6.1%的男性和14%的女性在接受调查的上个月有过4次或4次以上的头痛。偏头痛在该项研究中是这样被界定的：（1）表现为恶心或呕吐，伴有视觉上的前驱症状；（2）表现为伴有视觉上前驱症状的单侧头痛；（3）表现为伴有恶心或呕吐的单侧头痛。其中有3%的男性和7.4%的女性在接受调查的前一个月发生过单侧偏头痛。

头痛会引起工作能力的丧失。约8%的男性和14%的女性报告说，他们因头痛而失去工作或退学。年龄在24～29岁的女性因此丧失工作能力的比例最高。此外，女性所述头痛要比男性所述的头痛更为严重，而且持续时间较长。

尽管头痛会影响工作，但是仍有85%的男性和72%的女性从未因头痛而咨询过医生。头痛患者即便咨询医生，他们通常也只求助于家庭医生、住院医生和眼科医生，其中，仅5%的头痛患者向神经科医生提出医治要求。

用来治疗头痛的最常见的非处方药物是醋氨酚（一种替代阿司匹林的解热镇痛药），此外，还有阿司匹林、布洛芬（抗炎镇痛药），以及含咖啡因的阿司匹林。用来治疗头痛的最常见的处方药物是含可待因的醋氨酚，以及含阿司匹林和咖啡因（炎痛喜康）的布他巴比妥等。

（二）老年的头痛流行率

这里所说的老年，年龄被界定为65岁或65岁以上。他们与青年样本相比，其头痛的流行率没有后者那么高。科克（Cook）及其助手发现，53%的女性和36%的男性报告说，他们在接受调查的前一年犯过头痛。在老年人口中，有17%的人报告说每月发生若干次头痛。偏头痛的流行率在女性中为12%，在男子中为7%。随着年龄的增长，偏头痛的发病率呈下降趋势：就女性而言，年龄在65～69岁的女性发病率为14%，而90岁以上的女性发病率下降至6%；就男性而言，年龄在65～69岁的男性发病率为10%，而90岁以上的男性发病率降至零。所罗门（Solomon）和孔克尔（Kunkel）发现，老年头痛患者与青年头痛患者相比，前者的紧张性头痛发病率高于后者（27%比20%），而前者的偏头痛发病率则低于后者（15%比31%）。

为了描述由偏头痛引起的涉及大众健康问题的程度和分布状况，斯图亚特（Stewart）与其同事向代表美国人口的15 000户人家发放了问卷。他们要求患有严重头痛的患者对其有关的头痛问题作出详尽回答。结果，他们收到了20 468名被调查者（年龄在12～80岁之间）的回复。掌握了如此规模的样本，斯图亚特等人根据他们的性别、年龄、种族、家庭收入和地理因素等，就有可能对偏头痛的发病流行状况，以及患者丧失工作能力的情况作出评价。

在该研究中，偏头痛的界定是依据调查之前12个月内至少有过一次严重的头痛发作，至于那些没有日常性头痛的患者，须有下列一组与严重头痛相关的症状：

(1)单侧疼痛或搏动性疼痛，或者有恶心或呕吐，或者患有畏光的恐音症；(2)头痛发作之前有视觉或感觉方面的前驱症状。这样界定与国际头痛协会的标准相一致，并且比林内特使用的标准更宽泛一些。

根据调查知道，男性偏头痛中的发病率为5.7%，女性的偏头痛发病率为17.6%。黑种女性和白种女性具有相同的偏头痛发病率，但是黑种男性与白种男性相比，前者的偏头痛发病率低于后者（分别为3.3%和6.1%）。年龄为35~45岁时，不论男性和女性，偏头痛的发病率均最高。偏头痛的发病率与家庭收入显著相关，低收入的样本组与高收入的样本组相比，前者的发病率比后者高出60%以上。

用此数据推测美国人群，据估计，约有870万女性和260万男性患有中度至重度的偏头痛。在这些人中，有340万女性和110万男性每月头痛发作一次或一次以上。低收入家庭中年龄为30~49岁的女性尤其处于偏头痛的高风险之中，而且更有可能需要紧急救护的治疗。

有若干理论解释了低收入样本组偏头痛发病率较高的原因。由于贫穷导致饮食不良、产生应激和其他一些因素，有可能诱发偏头痛发作。与此情况相对照，高收入样本组容易获得良好的保健服务，减少发病的持续时间，从而降低了偏头痛的发病率。对有些患者来说，经常性头痛可能导致失业或收入受影响，继而引发社会经济地位的逐步下降。[参见《食物、营养与心理健康》(Food, Nutrition, and Mental Health),《社会经济地位》(Socioeconomic Status)]

三、慢性偏头痛的影响

为了确定近年来慢性偏头痛的发病率及其对工作能力的影响，也为了探究偏头痛医疗的最新动向，全国健康访谈调查(National Health Interview Survey, 简称NHIS)通过美国样本的个体访谈收集了有关数据。访谈从1979年开始至1989年告一段落，样本数为60 000~125 000人。该研究对1980~1989年间的偏头痛发病率进行了比较。

在全国健康访谈调查中，偏头痛的界定是以被访谈者对问题所作的肯定回答为依据的。诸如此类的问题有：在过去的12个月内，你家里是否有人出现过偏头痛；或者在过去的12个月内，你家里是否有人患有偏头痛，因而限制了他或她的活动甚至导致住院。这种偏头痛的界定是最为普遍的一种方法。不过，它的运用会受到患者自我诊断的影响。

林内特认为，约3/4的头痛患者并不谋求医疗帮助。然而，全国健康访谈调查的结果却表明，80%以上的女性偏头痛患者和70%以上的男性偏头痛患者每年至少有一次因疾病发作而求医，其中，约8%的女性和7%的男性一年至少有一次因疾病发作而住院治疗，约3%的女性和4%的男性报告说他们因偏头痛而导致功能水平长期受到限制。

全国健康访谈调查报告说，在美国，1989年偏头痛的发生比例为每千人中有41人（4.1%）。这个数字表明，与10年前相比（1980年为2.58%），美国的偏头痛流行率上升了60%。但是，这个数字却比丹麦研究小组报告的10%的流行率低得多。这种流行率的差异可能反映了诊断偏头痛时所用方法的差异，而非接受研究之人群样本的差异，因为全国健康访谈调查采用的是自我诊断，而丹麦的研究则是运用诊断偏头痛时医生的评价。患者常常错误地认为自己患有窦性头痛或紧张性头痛，其实偏头痛才是最为合适的诊断结论。

全国健康访谈调查发现，偏头痛的增长（71%）大多发生在45岁以下的年轻人群之中。年度研究表明，除了女性偏头痛的流行率高于男性外，女性偏头痛的增长率也高于男性，其数据分别为77%和64%。

四、紧箍型头痛

与偏头痛和紧张性头痛相比，紧箍型头痛较为罕见。据报道，在头痛专科门诊里，紧箍型头痛的发病率占头痛患者的2%–16%。与偏头痛的流行率相比，紧箍型头痛的流行率为每千人中约1例，而偏头痛的流行率，正如上述全国健康访谈调查所表明的那样，每千人中约41例。

紧箍型头痛是唯一在男性中较为普遍的头痛病。研究表明，该头痛的男女比例约为5～9名男性患者对1名女性患者。紧箍型头痛的开始发病年龄平均为26岁。儿童不大会患紧箍型头痛，即便有报道，也只是个别病例。偏头痛是一种遗传性疾病，但是家族有紧箍型头痛的情况却不常见，其发生率约占紧箍型头痛患者的3%。据报道，有家族史偏头痛的患者约占紧箍型头痛患者的15%–17%，该数字与一般人群中偏头痛的发病率相一致。

紧箍型头痛与吸烟显著相关：在患有急性紧箍型头痛的患者中，约71%在发病之初是吸烟的，而在患有慢性紧箍型头痛的患者中，约93%在发病之初是吸烟的。这些数据与美国吸烟人群形成对照，因为美国人群中约25%是吸烟者。据报道，紧箍型头痛患者通常是一些长期的重度吸烟者，他们在青春时期就已开始吸烟，因此，从病因上说，吸烟可能与紧箍型头痛有关。当然，在紧箍型头痛患者中也有较小比例的人是终身不吸烟的。

五、头痛的经济代价

头痛的经济代价是重大的。求医急诊时的开支、放射显影检测的花费，以及处方药和非处方药的开销等，都是十分惊人的。除了治疗费用外，头痛的高昂代价还包括因生产能力的丧失而使社会背上包袱。

在美国，每年花在头痛治疗方面的非处方药物的费用就高达10亿美元。此外，每年用于治疗偏头痛的医疗开支，包括医药费用和放射显影检测费用，每个偏头痛患者平均支出817美元。

在美国，因偏头痛所导致的生产能力的损失，每年估计为65~172亿美元。女性因偏头痛所导致的损失，据保守估计，1990年为43~47亿美元。这些统计数字还只是考虑减少工作日和丧失生产能力所造成的损失。如果我们以年度为单位进行计算，则每年每人因偏头痛所导致的劳力丧失的代价为2 712~3 072美元（平均每人每月256美元）。从雇主的角度来分析，如果将创造利润与支付工资一并考虑，那么因偏头痛所造成的劳力丧失的代价为每年每人4 752~5 112美元（平均每月每人396~426美元）。这些代价还不包括与治疗有关的直接开支（例如，求医、服药、不断增加的保险费等）。

六、头痛的发病史

评价头痛患者的第一步是获得头痛患者的发病史。了解患者的病史是正确诊断的关键。由于身体、神经学方面的检查、实验室检查和放射显影检测均属常规检测，若加上了解头痛病史，便可确定头痛究竟是属于偏头痛、紧箍型头痛，还是属于紧张性头痛，或者头痛属于某种潜在的疾病症状。详细、完整的病史提供了一种假设性诊断，医生可以据此进行检查，包括施以身体检查、实验室检查或放射显影检测，从而作出诊断结论。

诸如开始发病的年龄、发病的时间特征、疼痛的性质和部位，以及诱发头痛的环境等评价因素，有助于医生对头痛患者作出诊断并予以治疗。

开始时，一个重要的步骤是确定患者经历了哪些类型的头痛。根据患者所描述的各种头痛症状（许多患者患有两种或两种以上的头痛），医生可以获得有关患者的详细病史。

头痛首次发作的年龄及其持续时间常常是医生推测其潜在原因的重要依据。突然发病加上头痛厉害，尤其是当这些症状又与异常的神经病学发现或意识水平的变化相伴随，那么提示可能有严重的疾病，例如，脑出血或脑膜炎等。另一方面，短暂性头痛反复发作多年，则可能反映一种血管性头痛，例如，偏头痛或紧箍型头痛等。虽具日常性头痛的长期病史，但无伴随症状，提示可能是长期紧张性头痛。除非患者偏头痛时最初具有独特的预兆或信号，否则的话就得考虑是否可能有脑膜炎或脑内出血等严重的神经性疾病。

最难诊断的头痛是那些长达数周或数月的头痛。它们可能是良性的，或者说病根可能源自窦炎、眼病、硬膜下血肿、脑瘤，以及见于60岁以上患者的巨细胞动脉炎。

在知道了头痛的发作频率和持续时间以后，了解其他一些生理事件的具体时间对于正确诊断反复发作的头痛也是很关键的。头痛发生的时间可能与青春期发育、月经、妊娠、绝经期有关，也可能与激素的使用有关系，了解这些对于诊断是颇为重要的。

偏头痛常始于青春期发育初期，并在绝经期后缓解。它既有可能毫无规律地发生，而且长达数月甚至数年，也有可能有规律地伴随月经发生。急性偏头痛的发作可以持续4小时至72小时，在两次发作之间有一段时间不头痛。

急性的紧箍型头痛随周期性地一阵发作后出现，持续两个星期至数月，并且常在春季和秋季发生。两次发作之间有一段无头痛时期，它可以持续数月至数年。发作时，剧烈的头痛会持续15分钟至3小时，可能一天发作1～4次，有时夜间发作时会把患者从睡梦中痛醒。

紧箍型头痛发作的持续时间不同于三叉神经痛，后者常常表现为反复的刺痛，而且持续时间不到一分钟。紧箍型头痛的变型，例如长期阵发性偏头痛，表现出跟紧箍型头痛相似的疼痛模式，但其发病更为频繁，而且常在白天发生。

长期紧张性头痛表现为无周期性，而且极少有无头痛的间断期。患者常描述每天出现不见减轻的头痛。混合型头痛综合征表现为这样的特征，即每天间断性发作加上剧烈搏动式的阵发性偏头痛。

头痛的定位虽对诊断有所帮助，例如，紧箍型头痛或三叉神经痛可根据发作部位诊断，但有时也会产生误导。尽管偏头痛发作在2/3的时间里是单侧性的，但在1/3的时间里则是双侧性的。长期紧张性头痛通常是双侧的，但是有时也可能单侧疼痛。如果紧箍型头痛、三叉神经痛以及一般性头痛与局部病变有关，例如与眼、鼻、窦或头皮等处疾病有关，则它们的疼痛可能是单侧的。因脑部出血或脑瘤所引发的头痛，可能开始时是单侧的，但它会发展成双侧。偏头痛的部位常随发作的具体情况而改变，但在患者的一生中主要表现为单侧疼痛。紧箍型头痛一般为单侧，并在发作过程中只影响一侧。

描述疼痛的特性是很有价值的。偏头痛常是搏动式疼痛，而持续疼痛则提示紧张性头痛，剧烈的疼痛暗示紧箍型头痛。三叉神经痛的特点是短暂、剧烈而震颤式的刺痛。

紧箍型头痛和三叉神经痛的疼痛程度都是较剧烈的，致使紧箍型头痛患者常常无法保持安宁。与此相对照的是，偏头痛患者可在黑暗、安静的房间里得以休息。

如果患者提及头痛前有某种先兆或信号，则一般情况下它属于先兆型偏头痛（即传统偏头痛）。这是一种唯一具有可识别的前驱症状的头痛。通常，在头痛发作前10～60分钟里（平均为20分钟）出现视觉或神经方面的症状。前驱症状包括欣快、疲乏、打哈欠和渴望甜食等，它们可能在头痛发作前12～24小时里发生。

与偏头痛有关的相伴症状包括对光和声很敏感、食欲丧失，以及恶心和呕吐等。与紧箍型头痛有关的相伴症状，除了上述表现外，还有眼睛发红、流泪、鼻塞、流涕、前额出汗、乏力，以及眼睑肿胀等。流涕和鼻塞在窦炎中十分常见。

颈部强直或其他一些脑膜疼痛迹象，可预示脑膜炎、脑炎或脑出血。脑肿瘤、脑积水或脑炎也可以从意识水平降低来显示。此外，脑肿瘤或脑血管畸形也可导致头部疼痛。发烧和流汗则可能提示脑部受感染。

还可能存在其他一些诱发因素。疲劳，尤其是缺乏睡眠，可能诱发偏头痛或紧张性头痛。应激会加剧紧张性头痛，而偏头痛则可能发生在应激过后，常出现在周末或度假期间。偏头痛患者的病因也可能与月经周期、不吃粗粮或摄入富含氨基酸酪胺的食物有关，这类食物是指红葡萄酒或过期的乳酪。酒精会诱发紧箍型偏头痛。天气的变化也可能与偏头痛或窦炎的恶化有关。通常，与长期紧张性头痛有关的抑郁症状，涉及睡眠障碍和食欲的紊乱。[参见《应激》(Stress)]

在评价头痛时，还应考虑患者有否职业性中毒，包括是否接触化学物品或受到感染。例如，一氧化碳中毒常表现为头痛。某些化学物品（如硝酸盐等）也会诱发头痛。

患者以前是否接受过医治和外科手术，以及过去和现在曾服用过何种药物治疗等，也有助于诊断。例如，头部创伤可能提示硬膜下血肿或颅骨骨折。服用某些药物也会诱发头痛，或者使那些具有潜在头痛病的患者头痛加剧。长期使用某些药物，包括麻醉剂、巴比妥盐、咖啡因和麦角等，可能导致头痛的反弹或复发。

了解患者的病史时，最后一步涉及对心理功能的评价。首先，我们必须确认或排除当事人患精神病或人格障碍的可能性。如果存在这样的可能性，那就必须采取相应的精神病治疗方法。其次，应当评价当事人对疼痛的心理反应，因为心理上对疼痛的反应实际上反映了潜在的人格或应对风格。再次，分析当事人健康行为方面的平时表现（包括锻炼、酗酒、吸毒、睡眠和饮食习惯，以及抽烟等）。这些行为可能反映了患者对待自己健康状态的态度。患者以前的行为表现，以及患者如何对待改变当前行为的建议等，都可作为预测他们是否能够成功地运用非药物疗法治疗头痛的重要数据。

七、家 族 史

分析一下患者的家族史也是有益无害的。偏头痛是一种遗传性疾病，约2/3病例具有这方面的家族史。75%的患者有母亲一方偏头痛的家族史，20%的患者有父亲一方偏头痛的家族史，而6%的患者其父母亲双方均有偏头痛的家族史。根据有关的研究统计，如果父母双方均患有偏头痛，则子女患偏头痛的风险接近70%；如果父母中只有一方患有偏头痛，则子女患偏头痛的风险约为45%；如果父母双方均无此病，则子女患偏头痛的风险小于30%。在父母虽无此病但子女患上偏头痛的案例中，其兄弟姐妹患偏头痛的风险估计为20%。

紧箍型头痛受家族史影响的比例仅占患者总数的3%，而在紧张性头痛患者中，受抑郁或酗酒家族史影响的较为常见。这可能反映了5-羟色胺神经传递的遗传变异，所以紧张性头痛患者、抑郁症患者、酗酒者和身体虐待者彼此往往较难区分。

八、察觉和早期干预

早期察觉头痛，是为了诊断头痛的器质性病因，从而选择相应的治疗方法，减少因长期头痛而引发疾病。

由于头痛是一种常见于青年的病症（这些青年在其他方面颇为健康），因此医生常能利用头痛评价来倡导健康的生活方式。当患者头痛时得知自己并未有任何异常时，他们常会如释重负，从而开启了维持健康的大门。凡具健康意识的年轻患者均不该忽视这种机会。

对头痛患者来说，一种颇具价值的干预手段是停止吸烟。吸烟与头痛程度的加剧有关。有1/3患者认为吸烟使他们的头痛症状徒然骤增，因此，首次评价头痛为戒烟提供了一个良好的时机，并成为整个治疗计划的一个组成部分。

长期头痛产生的影响既是经济方面的也是身体方面的：约55%的偏头痛患者每月失去2个工作日，因偏头痛而减弱生产能力的患者，高达88%每月仅工作5.6天。偏头痛在收入较低的人群中更为普遍，这是因为这类人群学业耽误或工作丧失引起社会经济地位下降，从而导致反复发作偏头痛。所以早期干预有助于制止因偏头痛反复发作而引起经济收入下降。

早期干预的价值取决于治疗的效果。一些有效的疗法可在治疗初期使用。对年轻患者来说，运用生物反馈疗法治疗头痛较为有效，因为青年并不习惯于长期服用镇痛药物治疗。年龄在60岁以上的患者，对生物反馈疗法和休闲疗法反应较差，其临床治疗的改善率只有18%。因此，如果头痛患者在年轻时就得到确诊，并在他们对镇痛药疗未成瘾之前就进行生物反馈治疗，那么后者的疗效（症状减轻的可能性）将达到60%-65%。在施以生物反馈疗法后的3～5年间，患者报告说仍然具有明显改善效果的比例为30%-80%。

用预防性药物治疗周期性偏头痛也颇为有效，它使2/3的患者减少了头痛次数。由于药物治疗的效果会在大量服用成瘾止痛药物的患者中有所下降（这与生物反馈疗法一样），因此运用预防疗法进行早期干预就更值得推广了。然而，由于预防疗法的效验也会因为过量使用成瘾药物而下降，因此早期干预应该选用非成瘾药物来治疗急性发作的头痛。此外，早期干预可减少因经常使用非处方镇痛药物而产生的副作用（例如，引发溃疡病或由止痛剂引发肾病等）。

九、头痛的药物成瘾

药物成瘾是许多慢性头痛综合征的伴发现象，它已成为患者治疗管理中的一个重要问题。我们知道某些药物会引起成瘾和头痛反弹，包括麻醉类药物、巴比妥盐类药物、酒石酸麦角胺类药物、苯二氮杂䓬，以及咖啡因类制剂等。目前，尚无证据表明，日常服用纯镇痛药物（例如，阿司匹林、醋氨酚，或者非类固醇抗炎药物等）会引起头痛的反弹。

减弱成瘾药物的毒性是治疗过量服用止痛药物患者（也就是说，每天或几乎每天要服用成瘾止痛药物，或者每星期两次以上服用酒石酸麦角胺类药物）的第一步。预防性药物治疗对头痛反弹或复发的患者无效。患者常说，“只要预防疗法能够预防他们的头痛，则他们就会停止服用止痛药物。” 必须告诉患者：“药物止痛疗法”是导致头痛的部分原因，在解决头痛反弹或成瘾这一恶性循环的问题之前，头痛是难以治愈的。

十、周期性偏头痛的诱发因素

了解诱发因素如何促使偏头痛发生是十分重要的。许多周期性偏头痛发作时，它与若干诱发因素的效应在时间上十分接近，也就是说，诱发因素刺激后会在12

小时内引起偏头痛的发作。正因如此，消除各种头痛的诱发因素，对于减少偏头痛的发作可能会产生积极的作用。如果接触个别的诱发因素，极少会100%地诱发偏头痛。例如，酗酒在具有头痛倾向的个体中诱发偏头痛的可能性只有60%-80%。患者之间有着各自典型的诱发因素，即便同一个患者，这次偏头痛发作的诱发因素同另一次偏头痛发作的诱发因素也并不完全相同。把消除诱发因素与控制药物使用相结合，比单单采用一种方法更有助于患者改善对头痛的控制。

人们已经发现，鉴别和消除头痛的诱发因素，对偏头痛具有高效且长久的治疗价值。英国的一项研究报告指出，通过消除各种诱发因素，约80%的偏头痛患者的偏头痛发病率减少了50%。成功治疗的关键是开展详细的医疗咨询，并让患者了解头痛的诱发因素。一般情况下，患者能够识别4～5种诱发因素。

最为常见的偏头痛诱发因素是酒精和四种食物成分：酪胺（在干乳酪和发酵食品中可以找到）、阿司帕坦（甜味剂，在许多软饮料中可以找到）、谷氨酸钠（味精的化学成分，在中国餐馆的菜肴中可以发现），以及苯基乙醇胺（在巧克力中可以找到）。另外一些常见的诱发因素有生理性激素变化（如月经期、更年期时会出现）、睡眠模式改变（工作班次的改变、时差症、周末晚睡等）、禁食、天气变化和应激过后的“松垮“（发生于周末、假期等）。

十一、头痛病的治疗

（一）非药物治疗

非药物治疗在控制慢性头痛综合征方面具有重要作用。最为常用的方法有生物反馈、针灸和身体治疗。

生物反馈能够帮助患者改变血管舒张和血管收缩的力度，放松紧绷的肌肉。生物反馈意指一组技术，患者利用这些技术能使机体无意识的生理活动得到监控，并且通过听觉的或视觉的仪器来控制这些功能。构成生物反馈治疗基础的原理是，受到监控的生理活动就其原因而言是与某个临床问题相关的，一旦改变这种生理活动就能使该临床问题得以解决。

用于紧张性头痛的生物反馈治疗，主要是测量患者额部肌肉张力的肌电图变化，或者是头部或颈部肌肉张力的肌电图变化。治疗人员指导患者运用思想、情感或其他策略来减少肌肉的紧张，并且鼓励患者每天在家中操练这些技能。有关这种技术的分析表明，与安慰剂的实验相比，生物反馈治疗后的改善率为61%，而使用安慰剂的改善率为35%。此外，生物反馈的效果与放松训练的效果相等，均为59%。而将放松训练与肌电图的生物反馈治疗相结合，效果也相同，均为59%。

偏头痛的生物反馈治疗也可以运用肌电图方法，而且通常还包括热生物反馈。指导患者提高自己双手的表面温度，借以引起交感神经敏感性下降。热生物反馈技术与肌电图的生物反馈治疗相似。有关偏头痛患者将额部肌电图生物反馈与放松训练相结合的元分析表明，结合治疗后的改善率为65%，而单独用放松疗法治疗改善率为53%，单独用热生物反馈治疗改善率为52%。

目前，尚不能确定生物反馈疗法在治疗头痛方面的确切作用。1985年，一份有关运用生物反馈疗法治疗头痛的报告指出，美国医学院的结论是，目前尚无充分的证据表明我们可将生物反馈作为治疗混合性头痛的手段。报告说，生物反馈疗法有助于某些紧张性头痛患者或偏头痛患者实施有效的放松，或者对一些不适合其他治疗形式的头痛患者有效。但是，它们与其他一些放松疗法相比不一定十分有效。有关长期头痛患者运用生物反馈疗法的分析显示，这种疗法具有较显著的短期效应，长期的追踪研究已经证实了这一发现。将生物反馈疗法与放松疗法进行比较，也显示了相似的效应。该报告还得出结论说，如果反复进行生物反馈治疗，使其疗程超过最大限额12个，也未见有什么明显的好处。[参见《生物反馈》(Biofeedback)]

身体治疗主要是训练患者增强颈部肌肉活动，并且纠正不良姿势。身体治疗不应只局限于敷热和按摩，因为热量和按摩仅产生短期的松弛效应，所以只有加强锻炼才能产生长期的效应。

一系列对照性临床研究表明，针灸对治疗偏头痛和紧张性头痛有效。据报道，紧张型头痛患者使用针灸，其疼痛减轻达31%。也有报告指出，实施针灸疗法没有突出的副作用。

（二）咨询和遵从医嘱

为了评价患者的各种期望、医疗护理的困难以及患者的满意程度，研究人员对参加头痛教育研讨班的被试进行了调查。结果发现，86%的被试因头痛而看过医生，82%的被试用过处方药治疗头痛。被试通过看医生而希冀获得的结果是：90%的人希望止痛，66%的人希望药物治疗和获得有关的建议，55%的人希望医生说出头痛的病因，43%的人希望医生倾听自己的陈述，40%的人希望获得没有严重病情的保证。

约3/4的被试表示，由于存在某些因素，致使他们求医很困难。这些因素包括医生的态度和行为（例如，“医生不会听患者的陈述”，持这种看法的人占调查总数的27%）。此外，还有开支昂贵和交通不便，持这种看法的人占调查总数的18%。

有34%的被试认为，头痛时从医生那里得不到满意的治疗。其中，最为常见的不满原因是药物服用后不见效和医生行为不当。在被试所提的建议中，最多涉及的是医生的态度或行为宜改进。例如建议“了解得更多一些”，“多听听我的陈述”，或者“努力作些治疗上的尝试”。

据估计，约有一半偏头痛患者已经放弃了从医生那里寻求治疗的念头。尽管患者会因药物治疗头痛不见效而丧失信心，但是真正使他们失去继续治疗勇气的却是医生对待自己的态度。在头痛机制、诱发因素、期待疗效（包括头痛的“控制”，在疾病未愈的情况下改善生活方式等），以及保证没有严重疾病等方面对患者予以咨询和解释，有助于改善医生和患者之间的关系。如果开始时治疗无效，或者患者对所施疗法难以忍受，那么，在此情况下，广泛和深入地讨论各种药物治疗方案，以帮助患者缓解头痛，也将有利于鼓励患者继续治疗。

如果患者和医生具有这样一种关系，它是建立在大家对疾病认识的基础上，而且也建立在患者对疾病反应，以及对治疗的风险、利益和目的的了解基础上，那么患者遵从医嘱就不成问题了。这里，取消一些限制，包括不再规定饮食和不再限制生活方式等，将具有促进改善的作用。例如，仅因月经而引起偏头痛的女性，就不应当要求她从规定的饮食中剔除巧克力和乳酪。同样，紧箍型头痛患者在发病期间必须戒酒，但是在发病缓解的间断期间，戒酒对头痛没有作用，而戒烟则可能对治疗头痛有益。

医生必须随时为头痛患者提供治疗，以便应付头痛的短暂性恶化，以及服用药物后不见效的偶尔头痛。此外，患者和医生之间必须建立长期的合作关系，以便对付长期的头痛。控制长期头痛需要密切跟踪和经常随访，直到治疗的副作用降至最低为止。如果医生和患者双方均为此作出承诺，那么大多数情况下可以期望产生良好的结果。

（三）药物治疗

已有许多药物被用于偏头痛的预防，其中包括美西麦角（methysergide）、β-阻断剂（beta blockers）、钙通道阻断剂、非类固醇抗炎症药物、三环抗抑郁剂、丙戊酸钠（divalproex）和赛庚啶（cyproheptadine）。美西麦角今天已较少用于偏头痛的预防，因为存在严重的并发症的危险。赛庚啶通常用于儿童偏头痛的的预防。但是，这种药物具有抗组胺和抗5-羟色胺的作用，成人发现服用该药常会产生疲劳和发胖等副作用而觉得难以接受。

β-阻断剂、钙通道阻断剂（calcium channel blockers）、丙戊酸钠和非类固醇抗炎症药等，被认为是预防偏头痛的首选药物。好几种β-阻断剂已被证明能够有效地预防偏头痛，其中包括心得安（propranolol）和噻吗心安（timolol）等，它们是目前美国食品和药物管理局批准的唯一用于预防偏头痛的β-阻断剂。此外，还有纳多洛尔（nadolol）、甲氧乙心安（metoprolol）和阿替洛尔（atenolol）。至于具有拟交感神经作用的β-阻断剂，例如吲哚洛尔（pindolol）和醋丁酰必安（acebutolol）等，已被发现在预防偏头痛中颇为有效。

钙通道阻断剂能够有效地预防偏头痛和紧箍型头痛。若干钙通道阻断剂已被证明对预防偏头痛有效，其中包括异搏定（verapamil）、地尔硫䓬(diltiazem）和氟桂利嗪（flunarizine）和尼鲁地平、尼卡地平等。尼非地平（nifedipine）对预防偏头痛效果不大甚至无效。由于该药具有扩张血管的副作用，所以它会使某些患者加剧偏头痛。在美国，异搏定是用以预防偏头痛和紧箍型头痛的钙通道阻断剂。

丙戊酸钠是美国食品和药物管理局批准的用于偏头痛预防的抗痉挛药物。

非类固醇抗炎症药物既对预防偏头痛有效，又对治疗紧张性头痛有辅助作用。这种针对偏头痛和紧张型头痛的双重效果，使服用非类固醇抗炎药物成为混合型头痛综合征患者的单一药疗。

据报道，若干非类固醇抗炎症药物具有预防偏头痛的作用，它们包括阿司匹林、萘普生（naproxen）、氟比洛芬（flurbiprofen）、酮洛芬（ketoprofen）和非诺洛芬（fenoprofen）。

对于常规疗法无效的患者，可以选用单胺组胺氧化酶抑制剂苯乙肼或美西麦角等进行治疗。由于这些药物具有一定的毒性，因此患者需要根据医生的处方使用。

一般说来，对偏头痛的治疗，首选的是非类固醇抗炎症药物。其中，最为有效的是萘普生、氟比洛芬和甲氯酚那酸（meclofenamate）。

当最初的治疗无效时，或者当偏头痛导致工作能力丧失时，就应考虑服用5-羟色胺激动剂。舒吗普坦（sumatriptan）是一种5-羟色胺激动剂，对偏头痛的疗效可达60%-80%。但约40%以上患者使用该药后头痛复发，而且价格较昂贵。双氢麦角胺（dihydroergotamine，DHE-45）既可皮内注射（1mg），也可皮下注射（1mg），还可鼻内滴注（2mg）。长期使用双氢麦角胺有助于减轻慢性偏头痛。然而，不经胃肠道的双氢麦角胺注射会引起恶心，因此建议用药前先服用止吐药预防。其他一些5-羟色胺激动剂正在研制之中，它专门用来治疗短暂偏头痛发作。

酒石酸麦角胺（ergotamine tartrate）常用来有效治疗急性偏头痛。若医生开出该药处方，服药一般每隔4天一次，以防头痛反弹。冠心病患者、外周血管病患者或高血压尚未得到控制的患者，应该避免使用酒石酸麦角胺、舒吗普坦、异美汀等这种血管收缩剂。

抗抑郁药物可供长期紧张性头痛患者选用，也能用来有效预防偏头痛。在抗抑郁药物中，三环抗抑郁药物和新5-羟色胺再吸收抑制剂通常是首选的药物。它们同一元胺氧化酶相比副作用较小，药物的相互作用也不严重。

选用特定的抗抑郁药物时应当考虑患者是否有睡眠障碍。那些容易入睡和睡眠正常的患者，应该选用非镇静剂而不宜选用镇静剂；而对那些难以入睡或难以正常睡眠的患者，可选用镇静剂。患者的睡眠障碍得到矫正后1～2个星期，他们会发现头痛症状有所改善。

除了考虑睡眠的影响之外,还需考虑患者是否能够忍受抗胆碱能药物副作用的问题。三环抗抑郁药物的抗胆碱能副作用一般为尿潴留、口干、视觉模糊和便秘。

运用药物来治疗日常发作的紧张性头痛，效果有时不太理想。通常，可服用一些肌肉松弛药物，例如氯唑沙宗（chlorzoxazone）、美他沙酮（metaxalone）、枸橼酸邻甲拉明（orphenadrine citrate），不论单独使用还是与阿司匹林和咖啡因联合使用,都有一定效果。非类固醇抗炎症药物也可用作日常头痛的止痛剂,而苯二氯杂草、布他巴比妥复合物和阿片制剂等药物应当慎用或回避，因为它们具有成瘾和引起头痛反弹等风险。

对混合性头痛综合征的预防，既应考虑治疗日常发作的紧张性头痛，又应考虑治疗偏头痛。因此，常需使用一种以上的预防性药物。在混合性头痛综合征患者中间，治疗剧烈的头痛发作是一件困难的事情。由于头痛每天发作，期间还伴有间断性的严重发作，加之患者又不得不经常使用具有针对性的药物，因此防止药物成瘾至关重要。

用来预防紧箍型头痛的药物包括麦角新碱、糖皮质激素、美西麦角、异搏定，以及碳酸锂。异搏定既用于短暂紧箍型头痛，又用于长期紧箍型头痛，而且被认为是用以预防紧箍型头痛的可选药物。

为了治疗剧烈发作的紧箍型头痛，首选药物是氧气。患者可以借助面罩吸氧10分钟，每分钟8～10升。其他有效的药物包括麦角新碱、双氢麦角胺、舒吗普坦和利多卡因（idocaine）滴鼻液。

参考文献

Cook, N., Evans, D., Funkenstein, H., Scherr, P., Ostfeld, A., Taylor, J., & Hennekens,C. (1989). Correlates of headache in a population-based cohort of elderly. *Archives of Neurology*, 46, 1338-1344.

Diamond, S., Dalession, D.J. (Eds.). (1992). *The practicing physician's approach to headache* (5th ed.).Baltimore: Williams and Wilkins.

Headache Classification Committee of the International Headache Society. (1988). Classification and diagnostic criteria for headache disorders, cranial neuralgias, and facial pain. *Cephalalgia*, 8 (Suppl. 7), 1-96.

Linet, M., Stewart, W., Celentano, D., Ziegler, D., & Sprecher, M. (1989). An epidemiologic study of headache among adolescents and young adults. *Journal of the American Medical Association*, 261, 2211-2216.

Olesen, J., & Schoenen, J. (Eds.). (1993). *Tension-type headache: Classification, mechanisms, and treatment*. New York: Raven Press.

Olesen, J., Tfelt-Hansen, P., & Welch, K.M.A. (Eds.). (1993). *The headaches*. New York: Raven Press.

Rasmussen, B., Jensen, R., Schroll, M., Olesen,J. (1991). Epidemiology of headache in a general population — A prevalence study. *Journal of Clinical Epidemiology*, 44, 1147-1157.

Solomon, G.D. (1990). Pharmacology and use of headache medications. *Cleveland Clinic Journal of Medicine*, 57,627-635.

Solomon, G.D. (1991). Concomitant medical disease and headache. *Medical Clinica of North America*, 75 (3), 631-639.

Solomon, G.D. (1995). The pharmacology of medications used in treating migraine. *Seminars in Pediatric Neurology*, 2 (2), 165-177.

Stewart, W., Lipton, R., Celentano, D., & Reed, M. (1992). Prevalence of migraine headache in the United States. *Journal of the American Medical Association*, 267, 64-69.

Tollison, C.D., & Kunkel, R.S. (Eds.). (1993). *Headache diagnosis and treatment. Baltimore*: Williams and Wilkins.

李维　译　　张诗忠　校

丹尼斯·特克
阿吉库·奥金富吉
(Dennis C. Turk
and Akiko Okifuji)
华盛顿大学医学院
(University of
Washington School
of Medicine)

疼痛

Pain

一、引言
二、疼痛的概述
三、有关的认知因素
四、有关的情感因素
五、精神病诊断与慢性疼痛
六、慢性疼痛的心理评估
七、治疗
八、结论

慢性疼痛 指持续不断的疼痛，发作时间超过急性疾病的通常病程或超过损伤至治愈的通常时间。它可能与那些会引起持久疼痛的慢性病理过程有关，或者指每隔数月或数年复发的那种疼痛。

慢性疼痛的认知－行为模式 将慢性疼痛概括为一种复杂、可感知的模式。按照该模式，一个人的思想、期待、观念、知觉和行为是跟伤害性的刺激相互作用的。

应对 指个体认知和行为方面的努力，以处理来自外部或内部的具体需求。该需求被认为是个体被迫承受的压力或者压力之大使个体不堪负担。

无能 指日常活动和职业活动的能力削弱、受损。

感受损伤 涉及激活感觉传导的一种感觉过程，它发生于传递组织受损伤之信息的神经中。该损伤信息个体可感觉为疼痛。

疼痛 令人不快的感觉和情感体验，它同实际或潜在的组织损伤相伴随，或者因描述这类实际或潜在的损伤而引起。

疼痛倾向型人格 假定的人格类型，具有这种人格的个体往往容易产生疼痛感。

疼痛行为 表现为疼痛、痛苦和忧伤的外显行为，比如走路一瘸一拐、缓慢费力，经常叹息，避免体力活动和不愿接受各种药物治疗。

身体受损 指结构或功能上存在解剖、病理或生理方面的障碍，导致正常的机体能力丧失。

体因－心因二元论 解释慢性疼痛的二元学说。按此学说，疼痛的发作及其严重程度是由于身体患病或心理障碍引起的。

疼痛是人的一种很普通的体验。我们大家在一生的某个时段都遭受过疼痛。疼痛可能是功能性的，它起到警示信号的作用，提醒疼痛者身体已出了问题，需要注意。大多数疼痛一般时间较短，对身体没有重要影响，或者通过减少活动、及时治疗可自动缓解，或者通过服止痛药便可控制。当疼痛持续不断时，就要寻求医疗。事实上，上呼吸道感染后求助医生，疼痛症状称得上是患者最普遍的第二大动因。

一、引　言

在许多情况下，医生通过采取常规的医疗手段、服用药物或者外科手术，一般均能成功地使疼痛症状缓解。但是，有相当一部分病人，其疼痛很难对付，即使采用较先进的治疗手段也无济于事。某些病人，比如头痛患者、镰刀形细胞贫血病患者或颞下颌障碍患者，他们的疼痛呈周期性发作。某些病人的疼痛为阵发性，当疼痛发作时由于痛得十分厉害，以至影响日常的起居和工作。在许多情况下，导致阵发性疼痛的病理－生理原因尚不清楚。因此，慢性和阵发性的疼痛跟急性疼痛不同，其疼痛的适应功能有待阐明。

疼痛也可能是断断续续的，持续时间很长，往往达数年之久。跟周期性疼痛的状况不同，慢性疼痛的病人可以一天24小时、一年365天地疼痛，虽然其疼痛程度可能上下有些波动。据估计，美国有5 000万人患有疼痛症状，有些是持续不断地疼痛，有些则是周期性疼痛。许多受慢性疼痛折磨的人不得不完全改变自己原来的生活安排。因为疼痛而丧失工作，这种情况十分普遍，他们由于不能工作、生活无法自理，为此付出沉重的代价，不仅生育孩子有困难，同时还要支付昂贵的医药费。据有关资料，由于工作关系而背脊疼痛，活动受到影响，长期丧失工作能力，为此平均每个人大约要损失30万美元（按1992年美元计）。

慢性疼痛时，除了体力活动受到限制外，患者还要经历各方面的变化，比如家庭义务和责任大打折扣，社会活动等明显减少。因而毋庸置疑，疼痛和机体丧失功能，不论对患者本人还是对其他与之关系密切的人，都会在情绪上产生无法摆脱的极度痛苦。

慢性疼痛可能跟器官的病理性变化具有一定的关系。例如，已有文献资料揭示，像癌症、风湿性关节炎患者其机体的病变会导致慢性疼痛。但是，虽然数以百万计的人遭受慢性疼痛，却查不出与此相关的器官病理变化。例如，多达85%以上的人自述背脊痛，可就是查不出引起疼痛的病根。这类案例中，患者慢性疼痛的持续时间和严重程度往往超出最初对诱发疼痛原因的预期，对此常规的医疗和外科手术往往没有多大效果。比如，最近富兰克林（Franklin）和同事们所开展的一项研究表明，因背脊痛、腰部接受手术治疗的绝大多数病人（67.7%）都诉说疼痛更加厉害，55.8%的病人指出，他们的生活质量并不比手术前好多少。

如果说近年来生物医学方面的技术已经取得了很大的进展，那么这样的事实令人困惑，那就是说，人们对形形色色的疼痛机制仍然不甚了了，治疗疼痛的方式也是治表不治本的。人们面临如此狼狈不堪的境地，究其原因可能在于疼痛是由多方面的因素引发的。通常我们都认为，疼痛跟机体受损伤是一回事。可是实际上我们必须在损伤和疼痛这二者间画一条明显的界线。损伤是一种感觉事件，它涉及可知觉为疼痛的外周感觉刺激。另一方面，疼痛体验又包括诸如有意识觉知、注意和评价等认知过程。根据国际疼痛研究协会(the International Association for the Study of Pain)的观点，疼痛可定义为“令人不悦的感觉和跟实际的和潜在的组织损伤相关的情绪体验，或者可用这类损伤术语加以描述。”疼痛是一个人描述某种感觉事件的结果，而不单单是感觉刺激本身。所以说，疼痛最好概述为一种感觉过程。要深切地理解疼痛，就需要仔细地考察它的各种相关成分，不管它们是心理的抑或身体的。

本文为我们理解疼痛提供一些较新的认识。我们将注意力集中在慢性疼痛方面，因为不论从疼痛牵涉的范围规模，还是从由此带来行动不便、照料所付出的代价，以及治疗该病症的难度来看，都与慢性疼痛相关。我们首先考察疼痛的一般认识，然后讨论跟疼痛相关的各种心理因素。我们从精神病学的视角讨论慢性疼痛，检测那些可用于诊断的症候，因为这些症候往往伴随精神疾病发作，而且是慢性疼痛的潜在病因。最后，我们从行为和认知－行为的角度介绍由此开发出的各种评估方法和治疗策略。

二、疼痛的概述

考察一下疼痛的不同概念是很重要的，因为人们自然会想到：疼痛现象怎样影响别人对病人的评说，以及治疗疼痛的方式。一般来说，考虑疼痛时有两种观点颇具特色：一种是关注患者机体原因或心理原因的单维度模式，另一种是尝试将疼痛体验的机体因素或心理因素结合起来的多维度模式。

（一）疼痛的单维度模式

从历史上看，人们对疼痛的认识始终受到心—身二元论的支配。

1. 体因说

作为二元论的一种极端认识，人们假设疼痛与生理病态二者之间实际上是一回事。按照体因说，严重的疼痛应该可以用机体的异常程度给予解释。因此，我们如果能够鉴别、排除，或者改变机体所存在的异常，或者通过服用药物或外科手术去除病灶，阻断疼痛的根源，那么疼痛便会减轻。但是很早时候，人们就已经注意到有许多疼痛无法找到机体异常的病根。体因说无法解释在找不到躯体病因的情况下人们为什么会疼痛，以及为何疼痛得那么厉害，也无法说明在已经找到病因的情况下，人们为什么不疼痛，还有在机体异常程度相同和给予相同医治的情况下，不同的病人为何反应不一，所有这些疑问促使人们的认识向心身二元论的另一端倾斜。换句话说，个体的疼痛抱怨并不跟躯体病因相一致，人们推测患者的疼痛在起因上可能是心理的(心因性)，或者是由于遭遇间接的因素(例如，关注某事，金融财务补偿，回避不愿意的活动）所致。

2. 心因说

心因说是作为慢性疼痛的二元论而发展起来的一种观点。1982 年布鲁默(Blumer）和海布隆（Heibronn）指出，难以治疗的疼痛可归咎于受折磨个体那种易患病的心理倾向。这里所指的易患病的心理倾向，或称“易疼痛的个性”，其特征表现为面临应激时往往用否认和压抑作为主要的防御手段。根据这一观点，具有易疼痛个性的人处在慢性疼痛加剧的风险之中，因为他们把疼痛作为表露心理痛苦的一种手段。不过，心因说的上述假设和逻辑已经遭到不少人的猛烈抨击。[参见《应激》(Stress)]

假如有人将缺乏充分的躯体病因的疼痛看作是由于心理因素造成的，那么就应该把注意力集中到患者的人格特质和早期经历上去。传统的心理测量工具，例如明尼苏达多相人格调查（Minnesota Multiphasic Personality Inventory，简称MMPI)常被应用，虽然该项工具用于医学上调查疼痛病人并不合乎标准。这类访谈结果的效度也值得怀疑，因为病人从医学角度回答问题可能会由于身体不适和服用药物而产生偏差。长时间疼痛使活动受到限制，加上药物治疗效应，也可能会影响患者的回答。

3. 动机说

对于第三种患者来说，若没有客观的躯体病因而出现疼痛，那么动机因素可以作为解释疼痛症状的原因，即所谓“间接性疼痛”。不少患者的疼痛出现在工伤或者车祸之后，他们遭遇这类事故后常常卷入法律和金融赔偿的纠纷之中。疼痛抱怨可能因金融刺激而引起。这种假设迫使专家尝试采用各种方法，比如身体操作测试、心理测试，以及偷偷摸摸的观察等，以便鉴别是否有人装病。不过，应该注意到，因金融原因引发的长时间疼痛抱怨并不是很明显，即使找不到确切的病因也不例外。门德尔森（Mendelson)从事的研究表明，长期抱怨的疼痛往往无法通过确诊而治愈。

4. 操作因素说

患者的疼痛可以通过各种方式显露出来，比如言语抱怨；行动上缓慢费力，走路一瘸一拐；表现出求助性的行为，经常服用药物止痛，等等。所有这些外显行为称之为“疼痛行为”。这些行为能起到人际交流的作用，即告诉别人自己正蒙受着疼痛。当疼痛严重时，外显疼痛行为往往由条件反射式回避疼痛的动作引起，或者可能为了使自己的痛感不再加重所致。另一方面，慢性疼痛的时候，患者口述疼痛与行为表露疼痛均较为节制而不过分，这表明有各种因素促使患者表现出疼痛行为，而不是伤痛性的刺激导致患者的疼痛行为。这种现象可以用操作性学习作用进行解释。疼痛行为可在痛感剧烈阶段作为反射式应答而习得；但是，它可通过持续的强化得以维持。积极的强化如别人表示同情的关注，以及避免疼痛加剧的消极强化，都可视为促成各种疼痛行为得以维持的一种机制。

疼痛发作时表现疼痛行为可能有一定的作用，它能使患者的痛感不再进一步加重。但是，疼痛行为一直维持可能有害无益，比如不参与体力活动会导致人的条件作用逐渐丧失，机体肌肉萎缩，对疼痛更加敏感。

以往的研究已经证明，别人表示同情和给予帮助往往跟患者经常表露疼痛行为有一定的关系。观察表明，患者表现疼痛行为的次数跟他知觉亲属好友给予多大程度的帮助成正相关。类似地，发觉配偶对自己的疼痛倍感焦虑的患者跟配偶不太焦虑的患者相比，前者表现疼痛行为的次数明显增加。不过，亲属好友的关注跟患者表现疼痛行为的这种相关性，好像是暂时性的。

尽管操作因素对患者维持失能状态起重要作用，但是这种假说在两个方面受到指责。首先，当谈到患者各种疼痛体验时，除了强化作用外，没有综合考虑其他因素，比如感觉、情感和认知等因素。其次，疼痛行为是习得的、可以维持，且只能通过环境强化的偶然事件消除的假设，需要重新审议。比如人们发现，躯体性病因、自我效能的信念以及情绪抑郁，跟疼痛行为有关。

1997年，特克(Turk) 和奥金富吉(Okifuji)直接对各种导致疼痛行为频频发生的因素进行了评估，结果发现，来自生物医学方面的调查资料以及所观察到的躯体活动，均可说明患者的疼痛行为缘何有变化。有趣的是，如果排除了生物医学和躯体方面的因素之后，此类操作因素特别是来自别人的积极强化就不再跟疼痛行为有什么关联。不过，认知因素、抑郁情绪，以及知觉到自己能力丧失，其中随便哪种因素促使疼痛行为产生变化的力度都要超过生物医学、躯体和操作因素的影响。

通常，人们将疼痛行为视为一种疼痛时适应不良的表现形式，它因间接受益或躲避体力活动而被激发。然而，如果疼痛行为确实能保护患者免遭伤害或疼痛不再加剧，那么它也许具有功能意义。因而上述讨论表明，就某些患者而言，确定外显的疼痛行为到底是功能性的还是属于适应不良，必需依赖于对各种因素的仔细审视，因为这些因素牵涉患者疼痛的状况以及疼痛前后所发生的事情。

来自实验研究所积累的证据表明，慢性疼痛不论是否存在可予解释的病因，借助任何一种单维度模式均无法彻底弄清疼痛的机制。举例来说，有许多人抱怨背脊痛却找不到机体病根，而有些人没有疼痛症状却查到明显的躯体障碍。类似地，癌症是否会疼痛乃至疼痛的严重程度如何，也可能随诊断结果而千差万别，这说明癌症病人感到疼痛除了疾病或跟治疗有关的病因外，往往还牵涉到许多因素。因此，上面介绍的几种单维度模式可能是欠妥的，而且是不完整的。[参见《癌症》(Cancer)]

（二）疼痛的多维度模式

单纯从生理、情感、动机或操作因素等角度无法认清疼痛，不能彻底根治疼痛，意味着我们必须寻找别的更加复杂的模式。下面有两种互补的模式有助我们理解疼痛的复杂机制，其中一个是阀门控制模式，另一个是认知－行为模式。

1. 阀门控制模式

由梅尔扎克 (Melzack)和沃尔 (Wall)提出的阀门控制理论将身体因素和心理因素结合起来分析疼痛体验，它凭籍三个维度的有机整合，这三个维度分别是感觉辨别、动机情感和认知评价。阀门控制模式在把疼痛概念从单维度模式转向多维度模式中具有重要的影响，其中心理因素起到关键性的作用。不过，阀门控制理论同体验疼痛的操作因素多少有点关系。

2. 认知－行为模式

认知－行为模式最为关注的焦点是患者自己关于疼痛的主观看法和各种感觉。该模式认为，尽管造成伤痛的事件可能出现在疼痛前，可患者感觉该伤痛事件则是通过跟感觉事件相互作用，最后才形成一个总的疼痛体验。例如，个体对疼痛状况抱消极和悲观的看法，以及处理疼痛和应激的能力低下，常常会使自己情绪痛苦和产生无能感。类似地，如果一个人预期会体验疼痛（例如，“我已经受伤，我必定有伤痛”），那么关注自己所感觉的事件就越发突出，结果，敏感、难以捉摸的相关感觉信息可能绘声绘色地真的引起疼痛感。

认知－行为模式还认为，生理因素和环境因素会对各种行为产生作用，各种行为也会对一个人的思想和感觉产生影响。亲属和保健人员所提供的症状是否真实，既取决于患者本人是如何描述疼痛的，也取决于身体的实际疾患。患者同他人谈及自己如何疼痛，跟患者是否真的相信疼痛症状较严重有很大的关系，同样也跟疼痛能否控制有关。

患者如何描述自己的疼痛状况，会相当程度地影响医生怎样制定治疗计划，其中包括采用何种治疗手段。家庭成员、其他人包括保健专业人员如何照料患者，也跟患者如何谈及自己的疼痛有关。因此，根据认知－行为模式，要评估和治疗疼痛必然牵涉许多相关的问题，认知、行为、环境、情感和生理方面的因素构成了一种复杂的互动关系，正是这种复杂的互动决定了每个患者独特的疼痛体验。

认知－行为模式的基本假设是，每个患者都不是对造成伤痛的事件作出简单反射反应的被动有机体，实际上他们在一定的体验范围内都能自主地予以应对。根据以前习得的经验和求医经历，每个人都逐渐构建各种内在的图式，发展形成关于病痛和症状的主观表征。这些图式成为一种参照，个体借以处理新遭遇的感觉刺激。

如何看待疼痛以及个体蔑视疼痛的能力，是一个人内在图式的重要方面。当遇到疼痛时，患者根据自己既有的内在参照图式对疼痛症状作出有关原因、协同性和最终结果的推论。举例说，如果某内在图式坚持认为个体发生疼痛时，任何体力活动必须予以制止，那么可能会得出以下的推论，即疼痛患者可以不承担家庭义务和工作责任，个人调节应对的能力随之变得低下。下面几节，我们将回顾某些具体的思想和信念，要知道这些思想和信念已被证明在一个人的慢性疼痛体验中起着举足轻重的作用。

三、有关的认知因素

（一）自我效能的信念

一个人的下述信念，比如自己对付疼痛的效果如何，自己能否实施这些应对技能（“自我效能的信念”），从根本上说是用来适应性地应对疼痛的。它表明，一个人采取什么样的行动，打算耗费多少时间和精力实施应对行动，很大程度上取决于这种自我效能信念。根据某些研究揭示，能否忍受疼痛常常跟一个人主观上多大程度地认识自己抵御疼痛的效果有关。类似地，临床研究也已经证实，自我效能的信念在一个人的情感活动、接受治疗和机能丧失时也显得很重要。

在成功地做好了某件事，或者别人看来他能胜任某件事情，这时一个人便能获得自我效能信念，或自我效能信念会得到增强。例如，多尔切（Dolce)及其同事证明，患者的自我效能信念的增强是与他身体力行实际完成许多事情相伴随的。乔菲(Cioffi)提出假设，认为疼痛时自我效能信念所起的作用可能至少包括四个心理过程。就是说，一个有自我效能作用的人其心理过程可分为：（1）焦虑水平降低并产生某种唤起，使执行具体躯体任务时来自身体的潜在痛苦缓解；（2）分散注意力；（3）恬淡寡欲；（4）不再悲哀地解释躯体感觉（即改变以往对疼痛感的解释）。

（二）控制的信念

认知－行为模式认为，行为和情感并不单单受制于事件的客观性质，而主要决定于个体对该事件的主观评价。因此，患者如何对待疼痛，以及实际处于怎样的困窘情境，往往会影响到他或她遭受痛苦和能力丧失的程度。

慢性疼痛患者常常相信自己蒙受的疼痛是不可控制的。这种想法显然会直接影响到活动和心境状态，使他不再愿意努力想方设法战胜疼痛。患者认为自己的疼痛不可控制，自然会将自己对付疼痛的策略视为徒劳。所以，抱有这种难以控制信念的人，不仅感到疼痛不止，而且会更加灰心丧气，懒于活动，对疼痛刺激的反应也更加强烈。

（三）认知错误

对自我和所处情境抱有错误的认知，会使自己走入歧途，动不动消极情绪抬头，觉得前景悲观，很难有理想的结果。这样的认知其潜台词只能是增加情绪的痛苦。那些带有“医学上自相矛盾”症状的慢性疼痛病人，其身上总可找到各种不适当的认知观点，这表明不适合的认识可对疼痛体验产生负面影响。人们还发现，认知歪曲和认识错误常常同情绪抑郁有关，并且会加剧疼痛，导致能力丧失。

（四）觉得灾祸临头

认知错误的一个典型例子堪称“灾祸临头”。觉得灾祸临头，这种想法在实验室环境里跟患者忍受疼痛的能力下降有着一定的关系。在临床环境中，病人经常向医生叙述疼痛症状以及治疗预后如何较差，也会使疼痛感加剧。

四、有关的情感因素

情感因素也常常同慢性疼痛相伴随。关于这一点曾经有过一次引人关注的争论，也就是说，究竟是疼痛引起情感苦恼，还是情感苦恼引起疼痛。正如前面已经讨论过的那样，心因性模式强调潜在心理悲痛的重要性，它可表现为躯体疼痛。尚有研究显示，心理悲痛与机体疼痛存在着正相关的关系。帕克（Parker)及其同事指出，情感压抑的人往往借身体疼痛感来描述自己的情感苦恼。近年来，由德沃金（Dworkin)和合作者实施的一项前瞻性研究证明，报告疼痛持久不退（即疼痛时间长达3 个月）的带状疱疹病人跟那些没有慢性疼痛的病人相比，前者在疾病发作时往往伴有较严重的抑郁症状，而后者则没有抑郁症状。由此表明，情绪抑郁可能会使病人的急性疼痛向慢性疼痛转移起推波助澜的作用。

其他人则认为，生物化学异常是病人感到疼痛和抑郁的潜在作用机制。类似地，博伊特勒（Beutler)和合作者认为，心理和生物方面的先天倾向在起作用，使某些个体不仅情绪容易抑郁，而且往往容易出现慢性疼痛。不过迄今为止，还没有支持该假说的实证事实。

认为情感方面的苦恼会导致慢性疼痛的另一个的重要因素是患者长期处于某种情境之中。加龙(Garron)和莱维特(Leavitt)指出，心理病理因素的作用方式常常会导致疼痛经常发作。一类“新型”慢性疼痛（他们的疼痛时间持续约6个月）病人却并不表现出心理病态加重的趋势。根据两项横向滞后的潜在变量分析，布朗(Brown)证明疼痛严重性可用来预示今后会出现各种抑郁症状。由此可见，慢性疼痛时出现各种心理困惑，并不一定是由原先就有或先天就存在的心理病理问题造成的，而可能是由于长期遭受病痛折磨所致。

有趣的是，严重抑郁症同疼痛这二者之间的联系因不同的研究而异；一些研究已经证实这两个变量之间存在正相关的关系，但是另一些研究却无法验证。鲁迪（Rudy)、克恩斯（Kerns）和特克（Turk）假设，某些认知因素可以用来解释上述现象。他们让病人知觉一定程度的生活困扰，并且让病人意识到驾驭生活可以作为一种调节因子，借以从实证角度检测疼痛与抑郁的关系。结果表明，疼痛与抑郁之间虽然存在一种紧密的联系，但是当某些认知因素参与其中时这种联系便会消失。随后的研究再次验证了这一结论，表明认知因素确实能对疼痛与抑郁的相关性起调节作用。

已经知道，不少认知因素能够影响与机体慢性疼痛相关的生理、生物化学状态。当一个人想到自己陷入困境比如债务缠身时往往会出汗或者发生热潮红，当一个人想到激动人心的事情时心率会升高，这就是思想如何影响人生理活动的两个例子。若干早期的研究业已证明认知活动具有影响生理状态的效应。让被试追思以往的疼痛刺激或想象自己正在做会带来疼痛的动作时，研究者可以测得他的生理活动明显加剧。

后来的研究也已得出结论，令人不悦的认知活动往往会引起肌肉紧张。当一个人谈起最近所经历的一些应激事件，脑海里浮现应激意象，或者遭遇人际冲突的情境时，测定他躯体受影响的部位，肌电图(electromyogram，简称EMG)活动会明显加剧。而且，慢性疼痛病人从这种仅限于受累部位的反应性肌紧张状态中恢复过来的速度也较慢。这些研究表明，处理应激的资源出现不足或存在欠缺，会使个体处于交感神经活动较为兴奋和肌肉过度紧张的风险中，从而容易导致个体体验痉挛、抽搐和疼痛。

认知活动还对大脑的生物化学产生直接的影响。例如，当一个人意识到驾驭活动因无法控制住应激原而受挫时，人们便可观察到他会出现一种由类阿片物调节所致的低疼痛症。类似地，训练后自我效能信念的增强所致的止痛效应能被呐咯酮阻止，表明内源性的阿片类物质释放出来有制止疼痛的效应，换言之，认知因素在抑制疼痛感方面有一定的作用。

五、精神病诊断与慢性疼痛

流行病学的研究揭示，精神疾病在慢性疼痛病人中非常普遍。例如，大约有1/3的背脊轻微痛患者，其一生均符合精神病的诊断标准，其中有一半以上的背脊轻微痛患者至少符合一种与精神病相关的诊断标准。在菲什贝恩(Fishbain)及其合作者从事的一项研究中，多达90%的疼痛患者至少符合精神病轴 I 的诊断标准。另外，还有许多具体的精神病症状常常在慢性疼痛患者中似曾见到过。

（一）疼痛障碍的精神病诊断

在新近出版的《精神病诊断与统计手册》第四版(Diagnostic and Statistical Manual of Mental Disorders, Fourth Edition，简称DSM-Ⅳ)中，有两类疼痛障碍被列入精神疾病的范围：一类是跟心理因素相关的疼痛障碍，另一类是既跟心理因素又跟一般的医学症状相关的疼痛障碍。

导致疼痛障碍的某些大致可断定的病因，往往是指那些“名副其实”的机体障碍，这些引起慢性疼痛的机体障碍通常能予以鉴别。一般说来，只有当机体障碍不能用来解释疼痛发生和疼痛为何如此严重的时候，我们才能认为心理因素是导致疼痛的重要原因，即属于心身二元论。但是，正如我们已经讨论的那样，慢性疼痛和疼痛反复发作可能源自多方面的原因，在没有考虑它与心理因素相关的情况下不能随便妄加定论。因此，实际上，我们可根据患者的疼痛障碍是否伴随一种可能引起疼痛的普通医学症状，对所有慢性疼痛或疼痛反复发作的病人作出其有否某种精神病的诊断。不过，把慢性疼痛界定为一种精神障碍的理论依据，以及为此类诊断提供治疗服务的论述，至今并没有明白无误地提出来。

（二）关于产生疼痛的其他精神病学诊断

如果认为病人抱怨自己的疼痛可能是由于某些动机所致，而且这些动机是以疾病或躯体化形式的心理苦恼表现出来的话，那么我们应当考虑运用别的精神病诊断方法。不过，要指出的是，引起慢性疼痛的此类精神疾病其发生率非常低。

- 人为变态障碍的特征可能是由身体障碍造成的，也可能是由故意造成的心理障碍所致。这表明，出现人为变态障碍的个体在缺乏外界刺激（如赚钱赢利）的情况下，具有一种心理上需要的“疾病”。

- 疑病症的特征是个体由于惧怕或者认为自己患一种严重疾病，所以倾向性地表现出一些躯体症状和体征。各种测试和机体检查通常用于这些有疑病症的个体，但是检查结果却常常否认原来的推测。
- 内心冲突变为躯体症状的转换反应，其特征是个体由于心理需要而造成身体活动的改变或丧失。即使临床现象表明身体疾病及其各种症状通常跟所发现的身体障碍不相吻合，但是这种转换反应并不能简单归结为个体故意在装病或夸大病情。
- 装病、诈病的特征是个体夸大或捏造症状，不过跟人为变态障碍不同，有些人之所以这样做通常跟外部的因素有关，比如为了逃避工作责任，或者想通过伪装劳动力丧失获取某些利益。装病、诈病不能归因于一种精神错乱，而应该归因于一种个人的内在动机，也就是说产生这种装病的动机往往是跟周围情境密切关联的。

（三）精神疾病和慢性疼痛的共同发作

在一些慢性疼痛病人中，已经诊断出几种较常见的精神疾病。因为随同精神病发作的疼痛患者会干扰医生的治疗计划，所以对慢性疼痛患者的心理评估应该包括下列障碍的检测项目。

- 当环境状况与可鉴别的身体疾病存在某种时间上的关联时，我们能诊断出影响某种身体疾病的心理因素。跟疼痛障碍或转换反应障碍不同，心因性假设是无法臆造的，因此当异常的心理因素被判断为是由随便哪种身体疾病造成时，我们可以断定这个人的心理因素正在危及甚至引发某种身体疾病。
- 顺应不良症是个体对可察觉应激原的一种反应，或者说是一种心理上的调适不良。当一个人对应激原的反应用功能水平受损的标准衡量属于过度的话，那么就可以判定他的顺应出了问题。顺应不良症可以根据心境方面的具体特征（例如患有心境抑郁的顺应不良）和功能方面的具体症状（例如患有躯体病痛的顺应不良）进行细分。
- 抑郁症或许是慢性疼痛病人中最为常见的一种精神病了。慢性疼痛病人中被诊断患有抑郁症的比例估计约有10%–90%慢性疼痛病人表现抑郁症状的程度，通常可通过自陈调查的评估知道（例如借助“贝克抑郁访谈”，以及“流行病研究及其抑郁量表”）。调查表明，跟那些健康的个体比较，慢性疼痛病人中抑郁症的发生率非常之高。

疼痛病人中患抑郁症会涉及一个重要的测量问题，那就是疼痛与抑郁这两种躯体病征之间存在一定的交叉重叠。诸如睡眠失调和疲劳这类症状可归因于这两种病征中的任何一种，也可能是由于两种病征共同影响造成的。因此，发生抑郁症或抑郁症很严重，可能会随着病人觉得自己有某些躯体症状而加剧，而这些躯体症状是由于病人感到疼痛才体验到。一些研究表明，有关抑郁症调查所鉴定的标准分界点已经通过精神病样本或社区样本被确定，但是对于确定有临床意义的抑郁症来说却没有多大的用处。[参见《抑郁(症)》(Depression)]

- 物品滥用，包括长期地过量饮酒，服用类阿片样物品，或者服用有镇静—催眠作用的药物，这类行为在慢性疼痛病人中相对来说比较多。菲什贝恩及其同事调查指出，酗酒和毒品依赖出现在慢性疼痛病人中的比例可分别占4.3%和10.6%。一项研究揭示，男性低位背脊慢性疼痛病人中长期过量饮酒的发生率约为65%，而年龄和社会经济地位与之相当的对照组男性，长期过量饮酒的发生率则为39%。

慢性疼痛病人之所以容易沾染物品滥用的陋习，可能有几种诱发机制。首先，他们沾染物品滥用实际上早于疼痛发作，病人利用疼痛为自己饮酒、吸毒的行为开脱责任。其次，可能是戒酒、戒毒产生的症状被错误地说成疼痛。再次，物品滥用陋习的形成可能与疼痛症状毫不相干。最后，医生诊治疼痛时夸大其辞也可能造成物品滥用的陋习。所以，要真正确定物品滥用与慢性疼痛的内在联系，就应当仔细审视疼痛的发病史及其发作的规律。[参见《物品滥用》(Substance Abuse)]

- 人格障碍的诊断标准的可信度相对较低，使人们很难阐明慢性疼痛病人中为何人格障碍较为普遍。不过尽管如此，较长期的人格功能失调似乎在慢性疼痛病人中相对较普遍。赖克（Reich）等人报道说，慢性疼痛病人中约有37%的人被发现符合《精神疾病诊断与统计手册》轴Ⅱ的诊断标准。菲什贝恩等人揭示，约有58%的疼痛病人经诊断发现至少患有一种人格障碍。其中依赖型人格障碍、被动攻击型人格障碍和表演型人格障碍出现的比例最高。不过阿特金森（Atkinson）等人则发现，男性慢性疼痛病人患反社会型人格障碍的比率实际上跟各方面情况与之相当的健康对照男性差不多，两者分别为21%和18%。[参见《人格》(Personality)]

六、慢性疼痛的心理评估

慢性疼痛的发病机理较为复杂，它是由多个因素共同决定的，所以要彻底弄清楚，不仅要从生物学角度考察疼痛的原因，而且还要综合评估各种心理因素与疼痛的关系。为此，建议既要分别从生物医学和心理社会学角度进行审视，同时还得从心理上综合评估慢性疼痛（包括理解慢性疼痛的种种表现形式），不管导致疼痛的可辨认身体诱因是否存在。

从心理学角度评估疼痛，其主要目的是：

- 提供可能与疼痛发作相关的各种信息，例如病人的心理社会经历和目前的状况；
- 确定会引起疼痛、能力丧失和苦恼的心理、行为方面的因素；
- 确定治疗目标和适宜的治疗策略。

另一方面，如果利用心理评估来确定疼痛的原因有否精神因素，鉴别有没有装病、诈病，或者用来证明拒绝治疗这类顽症病人是有理由的，那将是不妥当的。

根据认知—行为的观点，重要的是评估病人如何察觉自己身上的疼痛。举例说，哪些因素会诱发疼痛或缓和疼痛，疼痛如何影响日常生活的质量，病人采取了哪些应对策略，对应对策略的效验如何认识，等等。另外，病人的心境状态，病人的人际关系，以及病人在社会交往、职业和体力活动方面的变化也可能有助于解释病人的慢性疼痛为何会对目前的心理活动产生影响。病人的心理因素，不论是以前对疼痛的反应，还是目前伴随疼痛一起发生的，都应该仔细用来为制定最佳的治疗方案服务。表1提供了一些例证，也许能有助于实施临床访谈。

表1. 心理评估时可以提出的一些问题

- 病人有关疼痛发作以及疼痛史的看法。
- 病人因疼痛而牵挂和烦恼的事情，如怕再受伤害、担心身体瘫痪。
- 病人对保健系统的看法，以及后者怎样评价和治疗疼痛症状。
- 以前所作所为跟疼痛程度有无相关性。
- 疼痛发作前、发作时以及病情加剧后病人的想法和感受。
- 由于疼痛而引起的一些问题。
- 病人是如何表现疼痛症状的。
- 面对病人的疼痛和伤残，别人是如何反应的。

（续表）

●病人从别人哪儿了解疼痛的影响。 ●病人的活动方式。 ●病人的疼痛史和其他慢性疾病史。 ●疼痛如何影响病人同其他人的关系，包括性活动。 ●病人目前和最近的生活应激情况。 ●病人就业经历和重新工作的目标。 ●病人对工作的满意度。 ●病人有关酬金和诉讼方面的情况。 ●因疼痛和伤残而受益，以及获得辅助性帮助的情况。 ●病人过去和现在饮酒和吸毒的情况。 ●检查病人的心理状态，包括有没有焦虑和抑郁。 ●病人曾尝试做过的哪些事情使疼痛加剧。 ●病人的哪些心理因素使疼痛缓解。 ●病人的自陈与其行为之间，以及病人自陈与关系密切的他人之间有无不一致和不和谐的地方。 ●病人和关系密切的他人在治疗要求上有无分歧。

慢性疼痛病人往往不大愿意接受心理学专家的诊治，所以花一些时间让病人对心理学专家的评估作好思想准备，还是值得的。对许多病人来说，心理上的诊治意味着医生认为其疼痛并不是“真”的，表明他们心理上出了问题，所以医学方面的诊治可能对减轻疼痛起不了作用。某些病人可能会不得不借助夸大这种疼痛和由此引起的伤残来“证明”自己的疼痛是“真”的，因为他们害怕自己的病痛抱怨没人相信。有些病人也许很难理解心理评估与治疗疼痛的内在联系。要知道，当建议是否请心理学专家诊治时，病人的反应都差不多，那就是都表现出抵制的态度。这种抵制可能采取各种形式，有些人抱着敌意的态度，有些人则保持沉默。

若请心理学专家诊治，他们表面上并不公开反对，这时应该向病人明白无误地介绍心理诊治的原理，包括为什么要提出心理评估的建议，诊治症状的具体性质是什么，该如何利用评估结果，谁最适合做到这些。应当承认，病人的疼痛是真的，慢性疼痛给病人的生活带来极大的困扰。只有这样才可能有助于减少病人对心理诊治的抵触情绪，进而促使病人对心理诊治产生合乎情理的认识。病人一般都认为，疼痛会给生活带来各种各样的困难。处理应激及其应对办法的讨论很重要，这样做会使病人一定程度地扭转错误的认识，并不是什么事情都可通过心理评价来解决的。

七、治　　疗

业已采用的某些非医学治疗手段，也立足于上述对疼痛的概述。我们将简要讨论其中应用最广泛的一些手段。关于这方面的详细介绍可参阅盖奇尔(Gatchel)和特克最近发表的著作。

（一）操作性条件作用

操作性条件作用的心理干预是针对具体的目标(外显行为),通过强化使之增加或者有所收敛。表现疼痛行为（例如引起他人注意的行为，“停工休息”）并不是积极的应对办法，而“良好的行为”则会受到怂勇和奖励。这种方法经常用来抵制不适当的药物治疗。药物治疗的强化性能可以通过改变药物治疗的服用方法而达到削弱的目的,也就是说它使病人从药物治疗“必不可少”转向“间断服用”。这样，药物治疗变成附带性的，而不是制止疼痛的必需手段。

若迫使病人住院治疗，操作性条件作用的治疗效果可能较有效，因为这样做可以最大程度地控制环境的莫测变化。通常可采取家庭干预的方法，以便于将应变计划（contingency plans）从医院环境转向家庭环境。虽然操作性条件作用的治疗对短期内增加体力活动较有效，但是却无法促使病人建立内在性强化机制，或者无法为病人提供各种应对策略，以用来控制疼痛，从而能抑制病人内在的冲动，使条件作用得以维持和泛化。在整合程度较高的治疗方案中若结合操作性条件因素的干预方法，或许更为适宜。

（二）认知重组

正如前面已经讨论过的那样，各种认知活动，比如顺应不良的想法、观念和经历等，对疼痛体验有着重要的决定作用。绝大多数认知活动已经成为一种自发的过程，我们不可能意识到自己的思想会对自己的心境、行为、环境、生理活动，以及疼痛体验产生什么影响。人们设想，认知结构可考虑用来帮助病人鉴别和改变顺应不良的思想。为了做到这一点，可询问病人如下几点：（1）在哪种性质的情境中,疼痛似乎觉得特别厉害；（2）疼痛时自己的情绪状态和生理唤起水平如何；（3）自己曾有过哪些思想，这些思想对疼痛感觉和情感有何影响。

我们从慢性疼痛病人那儿常可观察到的各种顺应不良的思想，现汇总在表2

中。一旦确定病人存在不恰当的思维方式，可以引入较适宜的想法，以帮助病人纠正不相适应的评价、观念和态度。另外应当强调适宜的思想观点，使自己对应激和功能失调的不良反应尽可能降到最小程度。一般情况下，可指导病人在诊所外练习如何辨别、纠正顺应不良的思想，并在治疗期间对病情的变化进行评说。

表 2. 认知不当的一些常见例子

- 过于泛化：根据所发生的一件具体事情或一种具体情境推断出一系列可能的情境。例如“这种应对策略是难以做到的，对我来说毫无效果。”
- 灾变说：只关注事件发展的最坏可能性，而不考虑它是否真的会发生。例如“背脊痛说明我的身体在退化，而且糟糕极了。”
- 横竖横、孤注一掷的思想：将境况想象得绝对的“好”或绝对的“坏”，根本不考虑其他可能性。例如“如果我的疼痛无法治好的话，我不可能再做什么事情了。”
- 匆忙下结论：接受一种武断的解释而不是理性地评估事情的可能发展。例如“医生现在不再答复我的电话呼叫，恐怕我的病痛没有治愈的希望了。”
- 有选择地关注：倾向性地关注情境的消极方面，而全然不理它的任何积极作用。例如“体育锻炼只能使我的疼痛越来越严重。”
- 消极地推测：作最坏的假设，例如“我知道即使采取所有的诊治手段，疼痛也不会好转，谁都厌烦我的疼痛症状。”
- 看透别人的心思：主观地作出武断的假设，认为自己知道别人的心思（实际上别人没有这种想法）。例如“我的丈夫没有同我谈有关疼痛的事情，因为他不再关心我。”

可以经常地教病人学会克服疼痛的技巧。可以引入包括六个步骤的克服疼痛的办法，具体讲它包括：(1) 弄清疼痛的问题所在，(2) 确定治疗的目标，(3) 从多种方案中选择一种方案，(4) 作出治疗的决定，(5) 具体执行治疗措施，(6) 评价疗效。告诉病人，虽然克服疼痛的最好方案可能找不到，但是相对别的办法而言某些方案显得较为有效和适宜。某些适用于特定场合解决问题的技能可缓解疼痛，同时对减少疼痛而引起的麻烦也有好处。我们的一个重要目的是传达这样的信息，那就是疼痛问题是可以对付的，病人完全能够成功地处理，从而增强病人自我效能的信念。

（三）自我应对策略

强调自我应对策略的治疗，目的是促使病人更适于应对疼痛境遇，更加善于处理因抵制疼痛而产生的种种问题，尤其是促使病人重新恢复那种不顾疼痛、营造快乐的生活。要让病人意识到，较为出色的应对是指掌握各种应对技能，并且尽可能做到运用自如。一些自我应对策略牵涉许多技能（立足于思想认识，包含应对处理），而立足于练习的若干技巧（如松弛练习、生物反馈，包含应对处理）对减轻疼痛可能更有效。

以往的研究表明，至今还没有一种专门的应对技能可以卓有成效地缓解疼痛和伤残。但是我们可建议慢性疼痛病人学会各种应对技能，以便疼痛时予以选用。

（四）松弛与生物反馈

松弛是一种控制自主神经系统活动的方法。一般说来，松弛分两步：（1）意识到顺应不良的机体活动，比如能够察觉肌肉紧张和肌肉松弛；（2）缓和、消除顺应不良的自主神经系统活动。因为许多类型的疼痛都牵涉到肌肉骨骼或神经肌肉方面的问题，学会控制肌肉紧张可能在好几个方面有作用。首先，松弛能减轻因肌肉痉挛引起的疼痛，或者通过控制其他跟疼痛有关的问题，对人的疼痛感产生直接的缓和作用。其次，已经知道松弛训练能用来对付形形色色的情绪苦恼，尤其对抑制焦虑作用更显著。病人一旦掌握这种松弛技术，就可以利用它更有效地对付跟抵御疼痛有关的消极情绪。再次，由于松弛技术要求病人集中思想关注有关的肌肉群，所以病人的注意力会从如何抵御疼痛的烦恼中解脱出来。松弛还能使病人不知不觉地产生一种控制自己身体的意识，结果减轻了疼痛感。

生物反馈是让病人不仅真正感觉到自己的生理状况，而且也能随心所欲地缓和生理上的不适。一般说来，电生理手段可用来测量特定的生理指标，听觉或视觉方面的信号可供病人实施随意的控制。对于那些慢性疼痛的病人，通常使用肌电图技术和热生物反馈技术。肌电图能帮助病人察觉那些不适宜的自主活动；热生物反馈技术经常用来治疗偏头痛，还能通过皮肤温度控制外围血流。[参见《生物反馈》(Biofeedback)]

生物反馈作用的机制尚未透彻理解。因为生物反馈最初是用来缓和顺应不良的生理反应，在病人疼痛时用它控制生理活动是可能的。研究证实，生物反馈在疼痛病人的生理状态没有实际改变时会带来好处。关于生物反馈的另一种解释是，它有助于病人增强控制生理活动改变的意识，病人会觉得自己能一定程度地控制疼痛和伴随症状。

八、结　论

我们在本文中回顾了有关疼痛的单维度和多维度模型，讨论了较为常见的与之伴随发生的各种精神病诊断。跟疼痛感觉及其反应相关的若干心理因素也一一列表作了介绍。我们还从不同的视角概述了疼痛的测量和治疗方法。

虽然疼痛常被视为一种躯体症状，可实际上疼痛牵涉到认知、情感和行为等方面的因素。这些心理因素不仅对确定疼痛的感觉不可缺少，而且对界定病人的伤残和一般健康状况同样非常重要。应当知道，疼痛包括三种成分，即躯体的、心理社会的和行为的。在这三种成分中，每一种成分跟其他成分的相互影响决定了病人独特的疼痛体验。因为疼痛体验是主观的和带有个人特质的因素，所以，如果不对病人的疼痛感觉和病人的疼痛症状作具体分析，就很难理解其机制。大体的临床观点包括：病人如何看待自己的遭遇；通过了解病人的慢性疼痛困境提出有效的治疗计划，从而一定程度地缓解病人持续、导致能力丧失的疼痛。

参考文献

Arkinson, J.H., Slater, M. A., Patterson, T. L., Grant, I., & Garfin, S. R. (1991). Prevalence, onset, and risk of psychiatric disorders in men with chronic low back pain: A controlled study. *Pain, 45,* 111-121.

Beutler, L. E., Engel, D., Oro-Beutler, M. E., Daldrup, R., & Meredith, K. (1986). Inability to express intense affect: A common link between depression and pain? *Journal of Consulting and Clinical Psychology, 54,* 752-759.

Blumer, D., & Heibronn, M. (1982). Chronic pain as a variant of depressive disease: The pain-prone disorder. *Journal of Nervous and Mental Disease, 170,* 381-406.

Brown, G. K. (1990). A causal analysis of chronic pain and depression. *Journal of Abnormal Psychology, 99,* 127-137.

Cioffi, D. (1991). Beyond attentional strategies: A cognitive-perceptual model of somatic interpretation. *Psychologicla Bulletin, 109,* 25-41.

Dolce, J. J., Crocker, M. F., Moletteire, C., & Doleys, D. M. (1986). Exercise quotas, anticipatory concern and self-efficacy expectancies in chronic pain: A preliminary report. *Pain, 24,* 365-375.

Dworkin, R. H., Harstein, G., Rosner, H. L., Walther, R. R., Sweeney, E. W., Brand, L. (1992). A high-risk method for studying psychological antecendents of chronic pain: The prospective investigation of herpes zoster. *Journal of Abnormal Psychology, 101,* 200-205.

Fishbain, D. A., Goldberg, M., Meagher, B. R., Steele, R., & Rosomoff, H. (1986). Male and female chronic pain patients categorized by DSM-III psychiatric diagnostic criteria. *Pain, 26, 181-197.*

Franklin, G. M., Haug, J., Heyer, N. J., McKeffrey, S. P., & Picciano, J. F. (1994). Outcome of lumber fusion in Washinton state workers' compensation. *Spince, 19,* 1897-1904.

Garron, D. C., & Leavitt, F. (1983). Chronic low back pain and depression. *Journal of Clinical Psychology, 39,* 486-493.

Gatchel, R. J., & Turk, D. C., (Eds.) (1996). *Psychological approaches to pain management: A practitioner's handbook.* New York: Guilford Press.

Melzack, R., & Wall, P. D. (1965). Pain mechanisms: A new theory. *Science, 50,* 971-979.

Mendelson, G. (1982). Not "cured by a verdict". *Medical Journal of Australia, 2,* 132-134.

Parker, J. C., Doerfler, L. A., Tatten, H. A., & Hewett, J. E. (1983). Psychological factors that influence self-reported pain. *Journal of Clinical Psychology, 39,* 22-25.

Reich, J., Tupen, J. P., & Abramowitz, S. I. (1983). Psychiatric diagnosis of chronic pain patients. *American Journal of Psychiatry, 140,* 1495-1498.

Rudy T. E., Kerns, R. D., & Turk, D. C. (1998). Chronic pain and depression: Toward a cognitive-behavioral mediation model. *Pain, 35,* 129-140.

Turk, D. C., & Okifuji, A. (1997). Evaluating the role of physical, operant, cognitive, and affective factors in pain behavior in chronic pain patients. *Behavior Modification, 21,* 259-280.

张诗忠 译　　徐宏发 校

纳德·阿米尔
迈克尔·科扎克
(Nader Amir
and Michael J.Kozak)
阿勒格尼健康科学大学
(Allegheny University
of the Health Sciences)

焦虑

Anxiety

焦虑 有助于动员机体躲避或逃离危险的一种状态。

忧虑 通常可跟焦虑一词交互使用。但是，有些理论家把两者区别开来，认为忧虑是一种可识别威胁的烦恼，而焦虑则是一种模糊或无法识别威胁的烦恼。

恐慌 强烈且很快达到高潮的突发性焦虑，具有显著的机体反应特征，例如表现为心动过速、气喘吁吁、出汗、发抖、头晕目眩等。

恐惧症 对于不带有危险性的物体或境遇表现出强烈、持久和干扰性的焦虑。

通常认为，**焦虑**是人类一种十分重要的情感。所以，就我们理解情感本身的性质而言，焦虑的概念是必须正视的。情感是什么？从最基本的角度说，情感属于何种类型的东西？如果我们认为焦虑是一种情感，那么焦虑就是那样一种东西。情感是精神还是物质？这些问题乍看似乎较神秘，但是其答案可能有助于我们清晰地思考大量的实际问题。比如：1. 假若某人焦急不安，你怎么对他说？2. 焦虑能不能控制？3. 人是不是应该尝试控制焦虑，如果是这样的话，那么他或她应该采用医学的方法还是采用心理治疗的方法？

一、定 义

（一）情感的性质

关于情感本身的性质，哲学家、心理学家和其他理论家已有许多议论。这里，我们采用当代较有影响的观点，即把情感视为一种功能状态。那就是说，情感是有机体的状态，人们只有根据其功能才能较透彻地了解它。按照这样一种解释，理解某种状态的功能是理解该状态在性质上是否属于情感的前提。

按照上面的概念分析，焦虑可看作是有助于达到某特定功能或目的的一种机体状态。那么焦虑有哪些作用呢？心理学上通常倾向于将焦虑解释为便于有机体躲避和逃离危险的一种状态。动员有机体采取行动、避免伤害，可能具有维持生存的作用。这是我们关于焦虑功能的可行假设。业已得到实证支持的另一种观点认为，焦虑的功能是警示其他人有危险，而且往往通过脸部表情显露出来。这两种观点构成焦虑性质的理论框架，有待在相关证据不断积累的基础上继续开展调查研究，以发展完善或抛弃。

（二）情感的维度

一些研究指出，为数有限的基本情感不能再分解为更为基础性的若干情感。这类基本情感包括愤怒、忧虑、悲哀、厌恶和喜欢。其他有些情感则可能是这些基本情感重叠综合而产生。例如，有人已经提出，焦虑在概念上可看作是忧虑、内疚和愤怒的综合。

分析情感的另一种处理方式，是依据其在某些基本维度中的具体位置而定。沃森（Watson）和 特勒根（Tellegan）采用数学坐标的方式确定情感，其中在一个维度上一端是兴奋、激动／得意、安乐，另一端是呆笨、滞呆／昏昏欲睡，据此可定出一个点；在另一个维度上一端是松驰／镇静，另一端是苦恼、悲痛／惧怕、忧虑，据此可定出另一个点。这种带有正、负情感的维度可用来对各种各样的情感作出假设。一般来说，各种特定的情感即可描绘成一个个相应的点而被画到该双维情感图的空间中。因此按照这种处理方式，可认为焦虑带有过度的消极情感特征。利用维度处理情感的另一种方式由梅拉比安（Mehrabian）和拉塞尔（Russell）提出，他们借助三条相互垂直轴线所组成的坐标来阐明焦虑，这三条轴线是：1. 引拒值（愉快、舒适对难受、痛苦）；2. 唤起状态（兴奋、激动对松弛）；3. 优势度（控制对被控制）。

（三）威胁意义与焦虑

由于我们的观点是把焦虑视为一种有助于有机体躲避和逃离危险的状态，所以焦虑状态的一个基本成分必定包括有机体所感觉到的某种危险物。须注意，并不一定存在任何实际的危险物，而仅仅是感觉到有危险物。这种危险物的意思可能非常具体，比如“有一只老虎将要抓破我的食管”；也可能相当模糊，比如“某件事似乎不太好”。我们把这类危险物的意思称之为有“威胁意义”，认为它必定涉及焦虑的随便哪部分状态。所以说，除非存在有机体所感觉到的危险物，一般很难把焦虑的含义看作一种功能状态，其作用就是动员有机体躲避和逃离危险。

认知心理学通过实验已经很好地证实，人的感觉过程既有有意识的又有无意识的，而感觉危险物则可能是无意识的。因此，一个人可感觉到危险物，但并不有意识地觉知其“威胁意义”。由此可推断，一个焦虑的人既可清楚地辨认涉及焦虑状态的危险物，也可能毫无察觉。

二、关于焦虑的理论

（一）条件作用

莫勒（Mowrer）有关获得和维持忧虑以及躲避行为的二阶段理论，对我们考察焦虑有极大的影响。根据这种二阶段理论，某个中性事件如果跟会导致焦虑的一个事件被当事人一起经历的话，那么它就会使当事人逐渐产生焦虑。人们进一步假定，焦虑不仅就诸如蛇和蜘蛛这类有形事件而言，是条件性的，而且对于诸如思虑和想象这类心理事件，也是条件性的。该现象属于第一阶段，称为经典的条件作用过程，通过它中性刺激跟危险物的暗示相联系。一旦以前中性的忧虑境遇是以这种方式获得，当事人就会试图采用躲避和逃离的方法，从而习得并保持行之有效的方法。学习躲避和逃离属于二阶段理论的第二阶段，称为工具性或者“操作性”条件作用。

曾被认为，莫勒（Mowrer）的二阶段理论过于简单，难以说明忧虑到底是如何获得和维持的。例如，它无法解释人群中某些忧虑（像惧怕蛇和蜘蛛）的发生频率为何这么高，它跟电击引起的恐惧症相比很不成比例。它也无法解释某些忧虑，像味觉厌恶为什么特别容易习得并保持。除了二阶段理论，还有一个实用理论叫做生物学的预备学习理论，它假设某些条件性获得的学习特别容易，这是由于生存上具有优势的神经系统得以进化发展的缘故。预备学习理论可能是二阶段理论的精心修饰和完善，但是在实验方面的探索它却产生模棱两可的结果。

虽然基本的二阶段理论存在局限性，但它却较好地解释了某些避免恐惧和逃脱恐惧的行为为何能一直保持着。特别是这种解释常常跟一般观察到的现象相吻合，具体说就是，观察发现人面临恐惧情境时会引起悲痛忧伤、心脏病加剧，并且皮肤电活动频率相应提高，而人远离恐惧情境时这类症状会暂时缓解。

另一个颇有影响的焦虑理论从基因作用角度强调焦虑的不可控制和不可预测性。因而，令人烦恼的事件经历假若无法预测和无法控制，那么由此引起的感受就会非常糟糕，而且持续时间会相当长。

（二）认知理论的观点

该理论认为，人的所思所想会影响到自己怎样感受。例如，贝克（Beck）及其他的同事们曾经假设，不切实际的期望和态度可被描绘成认识上的“图解”，它会使一个人预先产生情感上的悲痛忧伤。这种认知理论的局限性在于，它无法详细说明，期望和态度如何用来辨别不同的情感，比如忧虑对愤怒或者忧虑对悲哀就是这样。

另一种认知理论提出，某些思维风格，比如过分夸大、有威胁的思维风格等，会使人陷入病理性的焦虑状态中，由此所感觉的威胁就成了引发焦虑的重要决定因素。例如，瓦茨（Watts）和他的同事指出，人们脑海中对有关威胁的信息予以关注、记忆和叙述的方式，是决定他们产生焦虑的关键因素。而且，不同的情感可能跟不同类型信息的加工偏好有一定的联系，例如焦虑跟注意方面的加工偏好有关，而悲哀则跟记忆方面的加工偏好有关。

（三）生物学的观点

有关焦虑的生物学理论强调神经系统对焦虑的作用。焦虑通常解释为一种应激反应，它一般被认为是众多环境应激原影响正常机体功能所致。泽利厄（Hans Selye）将一般适应性综合征（General Adaptation Syndrome，简称GAS）用来描述机体对应激原的反应。因而相应地，人的应激反应分为三个时期。第一时期叫做警觉期，表现为植物性神经系统的活动加剧。第二时期叫做抵抗期，表现为机体产生某些生理性的适应，但是若原来的应激原依然存在的话，其他生理性反应会相继发生，诸如出现溃疡和胸腺萎缩。第三时期叫做精疲力竭期，若该类应激原没有排除，机体会面临不可逆转的危险甚至死亡。[参见《应激》(Stress)]

其他研究者则强调人对环境中所发生事件怎样给予解释的重要性。例如，拉扎勒斯（Lazarus）认为，人对威胁如何阐述跟引起应激的诱发事件同样重要。他曾经作过这样的假设：当所发生的事件被评价为已超出机体适应的能力范围时，应激反应便伴随而来。

上述有关应激的理论有时常常归因为神经解剖结构，因为后者可参与人的应激反应。格雷（Jeffrey Gray）所提出的理论认为，人的神经系统包含许多功能不同的亚系统，其中有一个亚系统叫做“行为抑制系统”，它的主要功能是在某种情境（例如使人感到新奇的情境，或感到厌恶、反感的情境）下抑制人的行为。格雷还强调某些抗焦虑物质（诸如酒精）的作用，关注人脑某些区域［例如隔海马系统（septohippocampal system)］受刺激的状况。它们均能够缓解焦虑，支持应激的神经解剖结构理论。于是格雷进一步推断，认为个体在焦虑方面表现出的差异是由于该行为抑制系统的激活敏感性不同，而且这种不同是遗传决定的。

（四）遗传学和进化论的观点

早就注意到，焦虑被认为对人的生存具有价值，因为它可以使有机体作好回避危险的准备。虽然回避威胁对于人的生存来说必不可少，但是长期的焦虑会使人患上过度警醒症，同时感觉上会不适当地过于夸大危险环境刺激的数量及其程度。就这样，诸如此类的过度警醒症通过干扰人的基本活动，妨碍而不是有利于有机体的生存。

假若这类可遗传的特性被传递给携带者的后代，那么焦虑将会在有忧虑特性的个体亲属中相当普遍地分布着。遗传学和家庭方面的研究支持这种观点。例如人们发现，恐慌症状的加剧往往出现在有惊恐症的亲属个体中。说明遗传会影响焦虑的另一种方法是比较同卵双生儿(单卵双生儿)和异卵双生儿(二卵双生儿)，因为他们彼此的遗传组成相同，或者遗传组成虽然有些差异但是在相似的生育环境里长大。因而可以比较他们在表现焦虑方面的相似性，具体做法是，对具有焦虑特征的一对对双生儿的数量进行比较分析。结果表明，双生儿一起患焦虑的几率在同卵双生儿中较高。

同时，各种各样的遗传学研究指向有关焦虑的遗传率。但是值得注意的是，可遗传的易患焦虑的现象并不是绝对的：同卵双生儿一起患焦虑的几率约接近40%，而不是100%。这说明，遗传组成用来解释人们易患焦虑性障碍是有限度的。而且，在家庭中造成发病的因素似乎是倾向产生焦虑的易感性，而不是直接导致某种具体的焦虑性障碍。[参见《遗传对心理健康的影响》(Genetic Contributors to Mental Health)]

(五) 先天性因素－应激原

由于个人因素和环境因素对阐明焦虑的重要性均十分明显，于是就产生一种共识，那就是环境中的应激原与个人易感病倾向(易于患某种疾病的先天性因素)相互间作用引起焦虑。易感病倾向可能是由于环境因素诱发的，或者它可能是遗传因素造成的。曾有假设，环境因素诱发易患某种疾病的先天性因素可能缘自胎儿期低氧所引起的脑损伤，或者是由于儿童时期受虐待、凌辱或者被关押、折磨而引起自发性多动症所致。一些理论学家指出，处于不同焦虑水平的个体的遗传易感病倾向和环境应激原，在决定焦虑发作及其演变过程中是有影响的。

(六) 动物模式

动物在遭遇威胁、恐吓情境时会产生悲痛忧伤感，这可用来与人的焦虑进行比较。例如，当动物被迫在危险信号和安全信号之间作出困难选择时，它们往往表现出焦急、烦躁、心神不定、过于敏感、肌肉紧张和肠胃溃疡等。动物的这类现象被称之为实验性神经症，它也可通过惩罚其进食行为，以及长时期限制活动和提供单调的环境而引起。动物若遭遇无法逃避和无法预料的应激原时可表现出行为失调，人面对极其危险和威胁恐吓（例如暴力殴打、机体损伤等）时也会作出相应的反应，这两者之间存在平行不悖的类似性。这种类似性说明，动物反应模式可能对研究人的极端应激反应有启迪意义。虽然动物的反应模式不能用来分析人焦虑时的每个特征，但是它对于人的某些较显著的焦虑特征能作出科学的解释。

三、焦虑的测量

（一）测量指标

评估焦虑的方法包括访谈、询问、生理检查，以及观察当事人的行为举止。这些方法可用来评估各种各样的焦虑——从表现温和到表现激烈。其中习惯用来评估病理性焦虑的主要技术就是临床访谈，也就是参照《精神疾病诊断与统计手册》第四版或其他相应诊断类目专门列出的标准症状。[参见《精神疾病诊断与统计手册》第四版（DSM-IV）]

关于处理焦虑的方法由朗恩（Peter Lang）倡导，他认为焦虑在三个行为系统领域显然互不相同。这三个行为系统是指语义学方面的（谈有关他自己的情况）、生理学方面的（例如心率、脑电活动）和外显行为方面的（例如回避威胁）。朗恩指出，这三个行为系统之间通常存在一定的非同步性。这样独特地探讨焦虑，言下之意是，从这三个行为系统测量焦虑才称得上彻底全面的评估。

每个行为系统的测量均有其长处和短处。焦虑的自陈测量指标需要被测者感觉的内省式描述。该测量指标的长处是语言可以确切地用来叙述意思上的细微差别，而用其他指标往往不太容易达到。自陈报告也提供一种相对经济的评估方法，常通过调查表实施。它的短处是被测者在叙述自己时经常前后不一致，他们所说的是否有用、有价值，很大程度上取决于被测者自我观察的能力。

直接检查被测者生理功能的长处是，所得数据的准确性程度不再依赖被测者的自我观察，而是依靠测量方法和测量器具的质量。因而它离不开心理学的次一级专业学科：心理生理学，它是专门用于生理测量而创建起来的心理学理论。生理测量的短处是不仅技术难以掌握，而且最主要的是从生理上确认难免错综复杂。简言之，身体器官功能失常能够告诉我们有关被测的焦虑状况，可是具体生理功能发生多大的变化才跟焦虑相关，却非常模糊，这就使借助生理学方法评估焦虑的任何测量变得扑朔迷离。尚找不到一种正好跟焦虑相关的生理应答方式。例如，人面临威胁时心率可以增加也可以减缓。当然，也有单独借助生理学进行评估的，可是当事人心脏怦怦直跳人们仍然无法断定他是否焦虑，因为他正在参加奥林匹克竞赛，或者受到攻击而逃离，或者刚才在公共游乐场乘滑行越野车。

行为方面的测量必需识别似乎跟焦虑有关的外显行为，并用数据表示出来。例如在5分钟时间内打错多少字数可用来作为人有没有焦虑的指标。如同在社交场合眼睛与别人对视的频率可以作为测量焦虑的方法一样，一个人愿意处置一个危险物时跨出多大距离的步子也可以用来测量焦虑。直接观察行为的长处是不必担心被测者的叙述是不是准确无误。不过用它测量也有短处，那就是一个人的行为在不同的场合差异往往非常之大，所以很难获得一种典型的行为样式。观察活动中的某个人，其实他的指标行为常常在改变，以致观察行为过程本身使所获得的行为样式得到歪曲。

（二）心理测量学

正如前述，在测量被测个体的时候他们的自我观察和叙述常常前后不一致，而且他们所谈情况的价值很大程度取决于被试自我观察的能力。于是一门称为心理测量学的学科便应运而生，它涉及心理测量技术，可用来提高被测对象自我陈述材料的有用程度。这种技术方法关注所调查资料的前后一致性（即信度），同时增加被测个体自我陈述的准确性（即效度），它还采用数学统计的方法开发出自陈式量表。若干心理测量方面的精细量表对测量焦虑很有帮助，此外还有一些问卷形式的测量。传统的心理测验方法一般将焦虑划分为两大类，一类是状态（即指人的短暂感觉），另一类是特质（即指人相对稳定的个性）。

评估焦虑量表准确性的一种方法，是将其测得的结果跟其他测量焦虑的方法进行比较，例如跟访谈、生理测量和观察外显行为所测得的结果进行比较。通过对各种各样测得的焦虑进行分析评估，调查者可尝试对被测者的某种情感作出评价，要知道用单一的指标是不可能对焦虑提供理想评估的。

四、焦虑的流行病学

（一）人一生中的焦虑

焦虑在人一生中的任何年龄段都会出现。不过要指出的是，某些忧虑在人发展中的某个阶段表现得特别明显。例如，害怕呆在高处，害怕身体失去他物支撑，畏惧很高的噪声，在婴儿时期就非常普遍，长到6至12月大时又变为惧怕陌生。

卡根（Jerome Kagan）和他的同事们还证实，人在婴儿阶段存在较明显的焦虑、行为拘束和生理性反应，其表现程度具有个体的差异性。而且，这些个体差异对每个人的发展可能具有长期持久的影响。[参见《心理健康的个体差异》(Individual Differences in Mental Health)]

1岁至3 岁的孩子会产生其他惧怕性忧虑，包括惧怕黑暗、惧怕损伤、惧怕动物。幼儿园里的小孩又会对诸如跟父母双亲分离、身体受伤害、见到某些动物和单独睡觉等情境产生忧虑。后来进了小学，表现出的共同忧虑包括操作性活动焦虑、惧怕自身机体显露、害怕生病。步入青春期后，普遍显示的忧虑涉及社会性交际、身体健康、性问题，以及有关政治、社会方面的问题。在一般人群中，众所周知的忧虑往往都跟蛇、蜘蛛、高处、飞行、血液和牙医有牵连。而人到了老年阶段，有关身体健康方面的焦虑显得非常突出。

（二）性别的差异

男性与女性之间在知觉焦虑方面存在差异：女性普遍反映有较多的焦虑。这种男性与女性之间在焦虑方面所表现的差异不论成年人还是儿童同样存在，而且焦虑的物体或对象在不同性别的人群之间也有差异。环境引起的惧怕、广场恐怖和动物引起的恐惧在妇女中非常普遍，而忧虑社交情境、身体损伤及疾病，男性和女性没有多大差别。至于对发生在人与人之间恐吓的反应，也表现出男女性别间的差异，即女性更容易表现出焦虑，而男性则常常表现为愤怒。另外，这类情感如何表现还跟被测者觉知潜在控制此类威胁的程度有关。其他一些因素，例如对妇女来说导致忧虑的强烈的文化可接受性，可能也有助于说明焦虑反应的性别差异。[参见《心理健康的性别差异》(Gender Differences in Mental Health)]

（三）焦虑的跨文化观

尽管就所有文化而言，焦虑多变的表达方式是普遍存在的，但是正像巴洛(Barlow)所指出的，关于什么是焦虑的内省解释却具有文化上的依赖性。例如，在中国用医学方法治疗情感异常，效果不及西方文化氛围下那么奏效，这是因为中国的文化观念认为家庭离异才是引起情感问题的根源。而且在第三世界国家，许多躯体化症状看来像是显示焦虑的普遍形式。总之，虽然在所有文化中不少个体似乎都有焦虑，但是焦虑和烦恼所指的对象和引起焦虑的原因则千差万别。

五、焦虑的病理学

（一）定义

因为每个人时常感到焦虑，所以将正常的焦虑跟病理状态的焦虑区分开来就很有意义。在没有任何实际危险的情况下产生丧失能力的焦虑，显然是病理性的。作为一种尺度，如果焦虑妨碍人的日常活动（例如工作、社会生活、休息消遣），如果周围有一点点威胁时焦虑一直不消失，那么这种焦虑也可视为病理性的。

（二）焦虑的表露与焦虑的压抑

焦虑应该表露出来还是应该压抑下去？这是一个差别很大的问题，即关系到表露或压抑焦虑情感是不是有益于健康。虽然发生令人不愉快的感觉，一种普遍的应答方式是试图控制它，但是在有些理论学家看来，人试图压抑负面的情感可能会导致躯体发生不良的反应，例如表现为胃肠溃疡、气喘、关节炎、荨麻疹等等。虽然已经找到有关心身疾病的某些证据，但是发生这些现象本身并不意味着情感总会立即毫无保留地通过躯体表达出来。超速行驶时警察给你一张传票，或者全身武装的军人要没收你的财产，你表现出强烈的愤怒，这可能会给你身体带来严重的伤害。一种比较分析的方法将会作出权衡：在某种情况下采用焦虑的表达方式或者采用压抑焦虑的方式，到底哪种做法更具有潜在的损害。除了表达焦虑或压抑焦虑之外，日常经常采取的另一种选择可能是识别和消除引发焦虑的根源。

（三）焦虑的控制

由于焦虑妨碍一个人的功能活动，所以设法减轻焦虑有时颇受欢迎。最为大家普遍接受用来减轻过分忧虑的方法是索性正视引起忧虑的情境。例如，通过逐步地接触昆虫，惧怕昆虫的人变得敢触摸一些昆虫，随之减少惧怕感。不过上面所介绍的构成焦虑的各种成分，是以不同的比率发生特征性变化的。尽管惧怕者可触摸一只昆虫，因而通过这种行为他或她似乎不再害怕该昆虫，但是他们的心率仍然可能增加，昆虫是危险的猜疑可能依然存在。这是常常可观察到的一个例子，它说明焦虑的不同成分之间是不同步的。随着经常地接触体验，原来的惧怕和那种忧虑的机体反应也会逐渐好转。

虽然大家知道焦虑有时可以控制，但是却不清楚易于焦虑的倾向性能多大程度予以改变。一些研究者相信，通过心理学和生物学的干预可以改变这种易于焦虑的倾向性，不过对此问题的认识仍有争议。

（四）焦虑性障碍的分类

《精神疾病诊断与统计手册》第四版（DSM-IV），描绘了7种具体的焦虑性障碍。作这样的分类既是基于理论上的考虑，便于实际操作，同时反映了当代对焦虑性障碍的见解。某些理论家提出异议，认为这样分类太随便，并没有反映“自然”的分类体系，以后理应被维度描述的命名法所取代。根据该《精神疾病诊断与统计手册》第四版，人的焦虑性障碍具体是指：强迫症、惊恐症、社交恐惧症、创伤后应激障碍（Posttraumatic Stress Disorder）、泛化性焦虑症和急性焦虑反应（Acute Auxiety Reaction）。它们彼此间的差异，不仅根据其忧虑情境（例如社会情境）的性质，而且也参照相互关联的一组症状。[参见《强迫症》（Obsessive-Compulsive Disorder），《惊恐发作》（Panic Attacks），《创伤后应激》（Posttraumatic Stress）]

（五）治疗

对焦虑性障碍的治疗往往是依据上述有关焦虑的理论而开展的。例如，相信生物化学异常引起焦虑的医生，倾向于借助针对焦虑的医学方法进行药理治疗；认为差错学习或者误解认识造成病理性焦虑的医生，则嘱咐采用正确的学习操练进行治疗，例如让患者面对引起焦虑的情境以克服焦虑，或者在某种情境下重新评估危险的可能性。某些药物治疗和通过学习的治疗尚在研究之中，已经发现对治疗各种焦虑颇有帮助。所以重要的是，得找到业已证明能减轻某些疑难焦虑的治疗方法。[参见《精神药理学》（Psychopharmacology）]

令人遗憾的是，医生有时往往过于关注绝大多数专家的治疗意见：内科医生喜欢开处方药医治，心理学家和社会工作者则喜欢采用心理疗法。心理疗法有时会导致主要依赖心理治疗专家（不管是认知、行为方面的，家庭咨询方面的，还是擅长催眠术和精神分析方面的），而不太重视对特殊类型焦虑性障碍已证明有疗效的那些治疗手段。从概念上说，每一位医生在较为有效治疗各种焦虑问题的科学发现上应该了如指掌，无论是否能够给予各种治疗，医生有责任指导焦虑性障碍患者选择有效果的某种治疗方法。寻求治疗焦虑的人，若碰到提供治疗者不愿意说明两种治疗方法的长处和欠缺，包括对接受和拒绝各种治疗的足够依据不愿意给予说明时，应该谨慎从事。[参见《行为疗法》（Behavior Therapy），《认知疗法》（Cognitive Therapy），《家庭疗法》（Family Therapy），《催眠与心理无意识》（Hypnosis and the Psychological Unconscious），《精神分析》（Psychoanalysis）]

六、小　结

焦虑是人们日常生活状态的一部分，可是人们对它的了解十分欠缺。了解它的方法之一是凭藉其具有哪些功能推知，例如它可用来躲避和逃离危险。许多学者提出了各种各样有关焦虑的理论，但是至今仍然没有一种大家广为接受的统一说法。若干评价焦虑的方法可以借鉴利用，但每一种都有其长处和不足。焦虑的发生率和表现形式伴随人的年龄和文化而变化。如果焦虑较为严重，持续存在，并且导致功能失调，那么就应该予以治疗。已经证明，各种药物和心理疗法对缓解不同类型的焦虑性障碍是行之有效的，求医者仔细地思考每一种治疗的科学依据，将有助于选择适宜的治疗手段。

参考文献

Barlow, D. H. (1988). *Anxiety and its disorders: The Nature and treatment of anxiety and panic*. New York: Cuilford Press .

Eysenck, H. (1992). *Anxiety the cognitive Perspective*. Hillsdale, NJ: Lawrence Earlbaum Associates.

McNally, R. J. (1994). *Panic disorder: A Critical analysis*. New York: Guilford Press.

Tuma, A. H., & Maser, J. (1985). *Anxiety and the anxiety disorders*. Hillsdale, NJ: Earlbaum.

张诗忠　译

里克·英格兰姆
(Rick E. Ingram)
州立圣迭戈大学
(San Diego State University)
克里斯廷·谢尔
(Christine Scher)
州立圣迭戈大学，加利福尼亚大学圣迭戈分校
(San Diego State University and University of California, San Diego)

抑郁(症)

Depression

双相性精神障碍 一种情感障碍，其特点是至少伴有一种躁狂症状。通常被称作躁狂抑郁症。

同时发病 指同时具有多种症状。例如，抑郁和焦虑相伴出现，意味着一个人将同时遭受两种疾患。

双相性抑郁症 指心境恶劣和严重抑郁症同时出现。

流行病学 研究某种病症在人群中流行程度的学科。就抑郁症而言，其流行率意味着在某一特定时间内患病的人数（譬如，在一个特定地区一年内被确诊为严重抑郁症的人口百分比）。

病因学 对致病原因的研究。一种病因学理论意指一种疾病成因的理论。

轻度躁狂 一种症状与躁狂发作相似的病症，但发作时间较短，与轻度机能障碍有关。

忧郁 抑郁的一种严重形式，与诸如妄想（错误信念）和幻觉（对没有现实依据的事物的感觉体验）等精神错乱有关。

消极情感 一种长期困扰自己并消极看待自己的情感倾向。消极情感可能是抑郁和焦虑的前期表现。

抑郁症的消极认知亚型 一种假设，认为消极的和机能失常的思维模式会导致某种特定的抑郁症。

疾病分类学 对众多疾病进行诊断并予以划分的方法，其依据是基于这样的假设，即每种疾病都有其不同的成因、病程、预后和疗效。

单相性精神障碍 一种情感障碍，其特点是不伴有任何躁狂发作迹象的抑郁。

抑郁在不同的人身上有着不同的表现。对有些人来说，抑郁是一种不悦的感觉，虽然令人不适，但却不会影响日常活动。对另外一些人来说，抑郁是一种疾病，伴有情绪低落、食欲下降、注意力分散和独立能力丧失等行为表现。

在如何界定抑郁的问题上，专家之间存在差异。1987年，肯达尔（Kendall）及其同事指出："专家之间是根据不同的参照层面来使用抑郁这一术语的：征兆、综合征、疾病分类方面的一种障碍……从征兆角度而言，抑郁本身可以被视作一种症状，例如悲伤等。从综合征角度而言，抑郁是一种标识和症状的集合……抑郁综合征本身是一种心理机能失调，但也可能以伴发的形式出现在其他疾病之中。最后，从疾病分类的角度说，对抑郁应当采取谨慎的诊断方法，以排除其他潜在的疾病类型。当然，这个假设认为，划分后的疾病类别与其他疾病最终将在病因学的基础上区分开来，包括病程、预后和疗效。”下面我们就来讨论一下以疾病分类学为依据的抑郁。

一、抑郁的界定

（一）抑郁的症状

目前使用的抑郁定义源自《精神疾病诊断与统计手册》第四版（Diagnostic and Statistical Manual of Mental Disorders，DSM-IV）。《精神疾病诊断与统计手册》第四版论述了美国精神病学会（American Psychiatric Association）颁布的诊断分类体系，并提供了关于抑郁症诊断的标准。这些标准涉及到抑郁的许多症状。在确定患者是否患有抑郁症时，唯有在下列9种症状中至少出现5种症状时方可予以认定：（1）压抑的心境；（2）丧失活动的兴趣，或者无法从活动中获得乐趣；（3）体重明显增加或减轻；（4）失眠或睡眠过度；（5）不安；（6）疲倦或乏力；（7）感到自己一无是处，或者产生不必要的内疚；（8）注意力集中的能力开始下降；（9）想到死亡或自杀。

抑郁症状视个体的年龄和文化背景不同而不尽相同。例如，抑郁的儿童表现出兴奋而非悲伤，体重减轻而非增加。相比之下，老年抑郁症患者要比青年抑郁症患者更易出现食欲降低、兴趣减弱、想到死亡等症状。抑郁的研究还涉及文化差异。例如，一项研究发现，犹太民族的抑郁症患者要比其他民族的抑郁症患者具有更多的睡眠方面的症状，而内疚症状则较少表现。另一项有关美国、韩国、菲律宾和中国台湾的大学生的抑郁症状研究发现，中国台湾学生睡眠方面的症状最少，而情感方面的症状最多。其他种族的学生也表现出相似水平的症状。由此可见，个体的年龄和文化背景会影响抑郁症状的表现。

（二）同时发病：抑郁和焦虑的关系

同时发病是指同时具有多种症状。虽然研究人员和医生通常认为抑郁是一种独立的症状，但是，它在现实中常与其他症状重叠出现。正因如此，近期的重点着眼于抑郁和焦虑的关系上。根据对这两种症状的研究，人们发现，它们同时发作的现象是不足为奇的。例如，一项研究发现，在一组患有惊恐症的患者中，约

63%的人同时患有严重抑郁症。对此重叠现象，一种可能的解释是由于“消极情感”所致。1984年，沃森和克拉克（Watson and Clark）论述了具有强烈消极情感的个体，认为他们具有“沮丧、烦乱和消极地看待自己”的倾向。这种消极情感的其他特点还包括：神经质、紧张、忧虑、愤怒、轻视、反感、内疚、自我讨厌、被拒绝感和悲伤。

焦虑和抑郁都具有强烈的消极情感。但是，它们却不尽相同。抑郁除了表现出强烈的消极情感之外，还与积极情感的减弱有关。在这个意义上说，抑郁的个体既显示强烈的消极情感又显示微弱的积极情感，相反，焦虑的个体在显示强烈的消极情感时，积极情感不一定减弱，但是积极情感的强弱与个体焦虑的程度没有关系。消极情感可以作为焦虑和抑郁之间的桥梁，对此情感的研究正在迅速发展。[参见《焦虑》(Anxiety)]

二、诊断与分类

我们对《精神疾病诊断与统计手册》第四版的认识已有一段时间。它是北美最为流行的精神病分类标准。据该手册，心境障碍共分5种，抑郁症是其中重要的一种。它们分别是：（1）严重抑郁症；（2）心境恶劣性障碍；（3）甲型双相性精神障碍；（4）乙型双相性精神障碍；（5）循环情感性障碍。这些分类视病因、病程和症状的差异而各不相同。[参见《心境障碍》(Mood Disorders)]

（一）严重抑郁症

关于严重抑郁症（Major Depressive Disorder，简称MDD）的诊断，《精神疾病诊断与统计手册》第四版的标准是，有5种或5种以上症状持续至少2周以上。这些症状中最主要的症状是抑郁的心境，它几乎会全天发作，并且持续发作至少2周。此外，患者对所有活动的兴趣明显减弱，或对活动带来的乐趣无动于衷，它也持续发作至少2周，并且几乎是全天发作。

严重抑郁症可以根据严重程度（轻微、中等、无精神错乱的重度和有精神错乱的重度）、病程（一次发作和反复发作）和表现（紧张型和忧郁型）进一步细分。抑郁的精神错乱特征包括妄想（错误信念）和幻觉（对没有现实依据的事物有感觉体验）。妄想可以是一个人认为自己已经死亡。抑郁的紧张特征涉及心理运动紊乱，例如肢体运动过头或昏迷。忧郁是指一个人无法体会幸福，并对以往愉悦的体验缺乏兴趣。无论一个人的心理困扰特征如何，根据定义，严重抑郁症会使患者情绪低落，并与患者在生活的重要领域（例如工作单位、学校或家庭）受到伤害有关。

（二）心境恶劣性障碍

心境恶劣性障碍（Dysthymic Disorder）是指一种长期的抑郁心境，对成人来说，它至少持续2年以上时间；对儿童、青少年来说，也至少持续1年以上时间。这种抑郁的心境表现为在下列6种抑郁症状中至少具有2种:（1）食欲下降或过于旺盛；（2）失眠或睡眠过度；（3）疲倦或乏力；（4）自尊减弱；（5）无法集中注意力或者难以作出决定；（6）绝望。由于该诊断所需的抑郁症状不多，因而心境恶劣性障碍通常被认为是一种比严重抑郁症较轻微的心境障碍。但是，它会使患者情绪消沉，并造成伤害。此外，心境恶劣性障碍有时会与严重抑郁同时出现。当它们一并出现时，患者就会处于“双重抑郁”状态。但是，这种情况并不多见。

（三）甲型双相性精神障碍

甲型双相性精神障碍（Bipolar Ⅰ Disorder）的特点是躁狂。根据《精神疾病诊断与统计手册》第四版，躁狂发作的特征是长时间的情绪振奋、妄自尊大或者易怒，不同于正常的振奋或发怒。诊断甲型双相性精神障碍是否发作，其依据是在下列7种症状中至少具有3种症状:（1）夸大的自尊；（2）睡眠需求减少；（3）异常健谈；（4）感觉别人思维紊乱；（5）注意力涣散；（6）活动增多；（7）过度沉溺于具有潜在伤害的、可产生快感的活动（例如性滥交）。

甲型双相性精神障碍是一种典型的容易复发的疾病；根据《精神疾病诊断与统计手册》第四版的标准，只有躁狂症状的患者90%以上会发作另一种症状。甲型双相性精神障碍患者的躁狂发作往往伴有抑郁。如同严重抑郁症患者一样，甲型双相性精神障碍患者在躁狂发作或抑郁发作时会表现出精神错乱、紧张和忧郁等症状。

（四）乙型双相性精神障碍

乙型双相性精神障碍（Bipolar Ⅱ Disorder）的特点是轻度躁狂和抑郁交替出现。轻度躁狂的特征与躁狂的症状相同。但是，轻度躁狂的时间较短（例如4天），产生的伤害也较小。躁狂发作时具有精神错乱的症状，会扰乱和影响日常生活，故需要进行治疗。相比之下轻度躁狂发作则不同。不过，乙型双相性精神障碍中的抑郁却可达到严重抑郁症和甲型双相性精神障碍所表现的抑郁程度。

（五）循环情感性障碍

循环情感性障碍（Cyclothymic Disorder）的特征是轻度躁狂和抑郁交替出现，但程度没有严重抑郁症和甲型、乙型双相性精神障碍那么严重。在循环情感性障碍中，心境紊乱的交替十分迅速，很少会出现情感上的困惑。循环情感性障碍的诊断标准为：这种不断转换心境的现象，对于成人来说，至少持续2年以上；对于青少年来说，也至少持续1年以上。

除了上述5种心境障碍外，《精神疾病诊断与统计手册》第四版还为进一步的研究提供了4种诊断类别，其中包括抑郁。这些类别尚未作为疾病来处理，在定性之前还需要更多有关的症状表现、病因和伤害程度的资料。尽管如此，它们仍属于存在严重的心境问题，所以，本文将它们作为研究对象予以论述。它们是：(1)经前期烦躁障碍；（2）轻度抑郁症；（3）短期复发性抑郁症；（4）混合型焦虑—抑郁症。

三、抑郁症的探究性类别

（一）经前期烦躁障碍

经前期烦躁障碍（Premenstrual Dysphoric Disorder）的特征是多种抑郁症状同时出现（例如对寻常活动的兴趣降低、情绪低落、失眠或嗜睡），并且附加有情感易变、受控或无拘无束感觉、食欲旺盛等。上述症状必须出现在妇女上一年月经周期的第一个黄体期内，才能诊断为经前期烦躁障碍。正如许多作者指出的那样，就妇女而言，这类障碍具有潜在社会、政治和法律的影响。例如，有些人认为，如果这类障碍被正式定性为疾病那么，与男性相比，女性将被贴上不稳定的和低劣的标记。这类观点使得经前期烦躁障碍成为一个争论不休的课题。[参见《经前期综合征》(Premenstrual Syndrome，PMS)]

（二）轻度抑郁症

轻度抑郁症比严重抑郁症的抑郁症状要少，伤害程度也较轻。一个人只有表现出情绪低落、兴趣丧失，以及严重抑郁症状中的2种症状时，才可被诊断为轻度抑郁症。如果这类障碍在未来的《精神疾病诊断与统计手册》中被定性为疾病的话，那么，只有在不考虑其他心境障碍的情况下，它才会被考虑作为一个单独的类别。

（三）短期复发性抑郁症

短期复发性抑郁症（Recurrent Brief Depressive Disorder）和严重抑郁症的主要区别在于两者的病程不同。除此之外，其余特点完全相同。严重抑郁症发作时，其症状必须持续至少2周，但短期复发性抑郁症，症状只要持续2天以上、14天以下。此外，这些短期症状在一年中必须每月发作一次，方可诊断为短期复发性抑郁症。短期复发性抑郁症和严重抑郁症在发病年龄和家庭发病率方面极为相似，有人提出疑问，这类障碍是否应当被定性为一种独立的疾病。

（四）混合型焦虑—抑郁症

混合型焦虑—抑郁症的依据是：虽然许多人的焦虑和抑郁症状无法根据《精神疾病诊断与统计手册》来予以诊断，但是他们却被这些症状所严重困扰。混合型焦虑—抑郁症表现为至少持续1个月以上的焦躁不安情绪，同时还伴有至少4种焦虑的基本症状（例如，大脑一片空白、忧虑、严重失眠等）。认为这种疾病存在的主要理由是，许多患者受到抑郁和焦虑的严重伤害，但其症状却无法归入任何现有的诊断分类系统。而否认这类疾病存在的主要理由是，受到抑郁和焦虑困扰的人可以通过更加精确的诊断手段使这一病症归入相应的类别。

四、流行病学

流行病学是研究某病症在人群中流行程度的学科。流行率是指在一定时间内患有某种疾病的人数（如在一个特定的地区一年内患严重抑郁症的人口比率）。发病率是指一定时间内患病者增加的数目（如1996年4月患心境恶劣性障碍的人数）。由于人们可以通过疾病的分布情况来确定其是否与其他因素共同作用，因此，流行病学资料对于理解可能的病因和相关的抑郁就显得十分重要了。[参见《精神病的流行病学》（Epidemiology: Psychiatric）]

（一）流行率

1. 国内流行率

最近，在美国开展的两项大规模心理病理学调查提供了有关抑郁症的不同流行率数据。根据《精神疾病诊断与统计手册》第三次修正版（DSM-III-R）的诊断标准，“流行病高发区”（Epidemiologic Catchment Area，简称ECA）研究对5个地区的抑郁症流行率进行了调查。这5个地区为：纽黑文（New Haven）、巴尔的摩（Baltimore)、圣路易斯（St. Louis)、洛杉矶（Los Angeles）和达勒姆（Durham)。“流行病高发区”研究发现，严重抑郁症的终身流行率为4.9%，而心境恶劣为3.2%。另一项调查为“国内发病率调查”（National Comorbidity Survey，简称NCS)，该调查显示出更高的流行率：终身严重抑郁症为14.9%，心境恶劣为6.4%。两种研究之所以出现差异，原因在于不同的诊断工具、不同的诊断标准和不同的年龄取样（例如，ECA的研究样本是18岁人群或18岁以上人群，而NCS的研究样本则介于15~54岁之间)。在“流行病高发区”研究中，双相性精神障碍的流行率较低，甲型双相性精神障碍的终身流行率为0.8%，乙型双相性精神障碍的终身流行率为0.5%。“国内发病率调查”的躁狂症状终身流行率稍高一些，为1.6%。虽然，这些研究所揭示的流行率结果不同，但是，它们都得出美国心境障碍流行率相对较高的结论。

2. 国际流行率

许多研究调查了除美国之外其他国家的严重抑郁症的流行率。国际上，严重抑郁症的终身流行率在国与国之间差异很大，低的如汉城为3.3%，高的如新西兰（25~46岁居民样本）为15.1%。这些差异确实反映了国际抑郁症的流行率。至于其他因素，例如文化差异（评估病症的方式视文化差异而有所不同）和年龄差异也应当作为考虑的因素。对双相性精神障碍流行率的研究发现，流行率的范围从0.07%（瑞典）到7%（爱尔兰）不等。但是，大多数研究将双相性精神障碍的流行率定为1%，这与“流行病高发区”的研究结果和“国内发病率调查”的研究结果相符。

（二）年龄差异

“流行病高发区”的研究还对不同年龄组的抑郁症发病率进行了调查。就男性而言，严重抑郁症的发病率在18~29岁的年龄段达至峰值，而在45岁及以上年龄段的人群中，发病率明显下降。就女性而言，严重抑郁症的发病率在30~44岁的年龄段达至峰值，而在65岁以上的人群中，比率有所下降。[参见《衰老与心理健康》(Aging and Mental Health)]

（三）性别和种族差异

根据“流行病高发区”的研究，女性严重抑郁症、心境恶劣和各种心境障碍的终身流行率约是男性的2倍；在女性中，这三种疾患的终生流行率分别为7.0%、4.1%和10.2%；而在男性中，这三种疾患的终生流行率则相应为2.6%、2.2%和5.2%。即使在人为地排除了教育、收入和职业等因素后，这些差异依然存在于许多种族群体（例如黑人、西班牙人和高加索人）之中。流行率的性别差异还存在于除美国之外的其他国家之中。许多研究结果都包含抑郁症流行率的性别差异，而对双相性精神障碍来说，其流行率的性别差异至今未见可靠的结果。[参见《心理健康的性别差异》（Gender Differences in Mental Health）]

抑郁症发作的性别差异存在于不同的种族群体之中，而且，在种族群体之间也存在一定的差别。例如，"流行病高发区"的研究发现，高加索人和西班牙人的严重抑郁症和心境恶劣的流行率要高于黑人。然而，双相性精神障碍在这三个种族群体中的流行率差异还很不明显。[参见《种族地位与心理健康》（Ethnicity and Mental Health）]

（四）环境因素

"流行病高发区"的研究还涉及到抑郁症和双相性精神障碍的环境因素。研究发现，对分居或离婚的人来说，严重抑郁症的年流行率（6.3%）要高于未婚者（2.8%）、已婚者（2.1%）和丧偶者（2.1%）。双相性精神障碍患者的情况同样如此，但是，分居或离婚者与未婚者的流行率差异很小，分别为1.7%和1.6%。失业者严重抑郁症的年流行率要高于就业者，分别为3.4%和2.2%，但是，二者患双相性精神障碍的流行率差别微乎其微，分别为1.1%和1.0%。此外，"流行病高发区"研究还发现，对白领雇员和受过至少12年教育的人来说，其严重抑郁症的流行率较高，而年薪为15 000美元左右的人中，严重抑郁症的流行率则较低。与严重抑郁症的研究结果相似，在年薪为15 000美元左右的人中，双相性精神障碍的流行率较低。双相性精神障碍在所受教育低于12年的非白领雇员中，流行率最高。总之，这些社会经济地位造成的差异十分微妙。

五、抑郁（症）的病因学理论

关于抑郁（症）病因的心理学理论有很多，通常可以分为精神分析、人际关系和认知三种类型。

（一）心理学理论

1. 精神分析的假说

第一个建构抑郁（症）病因学理论的精神分析学家是弗洛伊德（Sigmund Freud）和他的学生亚伯拉罕（Karl Abraham）。两人还提出过许多相似的理论。首先，弗洛伊德和亚伯拉罕认为，有些人容易产生抑郁体验。根据亚伯拉罕的观点，这种易感性由解剖生理的异常而引起，患者具有强烈的口唇性爱偏向。根据弗洛伊德的观点，这种易感性由自恋客体的选择而引起（例如，客体选择与自我极其相似，因此，喜爱客体就等于喜爱自己）。其次，两人都认为抑郁的易感性并不是产生抑郁症的充分条件。只有当易感的个体失去喜爱的客体（例如客体死亡或被遗弃）时才会产生抑郁。

尽管两人具有上述这些相似的基本观点，但是，在失去客体后抑郁又是怎样产生的问题上，两人却产生了分歧。亚伯拉罕认为，对一个易感于抑郁的人来说，失去喜爱的客体有可能使他倒退至心理性欲发展的口唇阶段。这种倒退有助于达到三个目的：（1）增加快感；（2）通过口唇接触保留客体性体验；（3）将个人的攻击性冲动释放到客体上。这种倒退的突出表现是食欲旺盛或食欲不振时的抑郁症状。然而，弗洛伊德则认为，失去喜爱的客体会带来不同的结果。由于失去的客体是一种自恋的选择，并且代表着自我，因此，失去客体就意味着失去了自我。失去自我的结果会进一步引发愤怒和抑郁的感觉。跟这些消极感觉相关的能量从由失去的客体中撤回而引入体内，这个过程称作"心力内投"（introjection）。结果，抑郁被弗洛伊德界定为"转向内部的愤怒"。在弗洛伊德看来，悲伤和"真正的"抑郁之间的差异是"这真糟糕"和"我真糟糕"之间的差异。他还将这个理论用来解释双相性抑郁症的躁狂症状。他认为，一旦超越失去客体的愤怒和抑郁得到解答，这些跟消极情感相关的能量就会转向其他目标，或者说释放至其他目标。对于双相性抑郁症患者，这些释放出来的能量会投入到寻求新的爱物中去，并由此导致躁狂的症状。

超我（superego）在抑郁中的作用成了近年来精神分析学家的研究重点。其中的一些人认为，抑郁和其他状态（例如羞愧、冷漠或由内疚产生的愤慨）有着很大的区别。内疚产生自超我的内部冲突，而超我又与抑郁有着密切的关联。基于病因学的假设，这些差异所产生的一个结果是，形成了两种形式的抑郁：情感依附性抑郁和心力内投性抑郁。情感依附性抑郁的特点是感觉到自己没有前途、认为自己低人一等，以及自己不再被别人所爱等。它与成长早期的生活体验有关，而且常见于亚伯拉罕和弗洛伊德的理论之中。相反，心力内投性抑郁则是感觉到自我没有价值，以及自己无法达到预定的标准等。它与成长晚期的生活体验有关，而且常见于精神分析学家后期的理论之中。虽然，人们指责大多数精神分析理论没有经过实验的证据，但是它并不包括情感依附性抑郁和心力内投性抑郁的区别，因为这些区别在实践中非常见效。精神分析学家也研究双相性抑郁症的发展，他们中最著名的是克莱因（Melanie Klein），她进一步发展了弗洛伊德的理论。[参见《精神分析》（Psychoanalysis）]

2. 人际关系的假说

对病因学来说，“人际关系”和“抑郁持续”的理论关注抑郁症患者与他人的交往。这方面的实验研究有着许多不同的侧重。例如，有些研究者重点研究社交技能在抑郁中的作用，他们探讨抑郁症患者是否因为较差的社交技能，或者缺乏必要的社交技能而使他人的强化作用减小，并引发抑郁。另一些研究者研究了抑郁症患者在交往过程中的表现(例如悲伤、绝望等)，以及这些表现对他人的影响。如果他人厌烦抑郁症患者的交往表现，他们就会避免与之交往，这样做反过来加剧了抑郁症患者的疏远感和孤独感。还有一些研究者着眼于紧张、社会支持和抑郁症之间的相互作用。虽然这些研究的侧重不同，但是，它们都分别得到了一定的支持：人际关系的研究证实了抑郁是多种因素相互作用的结果。

许多研究都基于这样的理论：由于人际关系破裂而引起的恶性循环，会使抑郁无法消除。例如，抑郁症患者大多希冀他人的社会支持。如果这种支持无法减轻他们的消极情绪，那么他们就会寻求新的支持。这样一来，以往的支持就会被束之高阁，并由此产生了一种矛盾效应。换句话说，当提供支持的人开始感觉到自己的支持得不到抑郁症患者的重视时，他们就会远离患者；于是，抑郁症患者进一步寻求支持，然后，新一轮的支持者又会由于同样的原因而远离他们。

人际关系因素在双相性抑郁症的病因研究方面没有得到足够的重视，但在无躁狂严重抑郁症中情况要稍好一些。尽管如此，两种抑郁症患者似乎都存在维持社会支持的困难。事实上，一项近期的研究发现，与人口抽样中的其他患者相比，双相性抑郁症患者认为他们得到的社会支持数量很少，而且不太适用。此外，随着病情的加重，他们获得社会支持的想法也开始减弱。由此可见，在双相性抑郁症和单相性抑郁症中，社会支持应该发挥更大的作用。

3. 认知的假说

近年来，认知成了抑郁症病因学理论中最为广泛的研究对象。其中，贝克(Aaron Beck)在1967年提出的理论最具影响力。贝克认为，每个人都有称作“图式”(schemas)的认知结构，它可以用来引导和解释环境的信息。这样的图式在我们童年时代与外部世界接触时就开始生成。例如，一个经常受到指责的儿童会认为自己一无是处，并将自己的失败归因于这种一无是处。如果这种消极的信息加工方式长期得不到改变的话，那么，它将成为他的认知结构中的一个组成部分。当这种图式再度被激活时(例如，由于学习成绩不理想或其他失败的体验)，就极易导致抑郁的感觉(例如，我是不好)。贝克指出，这种错误的信息加工方式带来的后果是，抑郁症患者交替地表现出对自己、现实和未来的消极想法。贝克还进一步扩展了自己的研究，使之包括双相性抑郁症的躁狂阶段。他认为，处于这个阶段的人的特点是：患者对自己、现实和未来的异常想法交替出现。正如单相抑郁症表现出的三种交替感觉一样，双相性抑郁症表现出的三种交替感觉可以导致躁狂症状，如虚荣和过度亢奋的情绪。[参见《认知疗法》(Cognitive Therapy)]

有许多观点认为，抑郁的产生源自于不同的因素。有些理论家认为，异常的认知只能作为抑郁症病因的一个部分。这种被称之为“消极认知的抑郁”是抑郁症的一个亚类，出现在贝克提出的图式或机能失调的归因模式之中。在机能失调的归因模式中，抑郁症患者只对消极事情的发生承担责任，而避免对积极的事情承担责任。这种机能失调的归因模式有可能导致绝望的想法，并产生“绝望的抑郁”(它是消极认知抑郁的组成部分)。

(二) 生物学理论

就抑郁症而言，虽有许多基于生物学的理论，但是，它们可以分为两大类：遗传和神经递质。

1. 遗传的假说

遗传的观点认为，抑郁症是由代代相传的易于发作抑郁的基因引起的。关于抑郁的遗传基因的研究有三类，它们都证实了上述的观点。这些研究包括家庭研究、孪生儿研究和收养研究。在典型的家庭研究中，研究人员访问了具有抑郁症患者的家庭，以了解这个家庭现在或过去具有情感障碍的家庭成员数量。在孪生儿研究中，研究人员比较了异卵双生儿和同卵双生儿在情感障碍方面的一致性。由于同卵双生儿具有完全相同的基因，因此，如果遗传理论成立的话，那么，同卵双生儿一起患抑郁症的几率将高于异卵双生儿(他们只具有相似的基因)。在收养研究中，经常采用两种方法：一种是对有情感障碍者和无情感障碍者的亲生父母的抑郁症发病率进行比较；另一种是对有情感障碍和无情感障碍的夫妻所生子女的抑郁症发病率进行比较。与上述两种研究相比，收养研究的优势在于它减少了环境因素对情感障碍的影响。但是，收养研究是抑郁症遗传研究中较少采用的方法，原因是被收养者及其亲生父母提供的信息很难完整无缺，因而该方法有一定的局限性。

尽管上述三种方法之间存在着差异，但是，对有关抑郁症病因的遗传观点都得出了相似的结论：抑郁症具有不同程度的遗传。近期的研究文献记载，在单相性抑郁症患者的直系亲属中出现情感障碍的比率为11.8%-32.2%；相应地，双相性精神障碍患者的亲属中为10.6%-33.1%；而正常人的亲属中为4.8%-6.3%。在孪生个体的单相性抑郁症和双相性抑郁症的研究中，同卵双生的一致性为0.04%-1.0%，异卵双生为0.0%-0.43%(许多研究发现，异卵双生的一致性为0)。遗传研究的结果表明，抑郁症具有遗传性，不过人们对这种遗传性的本质、作用和方式还知之甚少。[参见《遗传对心理健康的影响》(Genetic Contributors to Mental Health)]

2. 神经递质的假说

从脑化学角度研究单相性抑郁症病因，重点是放在两种单胺神经递质上：一种是去甲肾上腺素（norepinephrine，简称NE)；另一种是5-羟色胺（serotonin，简称5-HT)。起初，研究人员认为抑郁症的产生是由于大脑缺少去甲肾上腺素。后来，他们又认为是由于大脑既缺少去甲肾上腺素，又缺少5-羟色胺。但是，这些假设引起了许多争论：（1）作用于单胺水平的抗抑郁药在服用后几小时就会发挥药效，而抑郁症状在几周后才会明显减轻；（2）一些不影响单胺水平的药物也可以减轻抑郁；（3）一些增强单胺水平的药物反而没有减轻抑郁。正因如此，研究人员开始对神经递质和抑郁的关系进行了更深层次的研究。近期的研究包括：受体部位的脱敏性、去甲肾上腺素和5-羟色胺之间的关系，以及5-羟色胺和神经递质多巴胺（dopamine，简称DA）之间的关系。

就研究的发展而言，从脑化学角度对双相性抑郁症的病因进行的研究，与单相性抑郁症的研究如出一辙。起初，研究人员认为双相性抑郁症的躁狂也许与抑郁的情况正好相反，也就是说，双相性抑郁症的躁狂与过量的去甲肾上腺素和5-羟色胺有关。但是，这些假设也引起了许多分歧：（1）锂是双相性抑郁症治疗中采用的一种药物，它似乎对去甲肾上腺素和5-羟色胺都有影响，也就是说，它在控制抑郁和躁狂两个方面均有成效。（2）抑郁和躁狂可能与5-羟色胺的不足有关。因此，如同单相性抑郁症的研究一样，研究双相性抑郁症的人们也开始对神经递质和双相性抑郁症的关系进行了更深层次的研究。与单相性抑郁症研究相似，研究人员研究了5-羟色胺和神经递质多巴胺之间的关系、去甲肾上腺素和神经递质多巴胺之间的关系，以及受体脱敏的情况。这些研究开创了新的研究领域，为阐明抑郁症病因的多样性和复杂性奠定了基础。当然，不论单相性抑郁症还是双相性抑郁症，生物因素和心理因素都是不可忽视的致病因素。

六、保护因素

由于抑郁具有潜在的破坏性，因此，许多研究人员的研究重点转向了如何减少抑郁出现的几率或缩短抑郁的时间。在众多预防措施的研究中，最流行的是社会支持和应对方式。[参见《心理病理演变中的保护因素》(Protective Factors in Development of Psychopathology)]

（一）社会支持

社会支持的概念涉及许多方面。例如，社会支持既可以指一个人信赖并获得支持的人数，也可以指得到的支持数量（无论提供支持的人数有多少）。此外，社会支持关系的质量有好有坏。业已证明，从支持的各个角度进行估量，对于理解抑郁症和社会支持的关系相当重要。

毫无疑问，拥有许多社会支持的人较少出现包括抑郁症在内的心理健康问题。那些接受他人支持的人较少产生消极心理，从而也就减少了抑郁的产生。对于患有抑郁症的人来说，获得他人的鼓励（包括配偶、朋友和支持性家庭的鼓励），能给康复治疗带来明显的帮助。这些关系的质量高低与否也对治疗非常重要。一项研究发现，拥有高质量支持的抑郁症患者，能在较短的时间里实现康复，相比之下，支持源质量较差，则所需康复时间较长。

对单相性抑郁症患者社会支持的研究，要多于对双相性抑郁症患者的研究。尽管如此，研究表明，社会支持对双相性抑郁症患者还是有帮助的。例如，一项研究发现，广泛的社会支持会减少心理病症的产生，提高社会适应能力，并改善整体机能。[参见《社会支持》(Social Support)]

（二）应对方式

处理应激原的方法可以分为两种：接近和回避。“接近”意指确定问题、制定可行性解决办法，以及实施这些办法。“回避”包括避免思考所面临的难题、希望难题不存在，以及幻想生活中没有什么难题。无疑，“接近”法似乎可以帮助患者通过处理应激原来避免产生抑郁。此外，“接近”法能为已经具有抑郁症的人带来很好的治疗效果。相反，采取“回避”法的人似乎更容易产生抑郁，治疗效果也不很理想。

正如人们很少研究社会支持的效果一样，人们对双相性抑郁症患者应该采用何种处理方式也不大研究。尽管如此，一项近期的研究表明，若从双相性抑郁症患者中区分出高机能者和低机能者，对两者的处理方式进行研究，那么，人们可以不难发现，“回避”法会导致更糟的机能。因此，应对方式和双相性抑郁症之间的关系与应对方式和单相性抑郁症之间的关系可能是相似的。[参见《处理应激的策略》(Coping with Stress)]

参考文献

Beck, A. T. (1967). *Depression: Causes and treatment*. Philadelphia: University of Pennsylvania

Press.

Beckham, E. E., & Leber W. R. (1995). (Eds.). *Handbook of depression* (2nd ed.). New York: Guilford Press.

Cicchetti, D., & Toth, S. L. (1992). (Eds.). *Developmental perspectives on depression*. Rochester, NY: University of Rochester Press.

Craig, K. D., & Dobson, K. S. (1995). (Eds.). *Anxiety and depression in children and adults*. Thousand Oaks, CA: Sage.

Kendall, P. C., Hollon, S. D., Reck, A. T., Hammen, C. L., & Ingram, R. E. (1987). Issues and recommendations regarding use of the Reck Depression Inventory. Cognitive Therapy and Research, 11, 289-299.

Ingram, R. E., Miranda, J., & Segal, Z. V.. *Cognitive vulnerability to depression* . New York: Guilford Press.

Robins, L. N., & Regier, D. A. (1991). (Eds.). *Psychiatric disorders in America*. New York: The Free Press.

盛天和　译　　李维　张诗忠　校

里卡多·穆诺茨
(Ricardo F. Muñoz)
加利福尼亚大学,
旧金山分校
(University of California,
San Francisco)

抑郁(症):应用方面

Depression: Applied Aspects

一、抑郁(症)的类型
二、抑郁作为一种病症
三、抑郁(症)的预防
四、严重抑郁症的治疗
五、保养
六、健康心境的营造:发展的观点
七、结论

抑郁感　一种感觉状态，包括情绪低落、悲伤和意志消沉，通常伴有对愉悦事件的反应减弱。

抑郁症　一种由个体表现出来的具有一定抑郁症状的病症，其程度和持续时间符合诊断标准。

情绪　在对外部刺激或内部刺激作出反应的过程中一种明显的主观感受，通常持续数分钟。

心境　一种相对稳定的感觉状态，持续时间可达数小时或数天。

抑郁的概念可适用于多种情况，通常是指一种正常而短暂的情绪低落、沮丧或悲伤等心境状态，也可以指一种和多种与情绪障碍或躯体疾病相关的症状。它可归结为一种综合征（一组同时发作的症状），也可以作为一种特定的精神疾病的正式名称。在作为一种特定的精神疾病的名称时，抑郁被界定为一种心理病理学的疾病单位，它具有独特的病因机制、预后和治疗。本文将介绍这些抑郁类型，对时下流行的研究进行讨论，并为抑郁症患者提供预防、治疗和保养的建议。最后，从发展的观点来审视所谓营造健康心境的概念。

一、抑郁（症）的类型

（一）心境抑郁

心境抑郁是人类主观体验中的一个正常部分。与精神病经历或成瘾相比，大多数人对心境抑郁均有体会。心境抑郁感常与悲伤、主观上缺乏精力、参与愉悦活动的热情下降、与人交往的愿望减弱，以及对生活产生悲观情绪等有关。这种状态会影响一个人对外界事件的反应，但是它们可以通过外界事件来进行自我调节。正常的心境抑郁一般持续几个小时或几天。然而，一旦它们持续时间过长，开始对个体的器官活动产生影响时，它们就会被看作是一种障碍，最终将发展成一种临床意义上的抑郁症。

比较一下情绪（例如悲伤）和心境状态之间的关系是非常必要的。情绪研究人员通常将情绪定义为一种持续时间较短、对外部刺激或内部刺激作出反应的主观感受。这些反应的自主性较强，通常不会轻易受意识的影响。它们具有心理、表达和主观的特点。它们通常一触即发，持续时间约为几分钟。如果这种主观感觉持续时间过长，形成一种情绪化反应，则它将演变成一种心境状态。换言之，这种情绪将消失或转变成另外一种情绪。例如，对意想不到的事情的反应，有人会表现出吃惊、害怕、生气，最后以快乐和释然告终。触发这些转变的动因既可以来自外部（新信息的获取）也可以来自内部（对信息的主观解释）。

在正常的环境中，如果特定的触发事件引起的情绪反应表现得过猛，超越了意识的控制范围，那么随着情绪的发展，情绪反应就很难朝设定的方向进行调节。人类的情绪发展过程涉及到情绪调节。所谓成熟程度，其中的一个指标便是，判断个体控制情绪反应的能力有多大。[参见《情绪调节》(Emotional Regulation)]

应当正确解释心境状态在心理病理发展中的作用。我们知道，在严重抑郁症发作之前，必定有一个心境抑郁和抑郁症状逐渐积累的过程。如果这些抑郁症状最终发展成严重抑郁症，则它们就会被视作前驱症状。然而，许多人虽然表现出许多抑郁症状，但最终并没有发展成临床意义上的抑郁症。这也许是因为日常生活中发生的事情增加或降低了病理性抑郁的概率，或者是不同的应对机制提供了不同程度的保护。那些由于遗传或其他生理因素而容易受到抑郁影响的人，可能就是那些容易患上抑郁症的人。迄今为止，对此问题尚缺少明确的答案。[参见《处理应激的策略》(Coping with Stress),《心理病理演变中的保护因素》(Protective Factors in Development of Psychopathology)]

（二）抑郁作为一种病状

抑郁既可被视作一种具有双重意义的概念(指抑郁存在或不存在)，也可被界定为一种连续体（指一个人的抑郁程度可以变化）。前者符合抑郁是病症的观点，我们将在后面予以论述。后者常被用于流行病学研究和临床研究，尤其是关于治疗效果的研究。抑郁程度的测量通常采取问卷或访谈的形式，所提问题涉及抑郁状态的许多方面，一般着眼于抑郁症状的持续时间和强度。问卷或访谈的结果会产生一个独立的连续变量，借以反映抑郁的程度。抑郁症状的测量对于获取区域性抑郁样本的标准数据，以及评估不同的抑郁（症）治疗效果是非常有用的。抑郁症状的测量一般不作为诊断抑郁症的标准。

流行病研究证明，抑郁症状普遍地存在于一般人群中。根据问卷等测量出的严重抑郁症状有时是指意志消沉。与白人中产阶层相比，许多低收入的少数民族人群表现出意志消沉。这种差异是否基于种族地位或社会阶层尚未定论，但是此类现象表明，当我们人为排除了社会经济因素的影响后，人群中抑郁程度的差别就会缩小甚至消失。[参见《种族地位与心理健康》(Ethnicity and Mental

Health),《社会经济地位》(Socioeconomic Status)]

抑郁测量的结果表明，女性的抑郁程度高于男性。区分女性和男性的社会经济地位十分困难，因为已婚妇女，尤其是没有收入来源的家庭妇女，其社会阶层通常按照丈夫的情况而定，而她们本身可能并不具备与丈夫相同的独立能力和处理事务的能力。[参见《心理健康中的性别差异》(Gender Differences in Mental Health)]

年龄与抑郁症状的关系尚不清楚。大多数研究发现它们之间没有任何关系，而有些研究发现年轻人的抑郁程度更高，另外一些研究发现老年人的抑郁程度更高。[参见《衰老与心理健康》(Aging and Mental Health)]

抑郁症状和物品滥用之间的关系相对来说比较明确。一个全国性样本的研究发现，情绪消极者（包括抑郁的个体）更容易吸烟和饮酒。他们很少戒烟，即使戒了，保持的时间也很短。其中的因果关系还很难确定。而吸毒和酗酒会增加抑郁程度，因为在此过程中，毒品可能对神经系统的生理活动产生负面的影响，而吸毒造成的生活困难有可能产生严重的心理紧张。[参见《酗酒问题》](Alcohol Problems),《物品滥用》(Substance Abuse),《吸烟》(Smoking)]

（三）抑郁作为一种综合征

在抑郁综合征中，最为常见的是严重抑郁症发作。综合征是指一种有许多相关症状的病征构造，各类症状常常同时出现形成一种可识别的病症。虽然严重的抑郁综合征是严重抑郁症的必要条件，但还不是充分条件。抑郁综合征的出现尚有其他原因。例如，药物或毒品滥用，以及由一般的医疗状况所产生的心理影响，进而触发严重抑郁症。与此相似的是，失去爱人也会导致这种症状。然而，需要指出的是，除非症状持续2个月以上，或者造成明显的机能损伤，并引发自杀或精神变态，否则不能将它们视为异常的丧亲举动。[参见《丧亲》(Bereavement)]

上述观点意味着严重的抑郁综合征的范围要比严重抑郁症广。近来，严重抑郁症被界定为一种与遗传、生物状况有关，并具有心理社会基础的临床病症，堪称一种专门的疾病。严重的抑郁综合征是一种由特定的生活事件或躯体反应触发的病症，但是并不能由此将它视作一种潜在的心理病理过程。这些假设反映了心理健康领域的一个基本难题，也就是说，“正常”状态（如抑郁感或严重的抑郁综合征）和公认的精神疾病（如严重抑郁症）之间是否存在质的差别，或者后者是否仅仅表现为数量上的差别，即正常的心境波动变得较强烈、持续时间更长。

（四）抑郁症

在美国，最常运用的诊断系统是《精神疾病诊断与统计手册》第四版(Diagnostic and Statistical Manual of Mental Disorders，简称DSM-IV)。抑郁症出现在心境障碍的定义之中。心境障碍本身主要分为两种类型：抑郁症和双相性精神障碍。抑郁症有时表现为单相性抑郁，也就是说，正常心境只向抑郁的单一方向变化，表现为抑郁感。而双相性精神障碍则表现为双向波动，也就是说既趋向抑郁感又趋向异常欣快的（躁狂）心境状态。人们认为心境障碍可能是医疗、毒品或其他物品滥用的结果。由滥用毒品造成的心境障碍并非主要的心境障碍。下面我们将介绍《精神疾病诊断与统计手册》第四版关于常见的心境障碍的一些诊断标准。[参见《心境障碍》(Mood Disorders)]

二、抑郁作为一种病症

（一）严重抑郁症

严重抑郁症是一种最为常见的心境障碍。严重抑郁症的主要诊断标准是：个体是否存在严重的抑郁发作。

严重的抑郁发作有9种症状，其中2周内至少有5种症状出现。这些症状反映了疾病发作之前机能的变化，并且有可能导致严重的日常活动受损。5种症状中至少有1种症状必须与下列项目中第一项或第二项的描述相符：

1. 几乎全天都有抑郁感，并且几乎每天都有。
2. 对所有的活动缺乏兴趣或快感。
3. 体重明显下降或增加，食欲明显增强或减弱。
4. 失眠或睡眠过度。
5. 精神运动亢奋或迟钝。
6. 疲倦或乏力。
7. 对过激或不恰当的举止感到无所谓。
8. 在思考、注意力集中或作出决定等方面出现问题。
9. 经常出现死亡的想法，有自杀念头和自杀的计划或企图。

（二）心境恶劣

心境恶劣和严重抑郁症不同，一般表现为慢性，并且症状也较少。《精神疾病诊断与统计手册》第四版检测心境恶劣性障碍的标准包括：对于成人，几乎全天都有抑郁感，并持续至少2年；对于青少年，持续至少1年。此外，还必须至少具备下列6种症状中的2种：没有食欲或食欲旺盛，失眠或嗜睡，疲倦或乏力、缺乏自尊、注意力无法集中或犹豫不决，以及绝望。在出现抑郁的最初2年中，并没有严重抑郁症状发作的情况；而且抑郁发生的2年期间，表现正常心境的时间不会持续2个月以上。

（三）双相性精神障碍

双相性精神障碍包括抑郁感和重度抑郁发作。此外，双相性精神障碍还至少包括一种躁狂症状。《精神疾病诊断与统计手册》第四版关于其躁狂症状的诊断标准包括：异常兴奋、自大狂式高兴或急躁的心境至少持续一周，另外在下列7种症状中至少伴随3种：

1. 自尊减弱或浮夸。
2. 睡眠需求减少。
3. 非常健谈或对交谈感到紧张。
4. 思维跳跃或妄想。
5. 注意力涣散。
6. 精神活动亢奋现象明显增多。
7. 过度沉溺于那些有潜在伤害的、可产生快感的活动。

双相性精神障碍有两种类型：甲型和乙型。甲型双相性精神障碍表现为发怒喘气式的躁狂症状，乙型双相性精神障碍表现为程度较轻的类躁狂症状，又称轻度躁狂。另一种与心境恶劣相似的双相性精神障碍，称为循环情感性障碍。它是一种慢性精神障碍，其特点是同时存在轻度躁狂和至少持续2年的长期抑郁。不论是抑郁症或是双相性精神障碍，还包含另外的抑郁类别，它们分别叫做“没有别的具体症状的抑郁症”和“没有别的具体症状的双相性精神障碍”，它们均不完全符合前述两种病症的诊断标准。

三、抑郁(症)的预防

医学研究所（Institute of Medicine）在1994年发表了题为《减少精神疾病之风险》（Reducing Risks for Mental Disorders）的报告，该报告提出了保持

心理健康的三种主要方式：预防、治疗和保养。其中最为人们熟知的是对急性精神疾病的治疗。医学研究所呼吁人们重视对精神疾病的预防和治疗后的保养，借以减少病情的反复和复发，并帮助个体恢复最佳机能。这里，每种方式又可以分为下列几个小项。

（一）预防的方式

1. 常用的干预方式

精神疾病常用的预防方式面向普通大众或整个人群。这些方式不仅对整个群体产生预防效果，而且可以预防多种其他类型的心理疾病。一般来说，这些预防方式的成本较低并易于推广。

2. 专门的干预方式

精神疾病专门的预防方式面向那些易患精神疾病的局部人群。一般认为，他们较易患精神疾病。用来鉴别这些人群的疾患因子，主要根据生物学、心理学或社会学。其中重要的依据是，这些疾患因子是否与诱发精神疾病有关。专门的预防方式可以应用于寡妇、初次结婚的人、刚上学的儿童或从学校刚毕业的学生、失业者、首次怀孕的孕妇或病痛患者。

3. 针对性的干预方式

针对性的预防方式主要适用于已有精神疾病迹象或具有精神疾病生物方面先兆的个体。在所有的预防方式中，目标个体或群体虽不完全符合某种疾病的诊断标准，但只要处在康复阶段或者可预防的阶段，均可以成为预防对象。

（二）致病风险

在采取预防方式之前，必须确定可能增加或降低潜在心理障碍发作的风险因素和保护因素。流行病学称作的所谓风险，意指某种具体因子造成某种病情或心理障碍可能出现的几率。例如，我们都知道吸烟与肺癌有关。但是，肺癌并非仅由吸烟所造成。如果我们根除烟草，虽在很大程度上可以预防肺癌，但却无法完全避免肺癌。预防成功的比率大概就是吸烟致病或堪称风险的几率。

与抑郁有关的因素有许多。其中一些因素来自人口统计学资料，它并不针对个体，如性别、幼年丧亲或抑郁症的家族史。因此，着眼于可变的风险因素，尤其是那些具有高致病风险的因素十分重要。从预防的角度来看，与后来严重抑郁症发作相关的潜在风险因素主要是心境调节存在缺陷。目前已有一种方案可用来鉴别具有明显抑郁症状但尚不符合抑郁症标准的人，并传授他们调节心境的方法。这些方法源自认知－行为技术，对治疗抑郁症状卓有成效。有关研究表明，用此方法，非临床人群中的抑郁症状能够减少，但是他们在恢复后仍会表现出明显的抑郁症状。就本文而言，能够列举的成功预防实例还较少，并且无法证明严重抑郁症可以得到有效的预防。预防抑郁症和其他心理疾病工作的推进和评估，是心理健康领域需要予以研究的一个重要课题。

四、严重抑郁症的治疗

一般的治疗方案分为两个部分：（1）诊断，借此为以前未能确诊的严重抑郁症状提供早期治疗；（2）正规治疗，它适用于多种心理健康方案。

由于临床中对严重抑郁症和其他抑郁症尚难作出全面的诊断，因此产生了对诊断的需求。研究表明，有20%的严重抑郁症患者寻求心理健康服务，70%以上的严重抑郁症患者寻求过健康护理，而且是由初级护理医师来实施的。然而，只有1/3的严重抑郁症患者在原先为自己实施护理的医师那里得到确诊。因而，原先实施初级保健护理的医师和其他一些保健人员就迫切需要学会如何鉴定抑郁症状，以便让患者接受适当的治疗。

严重抑郁症是完全可治疗的。大约有60%-80%的严重抑郁症患者对心理治疗和药物治疗的反应较好。其他方法例如光照治疗和电惊厥疗法较少使用，据说也对严重抑郁症的某些病例有一定的疗效。

从理论角度以及从针对患者的具体干预方法分析，治疗抑郁症的方法可谓形形色色，比如常见的就包括：直截了当地改善医生和患者的关系，把抑郁症定为需要治疗的临床疾病（而不是一般的个人弱点），解释引发和持续发作抑郁症的大体机制，无保留地向患者提出明确的建议，使其行为上做到有利于缓解症状。

近期，人们治疗抑郁症采用了许多不同的心理疗法。其中，通常开展随机对照试验的疗法是认知-行为疗法。抑郁症的认知-行为疗法的理论依据是：一个人的心境受到其认知和行为方式的影响。这些认知和行为方式通常是在一定的社会环境中形成的，并且可以发生变化。治疗的目的在于医师和患者共同确定一定心境下的认知（想法、假设或其他心理过程）和行为（活动程度、人际交往技能和其他躯体动作），以减少可能引发抑郁的认知和行为，并增加可减少抑郁的认知和行为。[参见《行为疗法》(Behavior Therapy)，《认知疗法》(Cognitive Therapy)]

人际关系心理疗法，对那些已被随机试验反复验证的抑郁症来说，是另一种心理治疗方法。该疗法的重点是关注人际交往环境对触发和维持抑郁感的作用。医师把患者近期和早期的人际关系作为与抑郁症相关的因素。治疗的重点主要围绕4个方面：悲痛、人际争端、角色转换和人际关系不融洽。

其他心理疗法虽未得到广泛的研究，但是据称它们用来专门治疗抑郁有积极的效果。

抑郁症的药物治疗同样归属于许多随机对照的试验。抗抑郁的药物有许多种，药效大同小异。由于有些药物可能被用于自杀，因此那些新开发的药物总是尽量减少副作用并降低致命性。在美国，药物疗法是基于众多临床病例的常用疗法，部分原因在于它比心理疗法更容易操作。非精神病医师所开的抗抑郁药的次数与精神病医师的次数几乎一样多。这样一来，人们在求助专业心理健康护理机构之前，非常有必要先向初级护理机构咨询有关诊断和治疗抑郁的有关事宜。[参见《精神药理学》(Psychopharmacology)]

随机试验的结果并非总是很一致。已有研究表明，药物疗法、认知－行为疗法以及人际关系心理疗法，在治疗严重抑郁症方面是非常有效的。药物疗法的改善效果相对快一些，但是，如果同样施以20周的治疗，则各种疗法之间的效应基本相同，尤其严重抑郁症轻微和中等发作时情况更是如此。虽然药物疗法对于治疗较严重的抑郁症状似乎更见成效，但是人们在治疗具有精神病特征的抑郁症时，往往会同时使用抗抑郁药物和抗精神病药物。心理疗法和药物疗法的结合也开始用于抑郁症治疗。许多对照研究表明，就疗效而言，同时采用两种疗法既有可能导致意料不到的改善，也有可能变化并不明显。抑郁症治疗中的一个主要问题是病情反复和复发，这就促使人们关注起保养。

五、保　　养

保养是医学研究所确定的第三种保持心理健康的方式。虽然它对急性抑郁发作和其他心理障碍的治疗可能有一定的效果，但是应看到病情反复和复发时产生的后果，不仅与第一次发病一样严重，有时甚至更加厉害。由于害怕这种痛苦状态复发，个体的态度会因此受到严重的影响。据统计，大约50%的严重抑郁症患者复发过一次；70%复发过两次的患者又复发第三次；90%复发过三次的患者又复发第四次。这些数据提出了心理健康领域的两个重要目标：预防第一次发作；如果预防失败，则必须提供保持健康心境的疗法，藉此阻止病情反复和复发。

近期，对病情反复和复发的解释已经相对明确。当使用抗抑郁药物的治疗确有效果时，抑郁症状在几个星期内就会消失。1980年，人们发现，在用抗抑郁药物进行治疗后，大多数患者又重新表现出抑郁症状。对此的结论是，虽然心境失调的过程是潜在的，但是药物治疗可以控制症状。一旦药物治疗结束，症状又会出现。症状的重现被认为是同一次抑郁发作的一个组成部分。现在，人们把抑郁发作后一年内症状复又出现的现象称作病情反复。一旦患者摆脱了临床抑郁症状并持续一年或一年以上，可认为抑郁发作被治愈了。如果症状在后来重新出现，则这种现象就被称作复发。

研究表明，一些通过药物治疗痊愈的个体，在治疗结束后1~2年内，病情反复和复发的比率高达70%。在这个意义上说，药物治疗应当在急性抑郁发作痊愈后继续实施几个月，甚至几年。有些临床医师现在认为，对于特殊的患者，应当采用终身保养式的药物疗法。

相似的研究表明，一些通过认知疗法痊愈的个体，在治疗结束后1~2年内，病情反复和复发的比率较低，约为35%。因此，我们可以认为，认知疗法在减少病情反复或复发的几率方面具有优势。对此结论，还需要针对性更强的研究来予以证实。

曾患抑郁症状的患者，进一步发展成为临床抑郁症的几率相当高。这些人若后来出现严重的抑郁症状，应当尽快学会监控心境状态的方法，并及时求治。

六、健康心境的营造：发展的观点

有效的健康心境的营造是个体成长的一个基本组成部分，也是社会健康的一个重要因素。在导致死亡的各种原因中，心境障碍显然是一个主要的诱因。就美国人而言，其死亡原因中约占半数的前9个因素是可以避免的，这前9个因素分别是：吸烟、不当的饮食和运动方式、酗酒、细菌感染、中毒、遭枪击、不良的性行为、机动车祸致死，以及非法使用毒品。请思考一下，这里面有多少是受抑郁感的影响而加剧的。

消极的心境与吸烟、酗酒的关系早已为人熟知。非法使用毒品很可能具有相似的情况。饮食和运动方式也会受到抑郁感的影响。枪击致死表明抑郁对我们的社会有着多么强烈的影响，而我们却毫无察觉；很少有人知道这些年来美国枪击致死的人中有一半以上是自杀身亡。不考虑保护措施的性行为不仅会传播性病，还会导致意外怀孕。一些机动车辆事故与饮酒、滥用其他物品或因极度绝望造成的莽撞驾驶有关。在上述现象中，认为完全由抑郁造成的比率尚未估计出，但是可以明确的是，抑郁确实与之关系密切。

导致情绪调节困难的因素有许多，但是似乎没有一个因素是造成抑郁的必要条件或充分条件，同样，目前也不知道哪个因素可以完全保护人们免遭抑郁的危害。

在严重的抑郁类型（例如双相性精神障碍和严重抑郁症）的致病因素中，显然不能忽视遗传因素。遗传影响怎样导致相关的生理特征还不甚明了。已知部分生理变态的人会出现抑郁的症状。但是，他们中的大多数人在抑郁发作时，一旦获得正常的心境状态，抑郁就会立即消失。所以，并非所有的临床抑郁症患者都表现出一样的症状。成长环境也是一种导致抑郁的风险因素，包括母亲经常情绪抑郁、童年丧亲，以及遭遇大量应激的生活事件等。社会和环境因素对抑郁也有明显的影响。例如，在严重抑郁症中，约10%是由贫困造成的。[参见《遗传对心理健康的影响》(Genetic Contributor to Mental Health)]

情绪调节意指一种特定的机制，它可以用来左右某种情绪状态是否产生，或者一旦情绪出现波动时，可用来影响情绪的剧烈程度、持续时间和性质。触发情绪的因素既包括外部环境的变化又包括内部环境的变化，也就是说个体所处的场合（包括周围的其他人）和个体的想法。注意、记忆、心理预演，以及通过这些方法对获得的信息进行解读，所有这些都会对情绪产生影响。一旦某种情绪被触发，一个人对该情绪的反应将会直接影响到该情绪的表现程度和持续时间。

情绪调节的发展保留着婴儿期传承下来的那些情绪表达方式，例如通过哭、笑、发声等起到工具性的调节作用。随着个体的成长，情绪调节还取决于以下几个方面：语言的发展及其语言对调节情绪反应的作用，特定情绪的强化和惩戒作用，通过观察榜样而确定用何种情绪调节类型，以及个体进入青壮年时用以营造周围环境、选择朋友、决定活动方式、在校求学和适应工作环境等。在特定的专业训练中，还包括讲授哪些情绪表达类型社会可接受，哪些社会不提倡，哪些社会禁止。

发展营造健康心境的能力或情绪调节能力是心理健康的关键条件。随着个体的成长，许多人试图通过不适宜的方式来调节情绪，包括服用对精神有刺激作用的物品。如果这些方式一旦成为个人的日常习惯，那将会产生长期的严重后果。在这个意义上说，营造健康的心境及其效果需要进一步研究和宣传。

营造健康心境的技术至少在下述三个领域非常重要：工作、人际关系和独处。在这三个领域，维持健康心境的能力对心理健康所起的作用是不言而喻的。就治疗方法的发展而言，重要的理论因素都涉及心境的营造。每一种疗法都代表不同的分析水平：生物疗法的重点在于情绪调节的神经化学基础，认知-行为疗法的重点在于情绪调节的心理媒介，人际关系疗法的重点在于人际关系对情绪调节和情调失调的影响。

七、结　　论

抑郁是一种几乎所有的人都会经历的体验。因此，它可以被认为是一种正常活动范围内的感觉状态。如果这种感觉的频度、程度和持续时间增加，那么它将发展成为一种病理过程。当该病理过程达到某个临界值，即目前规定的诊断标准，那么就可被诊断为一种精神疾病。对这种精神疾病的心理健康疗法包括预防、治疗和保养，其中治疗的发展最成熟，也最为可行。抑郁对公共卫生的影响很大。有效地确定和发展营造心境的方案，对我们整个社会的健康将产生重大影响。

参考文献

Akiskal, H. S., & Mckinney, W. T. J. (1973). Depressive disorder: Toward a unified hypothesis. *Science*, 182, 20-29.

American Psychiatric Association. (1994). *Diagnostic and statistical manual disorders* (4th ed.). Washington, DC: American Psychiatric Association.

Beck, A. T., Rush, A. J., Shaw, B. F., & Emery, G. (1979). *Cognitive therapy of depression*. New York: Guilford Press.

Beckham, E. D., & Leber, W. R. (Eds.). (1995). *Handbook of depression: Treatment, assessment, and research* (2nd ed.). New York: Guilford Press.

Bruce, M. L., Takeuchi, D. T., & Leaf, P. J. (1991). Poverty and psychiatric status: Longitudinal evidence from the New Haven Epidemiological Catchment Area Study. *Archives of General Psychiarty*, 48, 470-474.

Depression Guideline Panel. (1993). *Depression in primary care*: *Vol. 1. Detection and diagnosis* (Clinical Practice Guideline No. 5 AHCPR Publication No. 93-0550). Rockville, MD: Department of Health and Human Services, Public Health Service, Agency for Health Care Policy and Research.

Depression Guideline Panel. (1993). *Depression in primary care*: *Vol. 2. Treatment of major depression* (Clinical Practice Guideline No. 5, AHCPR Publication No. 93-0551). Rockville, MD: Department of Health and Human Services, Public Health Service, Agency for Health Care Policy and Research.

Frank, E., Prien, R. F., Jarret, J. B., Keller, M. B., Kupfer, D. H., Lavori, P., Rush, A. J., & Weissman, M. M. (1991). Conceptualization and rationale for consensus definitions of terms in major depressive disorder: response, remission, recovery, relapse, and recurrence. *Archives of General Psychiatry*, 48, 851-855.

Gross, J. J., & Muñoz, R. F. (1995). Emotion regulation and mental health. *Clinical psychology: Science and Practice*, 2, 151-64.

Lewinsohn, P. M., Hoberman, H., Teri, L., & Hautzinger, M. (1985). An integrative theory of depression. In S. Reiss & R. Bootzin (Eds.), *Theoretical issue in behavior therapy* (pp. 331 ~

359). New York: Academic Press.

McGrath, E., Keita, G. P., Strickland, B. R., & Russo, N. F. (Eds.). (1990), *Women and depression: Risk factors and treatment issue*. Washington, DC: American Psychological Association.

Mrazek, P. J., & Haggerty, R. J. (Eds.). (1994). *Reducing risks for mental disorders: Frontiers for preventive intervention research*. Washington, DC: National Academy Press.

Muñoz, R. F., Hollon, S. D., MeGrath, E., Rehm, L. P., & VandenBos, G. R. (1994). On the AHCPR Depression in Primary Care Guidelines: Further considerations for practitioners. *American Psychologist*,*49*, 42-61.

Muñoz, R. F., & Ying.Y.(1993). *The prevention of depression: Research and Practice*. Baltimore, MD: Johns Hopkins University Press.

Whybrow, P. C., Akiskal, H. S., & McKinney, W. T. (1984). *Mood disorders: Toward a new psychobiology*. New York: Plenum Press.

张蔚 译　　李维 章晔 校

查尔斯·德巴蒂斯塔
布伦特·索尔瓦森
艾伦·沙兹伯格
(Charles DeBattista,
H. Brent Solvason,
and Alan F. Schatzberg)
斯坦福大学医学院
(Stanford University
School of Medicine)

心境障碍

Mood Disorders

一、临床综合征
二、心境障碍的流行率
三、病因
四、治疗

心境障碍代表了一组既具共性又有差异的障碍。根据《美国遗传辞典》(American Heritage Dictionary)第三版的解释,心境是指“一种情绪(emotion)状态”,而情感(affect)则是一个动词,意思是“作用于个体的情绪”。临床工作者把“心境”看作是由患者描述的一种主观状态,而情感则是临床上观察到的心境状态的客观证据。心境障碍和情感障碍可以作为同义词来描述下列四种主要的心境障碍及其变型:严重抑郁症、双相性精神障碍(bipolar-disorder)、心境恶劣(Dysthymia)和兴奋与压抑交替的循环情感性障碍(cyclothymia)。然而,目前的疾病分类,例如《精神疾病诊断与统计手册》第四版(DSM-IV),用“心境障碍”这个术语意指心理病理上包容范围更大的一类障碍,因为这些障碍并不始终像情感障碍那般明显。

一、临床综合征

(一)严重抑郁症

严重抑郁症是一种综合征,其特征为情绪异常,机体病征和症状至少持续两个星期(参见表1)。严重抑郁症与悲伤的不同在于它的持续性、出现机体病征,以及明显影响患者正常发挥功能的能力。严重抑郁症的程度可以从较温和的直至危及生命。[参见《抑郁(症)》(Depression)]

与抑郁症形影不离的症状是心境压抑。抑郁症患者经常陈述有渐进加剧的悲哀,而且逐渐变得压抑和挥之不去。有时,这种心境低落会突然出现在遭遇明显的应激原之后。不过,有些患者的抑郁症发作具有周期性,似乎与外界的应激原无关。有些患者虽然诉说没有心境压抑,但是他们可能表现出其他一些烦躁不安的状态,诸如冷漠、易怒、麻木不仁等。此类心境状态的描述,往往跟特定的社会和文化背景相关。例如,在许多文化中,男性往往不愿承认心境压抑,但是他们可能会描述其他一些不适的心境状态。

快感缺失(anhedonia),或者对寻常活动缺乏兴趣或快乐丧失,是许多严重抑郁症患者常见的另一种症状。患者对以前曾经喜爱的活动不再感兴趣或兴趣低下。文娱活动停止,工作便变成一种挣扎。里比多(libido)或性兴趣也随同其他兴趣一起消失。

除了心境压抑或快感缺失外，严重抑郁症患者还会出现多种影响精力、睡眠和食欲的生活呆板症状。许多严重抑郁症患者经常感到疲劳，觉得身体不适，从而去医生那里寻求应对的建议。有些患者则感到四肢沉重，甚至简单的任务就会使他们感到精疲力竭。

严重抑郁症患者的睡眠失调有多种表现形式，但其典型特征则为凌晨醒来再也无法入睡（称作终点失眠）。患者会比正常时间至少提前2个小时醒来，清晨感觉最差，但是随着白昼时间的推移，感觉会逐渐好转（称作抑郁症的白天变化）。患者还可能有其他一些睡眠紊乱，包括入睡困难（起点失眠）、半夜经常醒来（中途失眠）或睡眠过度（hypersomnia）。[参见《睡眠》(Sleep)]

表 1.《精神疾病诊断与统计手册》第四版关于抑郁症的诊断标准[注]

1. 下列五种或五种以上的症状持续两周，并且功能表现与以前有所改变。其中，至少有一种症状属于心境压抑，或者丧失兴趣和愉悦。

(1) 几乎在一天的大部分时间里感到心境压抑，这种体验既可由主观报告来证实（例如，患者自陈感到悲哀或空虚），也可由他人的观察来证实（例如，患者显得很悲伤）。需要注意的是，儿童和青少年可能伴有易怒的心境。

(2) 几乎在一天的大部分时间里对最近日常的各种活动不感兴趣，或者缺乏愉悦感。这种表现可由主观报告或他人观察来证实。

(3) 若饮食不控制，体重会明显下降或增加（例如，一个月内体重变化超过5%，或者每天食欲都有减少或增加）。需要注意的是，在儿童中间未见预期的体重增加。

(4) 几乎每天都有失眠或嗜睡现象。

(5) 几乎每天都有烦躁不安或反应迟钝，不仅患者自己感到烦躁不安或反应迟钝，而且他人也能观察出来。

(6) 几乎每天都感到疲劳或精疲力竭。

(7) 几乎每天都出现无价值感，或者过度的和不适的内疚感（可能伴有妄想）。它们不仅表现为自责，而且还表现为内疚。

(8) 几乎每天都发生思维能力或注意力的减退，或者犹豫不决。这种表现可由主观报告或他人观察来证实。

(9) 反复出现死亡的想法（不只是害怕死亡），反复产生自杀的念头（无具体计划）或自杀的企图，或者实施自杀的具体计划。

2. 症状不符合混合病症的标准。

3. 症状造成临床上明显的痛苦，或者严重影响社会活动、就业或影响从事其他许多领域的活动。

4. 症状不能直接归因于某种物品（例如，毒品、药物等）或某种一般病理状态

（续表）

（例如，甲状腺机能减退）的生理影响。

5. 症状不会因为在丧亲过后或持续两个月以上而有所改善，或者说，它们仍具有以下特征：明显的功能受损、无价值感的病态性偏见、自杀念头、精神病症状，以及心理运动迟钝等。

[注] 本表的引用征得美国精神病协会的同意。

抑郁症患者的食欲明显受到影响。他们经常缺乏或丧失食欲。不少严重抑郁症患者可能需要“管饲”（feeding tubes），因为他们对食物完全丧失兴趣。此外，可能出现某种程度的体重下降。不过，有些抑郁症患者在抑郁时体重增加，因而需要努力控制过度饮食。[参见《神经性厌食症和神经性贪食症》（Anorexia Nervosa and Bulimia Nervosa）]

无价值感、失望和内疚在严重抑郁症患者中较为普遍。患者可能纠缠于以前曾经有过的不检点行为（这些行为在抑郁症发作之前被长期忽视），认为自己以前犯有罪孽而受到惩罚。有时，这种内疚可能呈现妄想状态，随后表现出精神抑郁症状。患者常觉得情况不会好转，认为自己对朋友、家庭和社会是一个负担。

许多患者在其抑郁发作时会产生死亡的念头。这种想法从本质上说是消极的，譬如希望自己会在睡梦中死去。抑郁症患者还会产生具体的自杀念头，约15%未经治疗的患者最终成功地实现了自杀。[参见《自杀》（Suicide）]

严重抑郁症患者常在青年期首次发病，但是，约50%的患者首次发病的时间是在40岁后。严重抑郁症的平均发作年龄在40岁左右。若未予治疗，疾病发作往往持续6～12个月，但是，有20%的患者发病时间长达2年以上。严重抑郁症会经常复发，至少有75%的患者在第一次发作后的10年内会再度复发。

（二）双相性精神障碍

双相性精神障碍（或称躁狂抑郁症）与严重抑郁症一起代表着一种严重的心境障碍。之所以称之谓“双相性”精神障碍，是基于这样的事实：患者可具有两种临床症状，既有抑郁又有躁狂（或轻度躁狂）。大多数双相性精神障碍患者都经历过循环性抑郁，其中伴随发作躁狂症状或轻度躁狂症状。约10%不到的双相性精神障碍患者可能只经历发作躁狂症状而没有抑郁。可是，对抑郁症患者来说，只要他们发作过一次轻度躁狂症（未被解释为其他疾病），就可以称作双相性精神障碍。

躁狂发作被认为是抑郁症发作的病情逆转。这时，患者并不感到抑郁，反而可能感到欣快，似乎自己位于地球之巅。可是，随着躁狂发作的加剧，就会出现惊恐和烦躁不安等症状。躁狂发作患者不再感到疲劳或精疲力竭，相反，他们觉得自己浑身是劲，有用不完的精力，而且可能睡眠得很少或者根本毋须睡眠。与抑郁症患者发作时感到自己心境很坏不同，躁狂发作患者会沾沾自喜。此外，抑郁所导致的快感缺失，也会被越来越强烈的有目标活动所取代，这时躁狂发作患者会尝试完成过量的任务，而且抱有极端不切实际的目标。他们经常容易冲动，会不时地在商业、法律事务和人际交往中制造麻烦。处于躁狂状态的患者常出现判断障碍，譬如他们可能一时冲动把终生的积蓄花在一桩愚蠢的商业投机上，或者突发奇想，冲动地认为自己应在他国谋生。躁狂发作患者可能与现实脱节，变得疯疯癫癫，而且伴有妄想、沾沾自喜的胡言乱语和幻觉等。一种以无组织、偏离正题、七拉八扯的思想为特征的思维障碍表现在躁狂发作患者中要比精神分裂症患者更加普遍。有时，在躁狂状态下会发生冲动性刑事犯罪，以及暴力行为，但是躁狂发作患者这种情况较为少见。按照诊断标准，躁狂发作必须至少持续一周，平均持续8～16周。双相性精神障碍患者可同时具有躁狂和抑郁，一年发作4次或4次以上（称作短期循环双相性精神障碍）。随着疾病的进展，更普遍的是每隔6个月至一年发作一次。那些经历严重躁狂发作而不是轻度躁狂发作的患者，据说患有甲型双相性精神障碍。对甲型双相性精神障碍患者来说，终生发作躁狂的平均次数约10次，但其中许多患者经常遭受更多的病情发作（参见表2-1和表2-2）。

表2-1.《精神疾病诊断与统计手册》第四版关于躁狂发作的标准[注]

1. 在一个特定的时期内，心境出现异常，烦躁易怒，持续至少一周（或者住院期间持续发作）。

2. 在心境障碍期间，有下列三种或三种以上的症状持续发生（如果心境仅为烦躁易怒，那就有四种症状持续发生），而且以明显的程度表现出来：

（1）膨胀的自尊或沾沾自喜；

（2）睡眠需求下降（例如，只睡3小时便感到安心）；

（3）比平时更健谈，感到有说不完的话；

（4）突发奇想，或者主观体验到自己思绪万千；

（5）容易分心（例如，关注不重要的或无关的外部刺激，或者易被这些刺激所吸引）；

（6）以目标为取向的活动（指人际来往、工作或学业方面的活动，或者性生活）骤增，或者心理上感到烦躁不安；

（7）过度参与娱乐活动，从而极有可能引发痛苦的结果（例如，参与无节制的购物，轻率的性行为，或者愚蠢的商业投资等）。

（续表）

3. 症状并不符合混合型发作的标准。 4. 心境紊乱十分严重，足以使患者的日常社会活动、人际交往、职业活动等造成明显的损害，或者必须住院以防自损或伤及他人，也有可能伴有精神病特征。 5. 症状不能直接归因于某种物品（例如，毒品、药物或其他治疗手段）的生理效应或一般病理状态（例如，甲状腺机能亢进）的生理性影响。需要注意的是，由抗抑郁治疗（例如，药物疗法、电惊厥疗法、光照疗法等）造成的躁狂样疾病发作，不应视为甲型双相性精神障碍的症状。

[注] 本表的引用征得美国精神病协会的同意。

表2-2.《精神疾病诊断与统计手册》第四版关于轻度躁狂发作的标准[注]

1. 在一个特定的时期内，心境高涨、烦躁易怒，至少持续4天，与一般的非抑郁性心境有明显区别。 2. 在心境紊乱期间，有下列三个或三个以上的症状持续发生（如果心境仅为烦躁易怒，那就有四种症状持续发生），而且以明显的程度表现出来： （1）膨胀的自尊或沾沾自喜； （2）睡眠需要下降，（例如，只需3小时睡眠便感到安心）； （3）比平时更为健谈，感到有说不完的话； （4）突发奇想，或者主观体验到自己思绪万千； （5）容易分心（关注不重要的或无关的外部刺激，或易被这些刺激所吸引）； （6）以目标为取向的活动（指人际交往、工作或学业方面的活动，或者性生活）骤增，或者心理上感到烦躁不安； （7）过度参与娱乐活动，从而极有可能引发痛苦的结果（例如，参与无节制的购物，轻率的性行为，或者愚蠢的商业投资等）。 3. 发病与功能发挥的明显变化有关，而当个体无功能异常症状时，则并不具有该特征。 4. 他人可以观察到其心境紊乱和功能发挥有变化。 5. 病状并不严重到使社会活动或职业活动明显受损，或者必须住院，而且没有精神病的各种特征。 6. 症状不能直接归因于某种物品（例如，毒品、药物或其他治疗手段）的生理效应或一般病理状态（例如，甲状腺机能亢进）的影响。需要注意的是，由抗抑郁治疗（例如，药物疗法、电惊厥疗法、光照疗法等）造成的轻度躁狂样疾病发作，不应作为乙型双相性精神障碍的症状。

[注]本表的引用征得美国精神病协会的同意。

甲型双相性精神障碍可能始于童年时期，但是一般始于青年时期。发病越早，预后越差。发病的平均年龄约在30岁左右。双相性精神障碍患者首次发作的心境障碍往往是严重抑郁症，这种抑郁症可能比躁狂发作早好多年。双相性精神障碍的特点是具有发病周期，在两次发病的间隙期内，症状相对减弱。

有时，双相性精神障碍患者同时表现出抑郁和躁狂发作的特征。譬如，他们会诉说精力充沛，睡眠需要减少，与此同时，他们又会诉说有严重的抑郁情绪和自杀企图。这些病症多为混合性发作，其特征显然不同于躁狂、轻度躁狂或抑郁单独发作。

另一方面，轻度躁狂发作病情要比躁狂发作级别低、时间短（典型的躁狂发作病程为4天或4天以上），而且缺乏精神病特征，其程度也没有严重到足以使患者住院。轻度躁狂的症状在有些方面类似于躁狂症状，包括精力充沛、言语过多、沾沾自喜、目标指向性活动增加等，但其严重程度相对较低。有些双相性精神障碍的特征仅为轻度躁狂发作，同时伴有严重的抑郁症状，因此被称作乙型双相性精神障碍。乙型双相性精神障碍与传统的双相性精神障碍或甲型双相性精神障碍有别，因为其患者的病情为全面性躁狂发作。

像甲型双相性精神障碍一样，乙型双相性精神障碍始发于成年早期，同时伴有严重的抑郁症状，其轻度躁狂发作时间要比躁狂发作短暂些，循环性周期交替往往要比甲型双相性精神障碍常见。兴奋与压抑交替的循环性情感常会演变成乙型双相性精神障碍，同样，乙型双相性精神障碍有时也会演变成甲型双相性精神障碍。

（三）心境恶劣性障碍

心境恶劣性障碍是一种程度较低的抑郁症，持续时间至少两年，大多会持续终生。像严重抑郁症一样，它的特点是心境压抑。可是，这种心境压抑只是发作天数较多，而不是像严重抑郁症那样在每天的大部分时间里都发作。该病症患者也存在精力、食欲和睡眠等障碍，但是不像严重抑郁症那样功能失调较为明显。心境恶劣性障碍的特征更多表现为长期乃至终生的自尊低下和悲观，而不是仅仅表现为各种互不相关的严重抑郁症状。因此轻度抑郁若渗透到心境恶劣性障碍患者的个性中，患者会发展到这样一种程度，那就是常常想不起没有抑郁症状将是一种什么体验（见表3）。

心境恶劣性障碍始于青春期或成年早期。患者常认为自己从出生时起就有精神抑郁。该病征在某种程度上会使患者把心境恶劣性障碍视作自身的一部分而苦恼。心境恶劣性障碍也是引发其他心境障碍的一个风险因素。譬如，至少有20%的心境恶劣性障碍患者会发展成为严重抑郁症。这些心境恶劣性障碍患者可能还

表3.《精神病诊断与统计手册》第四版关于心境恶劣性障碍的标准[注]

1. 有许多日子心境压抑，至少持续两年以上，其特征由患者的主观报告或他人的观察予以证实。需要注意的是，在儿童和青少年中，心境可以是烦躁易怒的，持续期至少一年。

2. 当心境压抑时，出现以下两种或两种以上的情况：

(1) 食欲不振或饮食过度；

(2) 失眠或睡眠过度；

(3) 精力不济或疲劳；

(4) 自尊低下；

(5) 注意力不能集中，或者难以作出决定；

(6) 有绝望感。

3. 在障碍出现后的两年里（对儿童或青少年来说是一年），患者继续表现出上述标准1和标准2的症状，而且时间达两个月以上。

4. 在障碍出现的头两年里（对儿童和青少年来说是一年），不会有严重抑郁症发作，也就是说，障碍的部分缓解不能完全归因于慢性严重抑郁症或严重抑郁症。

5. 不会出现躁狂发作、混合型发作，以及轻度躁狂发作，而且不符合循环性情感障碍的诊断标准。

6. 在某种慢性精神病发作（例如，在精神分裂症或谵妄症）期间，不会发生该障碍。

7. 症状不能直接归因于某种物品（例如，毒品、药物）或一般病理性（例如，甲状腺机能亢进）的生理影响。

8. 症状造成临床上明显的痛苦，或严重影响社会活动、就业，或影响其他许多领域的活动。

[注] 本表的引用征得美国精神病协会的同意。

伴有不相干的严重抑郁症，从而丧失某些功能。心境恶劣性障碍加上严重抑郁症被称作“双重抑郁症”，它是一种更难治疗的抑郁症类型。此外，多达15%的心境恶劣性障碍患者会发展成为甲型双相性精神障碍或乙型双相性精神障碍。

（四）兴奋与压抑交替的循环情感性障碍

像心境恶劣性障碍一样，循环情感性障碍也是一种慢性病，病程至少两年。在此期间，患者会有多次轻度躁狂发作，并且伴随较轻的情绪抑郁。循环情感性障碍患者的发病周期不像双相性精神障碍那么强烈和持久，不过，周期的变化常是突如其来的和具有破坏性的。如果患者有过全面的躁狂发作，或者病情符合严重抑郁症的标准，同时伴有轻度躁狂发作的话，那么他们就能被确诊为甲型双相性精神障碍或乙型双相性精神障碍。循环情感性障碍似乎位于双相性精神障碍的范围之内。

对大多数循环情感性障碍患者来说，发病始于青春期或成年早期。一些后来发展成循环情感性障碍的儿童，具有易怒和心情易变等特征。正如人们可以想象的那样，循环情感性障碍患者在其轻度躁狂和抑郁时期，可能会明显影响人际交往、就业生涯，以及总的健康状况。在轻度躁狂发作时期，患者的判断能力稍稍受损，而烦躁易怒可能成为一个突出的问题。另一方面，在轻度躁狂发作时期，患者可能事业有成，并在自己所涉足的领域取得非凡的成就。抑郁发作虽具破坏性，但不至于丧失能力。

循环情感性障碍有可能持续终生，并且演变成双相性精神障碍。有些调查发现，30% - 45% 的循环情感性障碍患者最终会符合双相性精神障碍的诊断标准。

二、心境障碍的流行率

心境障碍在美国颇为流行，而且已经成为患者寻求心理健康治疗的常见原因之一。例如，约 26% 的女性和 12% 的男性在其一生中可能患严重抑郁症，随便什么时候调查，美国患严重抑郁症的人数有 6%，也就是说患者多达 110 万。在各种文化背景中，女性抑郁症的发病率约为男性的 2 倍。抑郁症的流行率虽然不随社会经济地位或种族而变化，但却在单身和离异人群中较为普遍。

心境恶劣性障碍也相当普遍，约 3% 的美国人患有此病。像严重抑郁症一样，女性患此病的比例明显超过男性。心境恶劣性障碍在社会经济地位较低的群体和未婚成人中较为普遍。

男性和女性的甲型双相性精神障碍的发病率相等，约 1% 的美国人患有甲型双相性精神障碍，但是乙型双相性精神障碍的发病率似乎高出甲型双相性精神障碍若干倍。已有证据表明，在社会经济地位较高的群体中，双相性精神障碍的发生可能更加明显。此外，双相性精神障碍的发病率在未受过高等教育的人群中比例较高，也许是因为该病的较早发生妨碍了追求高等教育的能力。

循环情感性障碍在女性中的流行率可能略高于男性。如同甲型双相性精神障碍一样，据估计循环情感性障碍的流行率约占美国人口的 1%。[参见《精神病的流行病学》(Epidemiology: Psychiatric)]

三、病　　因

关于心境障碍的原因，不能简单地解释。就某些人而言，在大多数情况下，发生和保持心境障碍似乎与生物因素、心理因素和社会因素有着复杂的关联。目前可以得到的证据表明，心境恶劣性障碍从生物学角度上讲，在许多方面与严重抑郁症相关，这种情况同样适用于循环情感性障碍和双相性精神障碍。

在过去的50年间，严重抑郁症和双相性精神障碍的病因研究一直是人们关注的课题。研究结果表明，生物因素在抑郁症的病因中占有重要的位置。就生物因素而言，人们研究得最多的是遗传因素对心境障碍的作用。抑郁症和双相性精神障碍倾向于在家属中流行，尽管证据表明双相性精神障碍的家属传播也许更为明显。也许，导致严重心境障碍的最大风险因素是父母患有心境障碍。例如，在双相性精神障碍患者中间，其直系亲属双相性精神障碍的发生率是一般人群的10～20倍。严重抑郁症在双相性精神障碍患者和单相性精神障碍患者的直系亲属中也较普遍。研究表明，如果父亲或母亲患有甲型双相性精神障碍，那么其孩子得此病的可能性约为25%。如果父母双方均患有甲型双相性精神障碍，那么其子女患此病的可能性就会增加到75%。

有人可能认为，父母或兄弟姐妹患有严重心境障碍，或许会成为一种重要的环境应激原，从而使其他家庭成员的发病率上升。可是，领养研究和孪生研究表明，环境因素只能部分地解释家庭成员心境障碍发病率为何较高。例如，领养研究揭示，在严重心境障碍的父母所生的子女中，严重抑郁症和双相性精神障碍的发病率较高，即使这些子女出生后由未患此病的父母所领养，情况亦是如此。单卵双生儿的研究提供了更为有力的证据，也就是说，某种形式的遗传会增加患者发生心境障碍的可能性。就同卵双生儿而言（包括那些出生后就被分开抚养的双生儿），其严重抑郁症和双相性精神障碍的发病比例有着较高的一致性。例如，如果一个孪生儿患有甲型双相性精神障碍，那么另一个孪生儿就有30%–90%的机会患同样的疾病。单卵双生儿同时患有严重抑郁症的比例约为50%。然而，遗传因素究竟是如何传递的，目前尚不十分清楚。迄今为止，人们试图寻找心境障碍具体致病基因的努力尚未取得明确、可验证的结果。[参见《遗传对心理健康的影响》(Genetic Contributors to Mental Health)]

人们在心境障碍的病因中发现，5–羟色胺、去甲肾上腺素和多巴胺等单胺神经递质异常可能与患者发病有关。心境障碍与单胺异常有关的证据来自下述几个方面：首先，利血平等消耗单胺的药物能使一些人的情绪突然抑郁。同样，服用含有5-羟色胺抗抑郁剂的患者，由于缺乏5-羟色胺合成所必需的成分而导致症状发作。功能研究表明，在抑郁症患者中间，单胺上行通路出现活性降低的现象，而有关尿液和脑脊髓液的单胺代谢物的测量也发现，患者单胺的活性出现降低现象。单胺异常参与严重抑郁症发作的最有力证据来自抗抑郁剂。目前已知有效的抗抑郁剂能够提高单胺的神经传递作用，尤其是5-羟色胺和去甲肾上腺素。已有证据表明，在躁狂发作期间，多巴胺和其他一些一元胺的活性异常高。多巴胺能拮抗剂的抗精神病药物，除了稳定心境以外，还对治疗急性躁狂症十分有效。[参见《精神药理学》(Psychopharmacology)]

心境障碍常常与神经内分泌异常有关。严重抑郁症患者的下丘脑－垂体轴(hypothalamic pituitary axis，简称 HPA)异常的比例似乎较高。例如，严重抑郁症患者的血清应激激素皮质醇(cortisol)水平往往较高。更为严重的抑郁症状往往与较高水平的血清皮质醇相关。因此，抑郁症患者在诸如地塞米松抑制测试等下丘脑垂体轴的检测中，常显示异常。可是，该检测无论专一性还是敏感性均不足以用于诊断抑郁症。

下丘脑－甲状腺轴异常在严重抑郁症中也很普遍。甲状腺功能减退常表现为抑郁症状。此外，约有40%甲状腺水平正常的抑郁症患者，在服用甲状腺刺激激素后(该试验颇有争议)，表现出甲状腺轴功能下降。尚不清楚的是，究竟是甲状腺功能异常增强了抑郁症的易感性，还是抑郁症发作导致了甲状腺功能异常。

不论心境障碍的病因包含哪些生物因素，心理社会因素显然也是不容忽视的。生物和心理方面的解释并不相互排斥。至少，在心境障碍发展的初期，应激和社会环境起着重要的作用。各种重大的丧失，诸如亲人死亡，因离婚而失去配偶，或者失业等，都可能促使敏感的患者产生抑郁症或躁狂发作。青春期之前丧失父亲或母亲，似乎也是成年期出现严重抑郁症的一个风险因素。现实的或想象的丧亲，同样可能引发心境障碍。[参见《应激》(Stress)]

即使处在丧亲等重大应激情境里，生物因素和心理因素同抑郁症发作的关系也都是可推断的。心理解释包括弗洛伊德(Freud)关于目标物丧失牵涉的愤怒概念。弗洛伊德认为，目标物的丧失导致患者试图通过努力拥有失去的某些东西而使自己变成像他或她那样的人(称作心力内投)。与此同时，患者也对失去者感到愤怒，因为他或她抛弃了自己，而且，随着患者对失去的目标物进行心力内投，他们便会把愤怒指向自己。这样的抑郁症患者开始憎恨自己，产生无价值感，并且最终可能自杀，原因在于他们对失去的目标物感到愤怒。该理论的一个变式是，心力内投不一定指向某个失去的目标物，而可能是一个矛盾的爱抚者，例如父亲或母亲。被心力内投的父亲或母亲的那部分是惩罚性的、批评的，而且成为超我或良心的组成部分。患者努力实现父母那理想而又无法达到的标准，结果感到内疚和没有什么用。[参见《丧亲》(Bereavement)]

另一方面，生物理论家认为，重大的丧亲，尤其在生命早期丧亲，会使个体产生终生的变化，包括面临应激时皮质醇水平提高。这些因应激而增强的生物反应，会导致去甲肾上腺素能和5-羟色胺能神经递质及其受体的长期变化。关于抑郁症的精神分析理论可能成为描述与生理变化有关的心理机制和个体体验的一种方式。这种生理变化可伴随目标物的丧失而发生。弗洛伊德认为，某些抑郁症就其病因而言是属于生理性质的。

心理动力学理论认为，躁狂和轻度躁狂是抵御抑郁症的一种适应不良病征。作为抵御抑郁症的一种方式，患者偶尔能够挣脱过度惩罚超我的枷锁。超我的中立性可能派生于过度的否认，或者派生于自我和超我的临时结合。当这种情况发生时，自我批评和自我憎恨便为异常欣快和沾沾自喜所取代。患者认为没有什么事情自己无法办到，而且，随着超我的缺乏或中立化，内疚不再成为一个重要的病因。在此情境里，就有可能表现轻率的性行为、乱花钱，以及其他一些躁狂的和轻度躁狂的行为。[参见《精神分析》(Psychoanalysis)]

贝克（Aaron Back）等人提出了其他一些较新的心理学理论，例如，抑郁症的认知行为理论等。他们认为，抑郁症和心境恶劣性障碍是由认知歪曲造成的。在此理论框架中，问题的根源不再是丧亲或其他一些应激原，而是人们如何感知这些应激原。抑郁症患者很可能在感知事件时产生错误的认知，导致消极的心境，甚至感到绝望和无价值。例如，一个具有抑郁倾向的人会以一种不适当的方式去感知一种工作评价，觉得自己在某个领域存在缺陷。患者还可能夸大评价的重要性，对此作出不切实际的结论，认为自己在所有方面都是无能的，而不是就事论事地解释评价。推而广之，患者逐渐产生灾难性的想法，认为自己会失业、流落街头，而且再也找不到其他工作。这种错误认知不断积累会使患者发作严重抑郁症或心境恶劣性障碍。[参见《行为疗法》(Behavior Therapy)，《认知疗法》(Cognitive Therapy)]

心境障碍的病因还涉及一些社会因素。幼儿时期缺乏适当的抚育或照料，到成年阶段可能表现出各种抑郁状态。社会经济因素不一定与严重抑郁症相关，但是它们与心境恶劣性障碍和双相性精神障碍相关：社会经济地位较低的人会患心境恶劣性障碍，而社会经济地位较高的人则容易患双相性精神障碍。这些相关既可能是诊断偏差造成的，也可能是与经济地位有关的其他一些因素作用所致。例如，经济上获成功可能与动机增强、坚持不懈、创造性和其他因素相关。有些理论家指出，躁狂和轻度躁狂可能是这些特质在生物方面的夸张表现，因而在那些有此类特质的家庭里较普遍。支持这种理论的证据极少，但它不失为一种有趣的想法。比较直觉的认识是，贫穷可能是导致有些人产生抑郁症的一个重要的应激原。[参见《社会经济地位》(Socioeconomic Status)]

四、治 疗

（一）身体治疗

一旦得到确定，而且排除了心境障碍是由药物或物品滥用引起的，接下来对它的治疗将涉及生物、人际关系和社会功能失调等因素，因为是它们造成了如此严重的病态。根据我们目前对心境障碍的生物基础的了解，可以找到多种有效的身体疗法。

就抑郁症而言，医生和心理健康工作者当前主要使用六种抗抑郁剂，它们是：可供选择的5-羟色胺再吸收抑制剂（SSRIs），如氟西汀（fluoxetines）等；5-羟色胺和去甲肾上腺素再吸收抑制剂（SNRIs），如文拉法辛（venlafaxine）等；作用于突触后膜受体的药物，即5-HT_2受体拮抗剂，如萘发扎酮（nefazodone）、曲唑酮氯哌三唑酮（trazodone）等；单胺氧化酶抑制剂（MAOIs），如苯乙肼（Phenelzine）等；三环类药物（TCAs），如丙咪嗪（Tofranil、imipramine）、去甲替林（nortriptyline）等；以及一些非定型的药物，如米氮平（Remeron、mirtrazapine）、丁氨苯丙酮（Bupropion）等。

目前，可以使用的抗抑郁剂在作用机制和副作用上互不相同，但是，它们有着一些共同的特征。例如，所有的抗抑郁剂都是通过促进脑中单胺的神经传递而起作用的。抗抑郁剂对治疗抑郁症具有同样的效验，不过，有些亚类（subtypes）可能对某种抑郁症较有效，而对另一种抑郁症效果差些。一般说来，抑郁症患者首次尝试服用抗抑郁剂显示作用效果的概率为60%-70%，不论服用哪种药剂均是如此。服用一种抗抑郁剂，严重抑郁症患者在头两个月内恢复的可能性会提高一倍。服用非定型的抗抑郁剂1～2个月，降低其复发风险的疗效能至少保持6个月。多次复发的严重抑郁症患者可以持续多年甚至终生服用某种抗抑郁剂。抗抑郁剂不会产生耐药性和成瘾风险[这种风险在江湖郎中使用可卡因和苯丙胺(amphetamine)治疗心境障碍中是司空见惯的]。最后，没有一种抗抑郁剂的疗效是立竿见影的。抗抑郁剂的最大疗效可能在短期内（一个月或一个多月内）暂时看不到。

既然有许多药物可以用来治疗抑郁症，那么选择某种具体的抗抑郁剂就需考虑下面一些问题，这就是安全性、严重性、标志严重抑郁症或心境恶劣性障碍的征候群、包括循环性情感障碍在内的各种双相性精神障碍、耐药性，以及药物中毒的风险。同时，医生还要考虑患者的年龄，以及伴随心境障碍的其他疾病。此外，患者对特定药物的反应史或患者家庭成员对特定药物的反应史，也是选择抗抑郁剂的决定因素。

最初对抗抑郁剂试验没有反应的严重抑郁症患者中，大约80%–90%的人最终会在继后的抗抑郁剂试验中有反应。不过，在确定一种合适的药物之前，需要进行多次试验。至少有10%–20%的严重抑郁症患者对各种抗抑郁剂均没有反应。在此情况下，需要考虑使用电惊厥疗法（electroconvulsive therapy，简称ECT）。电惊厥疗法自20世纪30年代使用至今，是精神病治疗中最古老而且最具争议的疗法。这种疗法是在患者处于麻醉状态、肌肉松弛后，将微弱电流通入头颅。该电击会导致持续时间约为30～120秒的泛化刺激。每隔一天实施，经6～12次治疗，会使严重抑郁症得到缓解。与药物治疗相比，电惊厥疗法较为有效，而且见效快。可是，患者会出现前摄记忆和倒摄记忆的问题，尤其在经过连续治疗后，这种前摄记忆和倒摄记忆的问题可能会持续几周或更久。

当患者具有季节性复发的特征时，有时可以运用光照疗法进行治疗。冬季流行的抑郁症常始于秋季，因为从秋季开始白天变短。这种抑郁症在冬季较为严重，到了春季便会改善。人们认为，抑郁症与冬季光照时间较短有关，光照时间较短会使一些敏感患者体内的某些激素和神经化学物发生变化，从而导致抑郁症的发生。在冬季，让这些患者充分接触光照充足的环境（包括人为的光照环境），他们的抑郁症状会大大减轻。

除了治疗严重抑郁症，还须对心境恶劣性障碍进行药物治疗。当前建议服用的药物包括选择性5－羟色胺再吸收抑制剂（SSRIs）、单胺氧化酶抑制剂（MAOIs），以及三环类药物（TCAs）等。迄今为止，尚未确定何种药物治疗更为有效，但是，一般认为，药物治疗效验首推选择性5–羟色胺再吸收抑制剂，因为它既安全又便于使用。如果使用选择性5–羟色胺再吸收抑制剂失败，则可改用单胺氧化酶抑制剂，有些研究指出，单胺氧化酶抑制剂在缓解病情方面的效果要比三环类药物更好。已有证据表明，患者对药物的反应（譬如选择性5–羟色胺再吸收抑制剂的疗效）可能需要较长的治疗时间，甚至长达16个星期。可是对于治疗心境恶劣性障碍，电惊厥疗法似乎并不见效。

对双相性精神障碍，在抑郁症阶段可用上述药物进行治疗，不过，在使用上述药物的同时还需配以锂（lithium）、2–丙基戊酸钠（valproate）或氨甲酰氮卓（carbamazepine）等心境稳定剂。最近，人们在治疗急性躁狂时，对2–丙基戊酸钠的疗效很感兴趣，研究结果显示，2–丙基戊酸钠在治疗易怒和混合症状发作时要比传统药剂锂更为有效。不过，尚无数据表明2-丙基戊酸钠在预防躁狂发作时与锂同样有效。

锂作为治疗双相性精神障碍的标准心境稳定剂，已有25年多的历史。对大约2/3的躁狂患者（可能还有抑郁症患者）来说，锂是一种有效的预防药物。对锂有反应的患者，其特征表现为心境欣快，不再经常发作，并表现出对锂反应敏感且有双相性精神障碍的家族史，以及从抑郁到躁狂到情感正常的心境变化。锂对约30%的循环情感性障碍患者有效，对治疗混合或躁狂症状的有效率为40%。典型的双相性精神障碍患者对锂的反应率高达60%-80%。如果包括混合状态的患者在内，则总体上约有50%的患者对锂有反应。

目前使用的所有心境稳定剂均有潜在的毒性。举例说，心境稳定剂具有潜在的神经性毒性，其范围从一般剂量引起轻度震颤到过多剂量产生谵妄、昏迷，甚至死亡。长期使用锂会引起肾功能的变化，而2-丙基戊酸钠可能对肝脏有毒。氨甲酰氮卓有时会引起血细胞和血小板的变化，因为对它们来说有一定的毒性。

治疗急性躁狂症可以使用心境稳定剂，配以地西泮（diazepam）或劳拉地西泮（lorezapam、Ativan）等抗精神病药物和催眠剂。有人认为，单单使用2-丙基戊酸钠就能治疗急性躁狂症，甚至能对急性发作的精神病进行治疗，而毋须使用安定神经的药物。

在抑郁症阶段（双相性严重抑郁症发作），治疗时应谨慎使用具有诱发躁狂症的药物。服用三环类抗抑郁剂（tricyclic antidepressants）很可能与诱发躁狂有关，而且能够使发病周期缩短。不过，所有的抗抑郁药物都具有诱发躁狂症状的副作用。由于单胺氧化酶抑制剂和丁氨苯丙酮不大可能诱发躁狂症状或缩短发病周期，因而受到人们的关注。当前，有些专家推荐这样一种治疗方案：先使用单胺氧化酶抑制剂，再使用丁氨苯丙酮或选择性5-羟色胺再吸收抑制剂，接着使用三环类药物。当季节变化时，光照疗法也可能具有一定的效果。在不伴有精神病的情况下，安定神经的药物作用尚不明了，尽管氯氮平（clozaril）可能起到心境稳定剂的作用，而维思通（risperidone）则会起到抗抑郁剂的作用。

对循环情感性障碍（一种属于双相性精神障碍的疾病），可用锂、2-丙基戊酸纳或其他心境稳定剂进行治疗。已有证据表明，与用于治疗甲型双相性精神障碍时相比，循环情感性障碍患者使用较小剂量就能获得较明显疗效。用抗抑郁剂进行治疗，可能有引发躁狂或轻度躁狂的风险。约1/3的患者出现双相性精神障碍，而且大多为乙型双相性精神障碍。看来，在治疗循环情感性障碍时，可能会引发双相性精神障碍，因此需要同时考虑双相性精神障碍的治疗策略。

（二）心理社会治疗

在治疗严重抑郁症、心境恶劣性障碍和双相性精神障碍的抑郁症状时，人们也已开始运用各种心理治疗策略。这些策略中最为常见的策略是认知—行为疗法、人际心理疗法和心理动力精神疗法。

认知—行为疗法（Cognitive Behavioral Therapy，简称CBT）是治疗抑郁症时研究得最多的心理疗法。它用于治疗轻度抑郁和中度抑郁，可以取得与药物治疗同样的效果。此外，它还具有一些预防作用。认知—行为疗法是一种典型的具有时间限制的心理疗法，疗程约为12～20次。

如前所述，认知—行为疗法的基本前提是，抑郁症的发生和维持是由于易受影响个体的认知歪曲。抑郁症状出现时的许多认知错误已经得到描述，包括担忧灾难发生和孤注一掷的思想倾向。抑郁症患者往往夸大自身体验到的消极方面，以致将鼹鼠窝看成一座山脉。抑郁症患者的特征是沉溺于芝麻小事或某些缺点，甚至达到很不恰当的程度。因夸大这些消极事件或特征所引起的心境反应，使得抑郁症患者日益感到失助、无价值、内疚和压抑。

这些认知错误常常具有自发的性质。就理性评价而言，它们发生得很迅速，而且可能是无意识的。例如，抑郁症患者在对察觉的缺点作出反应时，一般持自我批判的态度。但是，他们在对个某特定情境（诸如“我真蠢”）进行反应时，其评价可能很快而且不由自主，连评价的意识都可能没有。不过，患者也有可能意识到对这种评价所作的反应，那就是焦虑。

认知—行为疗法的目的是增强患者对这些无意识思维和认知歪曲的认识，以便他们变得更为理性。为此，认知—行为治疗专家使用了各种技术。例如，给接受治疗的患者布置家庭作业，要求他们每次治疗后写日记。日记是一种帮助患者追溯自己有关消极状态的认知过程的工具，并且允许患者关注这些消极状态。治疗专家在随后的认知—行为治疗期间检查日记，指出其中的认知错误。这样，患者能在产生认知歪曲时可以及时发觉，并且有效地予以矫正。

认知—行为疗法也运用行为技术来激励抑郁症患者。社交技能和自信训练常在认知—行为疗法中被采纳，以帮助患者克服人际关系中的社会孤立感和不适应感。治疗专家制定活动计划，借此进一步激发患者，例如，给患者布置的任务越来越复杂，或者更具挑战性，促使患者面对过去无法完成的任务慢慢产生一种驾驭感。

在治疗抑郁症方面研究较深入的另一种心理疗法是人际心理疗法（Interpersonal Psychology Therapy，简称IPT）。这种疗法以克勒曼（Gerald

Klerman）和韦斯曼（Myrna Weissman）的研究为基础，该理论认为抑郁症源于社会活动相对欠缺、依赖、亲密和社会孤立。像认知—行为疗法一样，人际心理疗法也是有时间限制的，一般持续12～20次。

人际心理疗法的目的是辨识存在的问题，例如，悲哀反应、人际争执，以及人际交流受阻。人际心理治疗围绕澄清与这些问题相关的消极感觉，培养解决这些问题的方法而展开。人际心理疗法是消除患者的疑虑，测试患者对人际交往中发生的问题予以觉察的状况，并且教会他们改善交流的技能。人际心理学的治疗似乎只在治疗轻度抑郁和中度抑郁时有效。可是，若将人际心理疗法与药物疗法相结合，则能取得较佳效果。

心理动力精神疗法是以弗洛伊德的研究和随后的治疗为基础的，在治疗抑郁症方面已有将近100年的历史。心理动力精神疗法关注抑郁症患者的童年期诱因、无意识动机，以及与当前冲突有关的一些防御状况。

与认知—行为疗法或人际心理疗法相比，心理动力精神疗法较少指导，更加随意。该疗法可以一周进行数次，并且延续数年。作为矫正问题（它们可能发生在以往的人际关系中）的一种方式，需要评价患者与治疗师的关系。治疗以考察抑郁症的病源为目的，以便有效地加以处理。心理动力精神疗法就其本质而言具有支持的性质，它鼓励休息，让患者采取积极的步骤来减少应激原，并且为患者提供能够宣泄情绪的安全场所。与人际心理疗法和认知—行为疗法相比，虽然有些患者觉得从心理动力精神疗法中获益较多，但是它的效验尚未得到公认。

家庭疗法、团体疗法、心理教育等，都对抑郁症患者和双相性精神障碍患者有很大帮助。抑郁症并非出现在真空里，它们往往会对家庭成员产生影响，而家庭成员反过来既会帮助患者缓解应激原，又会加重他们的病情。因此，家庭疗法可用来教育家庭成员了解心境障碍的病程，促进交流，使患者不再感到孤立。[参见《家庭疗法》（Family Therapy）]

团体疗法能使心境障碍患者与具有类似病情的其他人共享彼此的经验。参与团体疗法的患者可从其他团体成员和团体治疗专家那里获得许多治愈的信息、支持和理解。对检测消极的感知、比较药疗的经验，以及降低孤立的情感来说，团体是一种理想的环境。团体能够动员患者采取行动，当他们知道自己的痛苦遭遇并不孤立时，他们就会获得莫大的安慰。具有心境障碍的团体成员每周碰头一次，与其他疗法相比，团体既具心理动力或支持资源，也具认知取向。每次团体治疗通常持续1～2小时，虽有时间上的限制，但也是随意的。

不论人们追求何种形式的治疗（如心理疗法、药物疗法，或者两者的结合），教育往往在治疗心境障碍方面起着重要的作用。患者及其家庭成员通过了解疾病

表4. 抑郁症心理社会疗法的比较[注]

类型	认知—行为疗法	人际心理疗法	心理动力精神疗法
前提	源于认知歪曲的抑郁症	源于人际问题的抑郁症	源于无意识冲突的抑郁症
目的	矫正错误认知	增强当前社交活动	解决冲突
方法	需指导	需指导	较少指导
技术	写认知日记，做家庭作业，培养自信	改善人际交流，角色扮演解决人际问题	启发或自由讨论、情绪宣泄
持续时间	12～20次	12～20次	短期（12次）

[注] 摘自德巴蒂斯塔斯（C.DeBattista）和格利克（I.Glick）《抑郁症的医疗管理》（Medical Management Depression），1996。

的迹象和症状、病程，以及治疗结果的预期，能够获得一定的收益。生物疗法的副作用需要仔细检测，其引起反应所需的时间有待讨论。同样，所用的具体心理疗法的基本原理，以及预期的效果，也应与患者进行讨论（见表4）。

我们目前正处于心境障碍治疗的迅速发展时期，不过，关于治疗心境障碍的生物方法、心理方法和社会方法有许多尚待改进。虽然绝大多数心境障碍患者通过治疗病情大为缓解，但是他们仍需要更加有效的方法，包括成本低和毒性少的治疗方法。这些疗法有待进一步的研究。

参考文献

American Psychiatric Association (1994). *Diagnostic and statistical manual of mental disorders* (4th ed.). Washington, DC: Author.

Beck, A., Rush, A. J., Shaw, B. F., & Emery, G. (1979). *Cognitive therapy of depression*. New York: Guilford Press.

DeBattista, C., & Glick, I. D. (1996). *The medical management of depression*. Dallas, TX: Essential Medical Information Systems.

Goodwin, F., & Jamison, K. (1980). *Manic depressive illness*. New York: Oxford Press.

Kaplan, H. L., & Sadock, B. J. (1995). *Comprehensive textbook of Psychiatry* (6th ed.). Baltimore: Williams & Wilkins.

Kessler, R. C., et al. (1994). Lifetime and 12 month prevalence of DSM III-R psychiatric disorders in the United States: Results from the national comorbidity survey. *Archives of General*

Psychiatry,51,8—19.

Schatzberg, A. F., Cole, J. O., & DeBattista, C.(1996). *Manual of clinical psychopharmacology* (3rd ed.). Washington, DC: APA Press.

李维　于素红　译　　章晔　校

霍华德·弗里德曼
(Howard S. Friedman)
加利福尼亚大学,
里佛萨德分校
(University of California,
Riverside)

心脏病：心理的预示因素

Heart Disease: Psychological Predictors

冠心病 为心脏供血的冠状动脉堵塞和硬化,常因脂肪斑块在动脉中淤积所致。

战斗或脱逃反应 人体对剧烈挑战的生理反应,包括交感神经系统的兴奋和应激类激素的释放。

自我康复人格 导致身体较为健康的一种心理社会反应模式。其特征是热情和自信的情绪风格,灵敏和积极的动机,以及牢固的和建设性的人际关系。

社会支持 指由家庭或朋友所提供的情绪、信息或有形方面的资源。

A型行为模式 一种情绪和行为方面的风格。其特征表现为在尽可能短的时间里,以不断运作的进取方式获得越来越多的成就。

有确切的证据表明,心理因素是**心脏病**发作乃至引起猝死的预示因素。人们尚不清楚其因果途径和因果机制是怎样的。许多人假设,应激的心理反应模式和与之相关的不良习惯,会增加心脏病发作的可能性,也即造成冠状动脉堵塞或心率失常。当人们观察到下列现象时,他们相对来说是不会感到惊讶的:一个工作十分卖力且又过度肥胖的50岁男性商人心脏病发作。人们发现他一支接一支地抽烟,并且狼吞虎咽地吃油炸面包圈,同时,对着两架电话大声嚷嚷,说他要的货物“昨天”就该装运。科学的困难在于把事实与定型的看法区分开来,也就是说,辨认哪些行为模式是心脏病得以增加的预示因素。

在心理因素与心脏病之间存在三种基本的关系:首先,心理因素在增加这类疾病的可能性方面起着直接的作用。那就是说,生理的应激反应和不良习惯能够明显地增加个人的患病风险。其次,诸如遗传异常等潜在的变量(第三种变量)既能引发独特的心理特征,又会增加患病的风险。因而心理模式与疾病有关,不过影响心理因素的干预因素既可能对疾病的发生有影响,也可能对疾病的可能性没有什么影响。在这个意义上说,两者的关系可能是虚假的。再次,与疾病有关的心理因素可能是患病的后果。例如,抑郁可能随着心脏病的发作而出现。在此情况下,心理的干预因素显然不是影响健康的风险因素,除非这些因素通过其他途径与之相联系。心理因素与心脏病之间的这三种关系已被证明是存在的,因此关于心脏病的问题,不能予以简单的解释,也无法立竿见影地改善。不过,我们可以从健康的和不健康的心理社会生活模式了解到许多心理因素与心脏病之间的因果关系。

一、历史的观点

心脏病的心理预示因素早在古代就已为人们所关注了。关于这个问题，有着一些来自圣经的谚语，例如，“心脏之快活为人之生命，快活延长了人的寿命”（启示录30: 22）。古希腊人更是心理因素和疾病之间关系的敏锐观察者。他们善于描绘其本质，但却不善于阐明其因果机制。他们关于基本体液的观点，尽管是错误的，但却令人感兴趣。四种体液涉及黑胆汁（忧郁）、黄胆汁（暴躁）、血液和粘液，据说它们是导致抑郁和疾病恶化的主要因素。几个世纪后，随着人们发现这种关于生理解释的体液学说是错误的，它才逐渐遭到抛弃。遗憾的是，随之被抛弃的还有关于人格的四种情绪的假设，以致对医学实践所产生的影响长达2000年之久。敌意、愉快、抑郁和冷漠等因素在我们了解心理与健康的关系时确实较有用。古希腊人正确地观察到了疾病与心理社会因素方面的关系，但是他们关于因果机制的解释却是错误的。

20世纪上半叶，人们对心脏病的心理预示因素也抱极大的兴趣。著名的医学教育家奥斯勒（William Osler）爵士提出，在压力与冠心病之间存在某种联系；著名的精神病学家卡尔（Karl）和门宁格（William Menninger）也坚持认为，心脏病与受压抑的攻击行为相关。心身理论家则发展和采纳了弗洛伊德（Sigmund Freud）的精神分析学说，借以在病人身上寻找引起心绞痛和心脏病的压抑性冲突。心理治疗已被证明是有效的。医生也尝试解释了20世纪冠心病急剧上升的原因：由于20世纪是社会和技术迅猛变化的时期，因此现代生活的压力和要求有可能导致冠心病的急剧上升。可是，这些研究基本上是临床性和推测性的。直到20世纪50年代，随着医学界提出了A型人格理论，方才出现实质性的有对照的实证研究。

A型行为模式是由两位心脏病专家罗森曼（Ray Rosenman）和弗里德曼（Meyer Friedman）提出来的，因为他们发现其病人有着一组与众不同的心理特征。由于传统的风险因素（诸如高血压等）无法用来圆满解释心脏病发作的原因，因此心脏病专家转而将注意力集中在心脏病发作的心理社会和行为等预示因素的研究上。这些努力促成了长达30年的系统研究，我们现在的理解就基于此。[参见《A型人格与B型人格》（Type A-Type B Personality）]

目前的研究表明，有些人由于气质与早期社会化的综合影响，心理上变得较为敏感和脆弱。当他们遇到与其需求不相适应的心理社会环境时，往往导致长期的消极情绪作用模式。这些反应伴随生理失调，包括交感神经高度兴奋，皮质醇以及其他一些激素浓度过高。此外，不良的行为如物品滥用等，也可能会发生。最后，这些生理行为紊乱的状况还可能与那些易患病的遗传倾向（例如，冠状动脉易于沉积斑块）和环境因素（例如，食用高脂肪食物）相互作用。由此引起疾病风险的增加在程度上与其他许多普遍引起关注的健康风险因素不相上下。

二、容易患病的人格

我们有充分的理由相信，紧张、长期的消极情绪以及不和谐的人际关系等，对诱发心血管疾病和心脏病，以及阻碍手术后康复均有一定的影响。这些影响与人们通常宣扬的饮食、环境污染、体重、锻炼等对健康的影响相比，程度不相上下，有时甚至更厉害。遗憾的是，这些心理社会因素常被那些以生物医学为取向的保健系统所忽视。对于治疗像心脏病这类威胁生命的急性疾病，高新技术医学中心的医生们常常会屡创奇迹。迄今为止，已有相当多的人做了既昂贵又危险的冠状动脉搭桥手术。然而，心理社会方面的预防措施却被忽视了。

20世纪60~70年代，人们对A型行为模式的研究最初是集中在这样一些个体身上的，他们富于进取心，不知疲倦地奋斗，努力用最少的时间谋求最大的成就。问题是，有许多富于进取心的人也像A型人群那样辛勤和拼命地工作，但却毫无患冠心病的迹象。反而身体特别健康。另一方面，许多所谓的B型人格者（据假设，B型人格者是没有压力的）却并不太平和健康，即便他们表面上看来像B型人格类型，但事实上他们压抑着内心的情绪冲突。正因如此，A型人格的概念不足以解释个体之间情绪反应的各种差异性，故很难靠它来预测心脏病的发作。但是，我们也不能就此认为这个概念是“错误的”。应当看到，它已对科学研究产生了影响，不仅被研究人员所采纳，而且被研究人员所修正。后来的研究表明，一天到晚忙个不停的人不一定不健康，相反，倒是敌意的态度和愤世嫉俗的奋斗反而可能诱发疾病。

研究人员根据一种所谓的“元分析”（mete-analysis）统计方法（它是一种通过不同的研究以求得统计均值的复杂方法），探讨了心脏病的种种心理预示因素，从而有助于我们认识心理社会因素在其中所产生的效应有多大。此外，它还将我们引向专门的研究结果，而不只是留下一般的印象。

在所有这些研究结果中，各种结论的明显一致引人注目。研究结果毫无例外地表明，长期的情绪混乱（也就是敌意和抑郁）与冠心病之间有着重要的联系，而这种联系同其他一些风险因素（例如饮食和缺乏锻炼等）与心脏病的联系，在程度上颇为相似。

三、社会整合

各种社会学和流行病学的调查表明，那些与社区人群融为一体的人是不大可能患心脏病或猝死的。当人们面临生活的变化并体验到压力时，家庭和朋友的支持能够有效帮助一个人应对这些变化和压力。这里，社会支持是指一个人与家庭、同事、邻居和社会之间所拥有的友好纽带。与此相反的情况是，若社会联系突然丧失，会对人产生强烈的负面影响。社区生活的研究也表明，社会联系对心血管健康与否有着重要的影响：缺乏社会联系的人更有可能患病和猝死。[参见《处理应激的策略》(Coping with Stress)，《社会支持》(Social Support)]

那么，社会支持是如何运作的呢？首先，它能通过一个人如何评价应激事件来影响他或她的应对策略。例如，假若一个人结识了与其具有同样挑战经历的其他人，那么这种挑战经历就不一定再被看作是应激事件。更为重要的是，社会支持有助于一个人处理情感性应激的结果（这种支持称作情感性社会支持）。社会支持也可以通过提供如何处理应激的信息来帮助受此影响的个体发展新的应对策略。这种提供信息的支持常与情感上的支持携手并进，但有时它也能单独以书面材料的形式（陈述如何应付挑战）出现。最后，社会支持还可以通过提供有形的资源来运作。这种支持称作工具性支持。需要注意的是，如果工具性支持让那些受惠者感到不适应、内疚，或者产生被操纵的感觉，那么这种支持不仅无益反而有害。然而，不管怎么说，当一个人面对严重的挑战时（例如，发现自己可能患慢性心血管疾病时），社会支持是十分重要的。

社会整合也能为一个人的自我表露提供某种机会，从而保护他或她免受心脏病的威胁。来自各方面的证据表明，把自我感觉和自我印象告诉亲朋好友，并且与之开展讨论，是有益于健康的。不过，这种做法的重要性和普遍性究竟如何尚不得而知。

持有敌意和愤世嫉俗态度的人很可能遭遇人际争执，这是因为他们的怀疑、竞争和易怒容易引发人际磨擦。这种情境能以三种方式导致健康受损：干预社会支持，使生理上作出过于强烈的反应，以及将个人置于更为应激的情境之中（例如，引发一场争议性攻击）。总之，尽管充分的证据表明，生活在稳定家庭和稳定社区中的人能够免受心脏病的威胁，但是人们尚不明白这些因素是如何与其他一些相关的心理社会影响相联系的。

四、因 果 机 制

人们在探讨易患冠心病的人格或易患冠心病的行为模式时，把注意力主要集中在两种机制或途径上，因为心理因素可能是通过这两种机制或途径引发疾病的：一种机制是通过神经系统和激素途径，另一种机制是通过行为途径。

（一）心理生理途径（神经系统和激素）

在心理因素与心脏病的关系中，最常涉及到的是生理混乱，包括交感神经（有时还包括副交感神经）的高度兴奋。这种兴奋通常被概述为“战斗或脱逃”反应，意指身体对危险作出即时的内部反应。有些人经常处于这种不安状态之中。自主神经系统所诱导的心率失常会引起猝死，研究人员已用文献方式予以证实：当一个人处于心理应激的情境时（例如，看到人体被肢解的惊恐场面），或者当身体处于高度紧张时（例如，在铲除厚雪时用力过猛），心率就会不规则，甚至失去控制而很快衰竭。当然，这种致命的事件比起长期的和缓慢的动脉堵塞来，相对来说比较罕见。但是，如果一个人具有心脏病史，则这种致命的心率失常就很有可能发生。

交感神经持续兴奋与动脉粥样硬化（它是心血管疾病的主要类型，表现为脂肪斑块沉积在为心脏供血的动脉上）的联系就更明显。交感神经系统的兴奋会产生多方面效应，包括增强动脉的物理压力和改变脂肪代谢。看来，高血压所产生的物理压力，以及对血脂代谢的影响，会促使脂肪斑块的形成。

实验研究表明，当猴子在努力维持一种社会统治地位时，对其施加环境压力，例如剥夺其社会统治地位，会导致猴子的动脉粥样硬化。当猴子的群体组成被实验人员故意改变时，那些努力争夺统治地位的猴子便会面临健康的威胁。此外，那些心率反应显著加快的动物，会出现明显的冠状动脉损害，而且行为表现也更具攻击性。这种情况再次提示心脏病与“战斗或脱逃”时的生理反应存在相关性。上述实验证实了人类在进取和奋斗等方面的临床研究。由于猴子的动脉损害能用β－阻断剂（beta-blocker）加以预防，因此该证据再次表明交感神经系统的过度兴奋（这种兴奋是由社会性争斗引起的）具有损害作用。如果其他条件相等的话，那么调节好交感神经系统活动（不论对猴子还是对人类）就有可能促进身体健康。

人们对激素的作用还了解得不多。神经系统的激活和其他形式的心理生理失衡（诸如抑郁等）会改变人体激素的正常分泌。例如，紧张、无助和抑郁与高水平的皮质醇有关，而紧张、愤怒和挫折则与高水平的儿茶酚胺（例如去甲肾上腺素）有关。目前，研究人员越来越关注它们与心脏病的关系。其他一些与应激有关的激素，或者受应激影响的激素（例如左甲状腺素、睾酮等），也已表明对那些与应激相联系的体内平衡和身体健康起着重要的作用。当然，迄今为止尚无研究追踪整个过程，以揭示怀有敌意的人如何产生某种心理生理上的混乱，损害新陈代谢，从而引发心脏病。[参见《心理神经免疫学》(Psychoneuroimmunology)]

积累的证据多少表明，部分依赖于遗传的思想或情感方面的压抑，也属于一种应激的形式。它与有害的心理生理唤起相伴随，而这种唤起与其他容易引起疾病的状态相似。人们推测它主要表现为自主神经系统的长期唤起。目前，正在开展的研究是阐释情绪的自我调节问题，它比较复杂，未必能用简单的液压模型（情绪“压抑”与情绪“宣泄”）解释。诚然，压抑的问题，或者表露消极情绪的问题，已与这里讨论的主题关系不大。但是，我们必须看到，压抑的问题最初产生自长期的失衡状态。

（二）行为途径

以人格为基础的行为模式既可能对心脏的健康单独发生影响，又可能与涉及应激的心理生理方面的影响协同作用。例如，医疗保健中一个主要问题是病人不遵医嘱。有些个人方面和心理社会方面的特征会影响病人考虑是否接受药物疗法，遵循低脂饮食，以及配合跟踪研究等。人们发现，病人的自我效能意识，以及对治疗抱有成功的信念，常常是与健康行为相联系的要素之一。相反，未能采取预防措施可能与病人寻找感官享受、觉悟较低、抱有敌对态度、自尊低下，以及其他一些特征有关。否认或过度乐观的倾向也会使病人在寻求治疗的过程中严重延误。[参见《自我效能》(Self-Efficacy)，《自尊》(Self-Esteem)]

至于物品滥用，已有证据表明，抱有敌意态度的人和神经过敏的人更易吸烟、酗酒或吸毒，而这些物品滥用的行为反过来增加了他们患心脏病的风险。还有证据表明，那些自我强度较低的人，也就是说那些觉悟较低的人，同样存在患心脏病的风险。令人奇怪的是，迄今为止，人们对于人格（不健康的行为模式）与健康的关系仍缺乏十分有见解的研究。[参见《物品滥用》(Substance Abuse)]

抑郁（以及可能的压抑）显然与一系列疾病的行为风险因素有关，这些因素包括饮食和睡眠的失调，人际关系的破损，以及物品滥用等。然而，这一领域所存在的因果机制仍鲜为人知。今后，关于抑郁和物品滥用的临床研究，如果也包括心理生理的测量、健康行为的评估，以及如何危及心脏病的话，那么可以预料其信息是会十分丰富的。[参见《抑郁(症)》(Depression)]

五、非因果关系的分析

心理变量与心脏病之间的关系还存在某些非因果的机制。心脏病的发生与发展使病人的生活产生明显的心理社会变化。心脏病患者会因其所遭受的困境而对世界产生一些消极的看法，或者，他们由于活动受到限制而变得抑郁起来。他们可能因为心脏病而失去工作，或者遭到雇主或同事的另眼看待。由于恐惧、疲劳或愤懑渗入两性关系，心脏病患者与配偶的性关系也可能发生变化。在所有这些变化中，心理和行为模式只是心脏病的结果而非心脏病的原因或预示因素。然而，这些心理和行为模式可以通过上述的因果机制来对心脏病的进一步恶化作出预示，或者产生影响。有趣的是，随着心脏病的发作，有些疾病的预示因素可能起着不同的作用。例如，曾对心脏病的发展产生不良影响的焦虑，在心脏病发作后反而会变得有益起来，譬如促使病人更加积极地配合治疗。我们不应期望同样的因素既能预示疾病又能帮助疾病的康复，尽管人们常常会作出这种错误的推断。

心理变量与心脏病之间的虚假关系还可能来自潜在的第三种变量，它既可能引发心理特征，又可能诱发疾病。例如，男人与女人相比，前者很少直接照管孩子，而且男人容易患心脏病而早死，但是我们不能因此认为没有照管孩子是诱发心脏病的关键原因。与此相似的是，各种遗传因素既影响人格又影响健康，但是，改变这些人格的种种干预不一定会促进健康。

心理变量与心脏病之间的最后一种非因果的关系来自方法论的假象。在这些假象中，一个较为普遍的假象是选择性假象或偏见。例如，让我们考虑一下神经过敏、心绞痛和心血管造影的有趣情境。神经过敏患者比非神经过敏患者更有可能坚持求医，即便他们极少甚或没有任何明显的器质性疾病时也是这样。当这种病人应心脏科医生要求做心血管造影时（也即对其冠状动脉造影），有趣的关系便发生了。由于样本中只有这种神经过敏患者（动脉清晰）和这种非神经过敏的心绞痛患者（动脉堵塞引起疼痛），因此神经过敏与动脉堵塞现象呈反比。这种假象可能混淆神经过敏与疾病发展之间真正的因果关系，所以不应该开展这些充斥假象的研究。与此相似的是，人们可能发现许多心脏病患者是神经症患者。然而，这种解释是一种选择性假象。

六、自我康复人格

在医学领域，人们常把健康理解为是没有生病。例如，阴性的检查结果预示着好兆头，说明没有疾病。但是，人们极少注意到真正健康的积极要素或前摄要素。事实上，“健康”这个词常被误用。当人们谈到一些健康的、没有疾病的人时，常会使用那个笨拙的术语——“健康”。同样，许多医科学生在读完了病理学课程以后，虽然对行为科学表示赞同，但却没有继续进修关于健康的课程。这个问题并不是个别医护人员的错误造成的，相反，它是一个系统性的缺陷。也就是说，医疗保健系统的设计主要是盯着疾病，而没有考虑如何预防那些影响健康的问题。那么，什么是健康的心理模式呢？

简单地说，概括自我康复人格之特征的最佳术语是“热情”(enthusiasm)。“热情”一词就其字面意思而言，是指“脑子里具有神圣的精神。”热情的人是机灵的、反应敏捷的和充满活力的，尽管他们也可能是平静的和自信的。他们好奇、无忧虑和具有建设性。还有一些良好的迹象表明，热情的人情绪稳定和具有康复能力。热情的人会用自己的活力和朝气影响别人。他们不会欣喜若狂，相反，他们反应敏捷，并且知足。他们通常是人们喜欢与之交往的人。他们不会垂头丧气。他们的微笑很自然，眼睛、眉毛和嘴巴同步协调，不会让人觉得勉强。他们不会抑制愉快心情。热情的人展现发自机体动作的流畅姿态。他们在别人面前不大会抓搔和触摸自己的身体，也不大可能做出攻击的手势。情绪稳定的人不仅走步矫健，而且讲起话来也流畅。他们的言语是有节制的，嗓门较小，并不大声嚷嚷，但是面临应激的情境，他们偶尔也可能改变声调。当然，上述这些表现不一定全是有效特征，例如，单单非言语的体态并未告诉我们什么东西。此外，实验室研究也表明，关于一个人的健康情绪风格，从社会互动的事件中只能获得有限的信息。

一种不断生长和恢复的意识也颇起作用。坎农（Walter Cannon）博士发展了体内平衡的思想（当代关于自我康复的概念就是以此思想为基础形成的），并且强调指出人体具有某种安全的防护界限。在坎农看来，人体能够应付在紧张时刻发生的意外情况。这时，肺部、血液和肌肉会产生比平时大得多的能耐。换言之，人体天生为自己作好应对“额外”挑战的准备，而自我康复的人能够尽其所能增强这种安全的防线。詹姆斯（William James）曾经期盼我们从现代科学角度深入理解情绪反应的科学，并提出了这样的建议：“每天做一些无偿的练习，以保持体内的活力。也就是说，不要寻找理由，每隔一二天做些练习。这样，当你迫切需要它时，你会发现自己在经受考验时不会气馁，因为你已经训练有素。”[《心理学原理》(Principles of Psychology)，1890年版，第4章]

自我康复的人格常被存在主义和人本主义的心理学家所描述，尽管他们认为自己所描述的是心理健康，而不是身体健康。例如，马斯洛（Abraham Maslow）指出，健康的人首先应在基本的生物需要方面获得平衡，然后才能在情感和自我实现方面达到平衡。所谓自我实现，意指个人的成长和成就的实现。具有这种成长取向的人是自发的、具有创造性和善于解决问题的人，他们与其他人保持亲密的关系，并且具有幽默感。他们愈加关心美、公正和理解。他们发展了一种哲学的而非敌意的幽默感。他们愈加讲究伦理道德，更加关心人类成员之间的和谐共处。自我康复人格的这些特点不仅与容易患病的特征（例如，多猜疑、愤世嫉俗、绝望、抑郁、压抑的内心冲突等）相抗衡，而且其本身带有一种积极的、有意义的动机。与此相似的是，弗兰克尔（Viktor Frankl）作为一位存在主义哲学家，又是一位治疗专家，他曾被纳粹关入集中营，据此体验，他倡导了自我康复人格理论。在他看来，那些试图以有意义的方式生活，甚至在绝境中也不懈努力的人，往往更有可能成为幸存者。

像许多社会科学和行为科学一样，心理社会学关于良好的心血管健康的“处方”，听起来如同“常识”。实际上，要想在见解狭窄的生物医学观（它们关于健康之性质的描述排斥了心理社会的因素）和不科学的健康观（它们关于健康的界定过于简单和过于一般化）之间走出一条理想的道路来是很困难的。

七、干　　预

在医学实践中，或者在范围较小的公共健康实践中，人们经常会突然提出较前沿的问题：“我们可以进行哪些心理社会方面的干预，以扭转、预防或制止心脏病的发展？”已知心血管疾病是猝死的主要原因，已知心脏病的社会代价和经济代价对家庭和社会来说都是不堪重负的，那么我们该怎么办呢？遗憾的是，人们常常根据一些不充分的证据提出一些不切实际的建议。由于各种自我康复的人格要素是相互关联的（患病倾向的要素也是如此），因此梳理出因果机制确是一个重大的挑战，而这正是目前的科学研究所缺乏的。

已有充分的证据表明，生活方式的改变会影响心脏病的发病率。这类证据大多出自流行病学和人类学的调查，它们表明，当人们从一个国家或一种文化群体迁移至另一个国家或另一种文化群体以后，他们心脏病的发病率就会产生显著的变化。也有一些实验证据表明，生活方式的变化能够改善与心血管健康相关的因素。问题在于，就健康的诸因素而言，人们并不知道在自我康复的生活方式中哪些组成部分是不可缺少的。

例如，考虑一下进入美国的日本移民。他们离开了组织严密和秩序井然的社会，或者说离开了亚洲式的膳食和娱乐的社会，与他们的孩子一起来到一个讲究个人主义的、异质的美国社会。该社会有着与亚洲很不相同的膳食习惯和娱乐模式，甚至每个街角都有汉堡包的摊子。如果他们的心脏病发病率因此而上升了，那该怪谁呢？我们不能简单推知。营养学家可能会从鱼油或脂肪摄入上寻找原因；教会人士也许会在沉思模式上做文章；社会学家把注意力投向家庭结构；而心理学家则会归因于应激反应。有证据表明，上述这些论点都有言之有据的道理。

对于那些刚刚患有心脏病，或者那些心脏病反复发作的人来说，他们经常听到哪些具体的建议呢？比如，退休或者离开紧张的工作场所是否真的有利于健康？事实上，退休可能有利于健康，也可能不利于健康，它完全因人而异，并且视不同的情境而不同。如果退休导致社会联系减少、经济收入拮据，以及产生无用和厌烦的心理状态，那么它就会表现出对健康不利。另一方面，如果退休减少了工作时所面临的心理社会压力，并且增加了修身养性的机会，那么退休就会对健康有利。此外，根据社会安全计划、健康保险、禁止年龄歧视的法律，以及教育和社会活动机会均等，改变对退休人员的传统社会反应也是极其重要的。

心脏病能否通过沉思来扭转呢？如今，沉思已被用于若干流行的治疗方案之中，并与饮食和锻炼结合起来，以减少应激。有时，这种情况甚至为医学保险所接纳。那么应激是不是心脏病的风险因素？毫无疑问，答案为“是”。那么，对照性研究是否表明经常沉思是降低心脏病发病率的关键所在呢？毫无疑问，答案为“不”。对有些人来说，沉思具有神奇的效果；但是，对其他一些人来说，他们会发现这种做法很愚蠢。况且，目前还没有充分的证据表明沉思比其他形式的系统放松效果更佳。

持乐观的态度，并且看到事物积极的一面，是否有利于健康呢？尽管强调意志力，强调对未来抱有积极的希望，能够帮助我们渡过困难，但是，我们也应该看到，乐观主义会使我们遭受现实的无情打击，或者放弃必要的预防措施。正如人们已经指出的那样，对做过心脏病手术的患者而言，乐观主义是有益的。但是，如果我们认为，乐观主义对于那些沉溺于烟酒或冰淇淋的人有益，那么就没有什么意义。一味强调乐观而不顾及实际背景，犹如想寻找能够包治百病的“神丹妙药”那般幼稚。

那么，社会压力是否有助于保护一个人的心脏呢？显然，一个连登楼梯也感到困难的吸烟胖子，会因而增加患心脏病的风险。不过，这样的理解常会导致一种错误的观点，即认为保持健康就意味着每天有能力跑6里路。实际上，通过有氧锻炼一个人所获得的好处是迅速达到某种渐近线，而轻松的散步或每隔一天游泳30分钟似乎也能做到这一点。人们在每天早晨苦苦锻炼想“保持健康”，也许这样做反而会有害于健康。

那么，长时间的工作是否有害于健康？实际上，目前还无任何证据表明“工作迷”会影响健康（如果自我康复的所有其他要素都到位的话）。这就是说，努力工作或长时间的工作本身并非是一个风险因素。相反，有例为证，许多能干的经理、领导人、艺术家和科学家虽然超时工作，但却活得很长，而且过着健康的生活。这些事实表明，将A型的行为模式绝对化会导致关于行为和健康的错误结论。

上述所有这些信息都是常识吗？医生和其他人是否都普遍接受这样的观点：心理和情绪反应会影响心血管的健康和恢复。可以肯定，他们根本不会接受。从一些报告中可以看到，有些医学研究人员正在呼吁人们重视人的心理和情绪反应。为什么要呼吁，就是因为人的心理和情绪反应仍被拒之于传统的医学模式之外，而该模式所关注的主要还是药物治疗和外科手术。

八、结　论

与某些通常的观念相反，在一些发达国家，成人预期寿命的增长并非因为高新技术的医学，而是得益于控制感染的各种技术，包括低成本的预防接种、卫生条件的改善、营养水平的提高，以及其他公共卫生的变革。抗生素也作出了重大的贡献。但是，考虑一下全球的情况，我们不难发现，去医院求助心脏病专家，病人获得的收益仍然十分有限。这并不是说心脏病患者求助于心脏病专家是一种不明智之举，而是说这样昂贵的心脏病医疗相对于大众总的健康收益来说仍是较小的。因而有理由设想，倘若人们将自我康复的知识很好地付诸实践，那么就可能实现戏剧性（低成本）的改善。看来，社会的和生活方式的改变与改善卫生、营养和感染控制一样重要。

科学关于自我康复之作用的证据（指心脏病的预防和康复），已经远远超出许多持怀疑态度的医生的想象。那些了解自己的心理社会需求，并且发展了适宜自我调节之技能的人，能使良好健康的潜能达到最大化。而这些心理风格也可能因社会结构的影响而不断补充，从而促进健康的反应模式和健康的行为。

参考文献

Friedman, H.S. (Ed.) (1990). “Personality and Disease.” Wiley, New York.

Friedman, H.S. (1991). “The Self-Healing Personality: Why Some People Achieve Health and Others Succumb to Illness.” Henry Holt, New York.

Friedman, H.S. (Ed.) (1992). “Hostility, Coping & Health.” American Psychological Association, Washington,DC.

Houston, B.K.,and Snyder, C.R. (Eds.) (1988). “Type A Behavior Pattern: Research, Theory, and

Intervention." Wiley, New York.

Matthews, K.A., et al. (Eds.) (1986). "Handbook of Stress, Reactivity, and Cardiovascular Disease." Wiley, New York.

Miller, T.Q., Turner, C.W., Tindale, R.S., Posavac, E.J., and Dugoni, B.L. (1991). Reasons for the trend toward null findings in research on Type A behavior. *Psychol. Bull.* 110 (3), 469-485.

Sarason, B.R., Sarason, I.G., and Pierce, G.R. (Eds.) (1990). "Social Support: An Interactional View." Wiley, New York.

Schneiderman, N., McCabe, P., and Baum,A. (Eds.) (1992). "Stress and Disease Processes." Erlbaum, Hillsdale, NJ.

Schneiderman, N., Weiss, S.M., and Kaufmann, P.G. (Eds.) (1989). "Handbook of Research Methods in Cardiovascular Behavioral Medicine." Plenum, New York.

Siegler,I.C., Peterson, B.L., Barefoot,J.C., and Williams, R.B. (1992). Hostility during late adolescence predicts coronary risk factors at mid-life. *Am. J. Epidemiol.* 136 (2), 146-154.

黎炜 译　　张诗忠 校

芭芭拉·麦克凯恩
(Barbara S. McCann)
华盛顿大学医学院
(University of Washington
School of Medicine)

高血压

Hypertension

一、高血压的测定和流行
二、高血压的后果
三、高血压病因中的行为因素
四、高血压的行为疗法
五、结论

遵循　遵循（通常称作“遵从”）意指患者按照保健服务提供者的嘱咐。遵照的医嘱可以是服药，也可以是诸如锻炼、规定饮食和戒烟等建议。

生物反馈　按字面解释是指个体对一种生物电反应的反馈。该术语专指一种治疗方法，即用仪器将患者的某些生理活动（例如，心率、皮肤温度或骨骼肌活动）记录下来，再把这些信号转变成电反应，例如一种音调或光线，患者借此相应改变生理反应，从而达到放松状态。

人格　意指个体的稳定倾向，它决定着个体在各种情境里的所作所为。

反应　指个体对刺激的急性生理反应（例如，心率、血压、肾上腺素浓度的改变等）。

应激　“应激”一词具有多种含义。它可以指人体对刺激的生理反应，也可指引发个体恐惧、愤怒或产生其他消极情感的刺激。

在美国，约有6 000万以上的人患有**高血压**（或者说升高的动脉血压），而且，它是诱发心脏病和中风的首要原因。高血压的治疗包括药物控制、规定饮食和锻炼。本文主要从行为角度说明这样一个观点：如果患者遵循这些治疗方法，那么他或她的病情将会缓解。除此之外，本文还将讨论高血压发展过程中所牵涉的行为因素（包括环境应激和人格），以及治疗高血压的行为方法，包括放松疗法和生物反馈。

一、高血压的测定和流行

（一）高血压的测定

据估计，美国约有1/3以上的高血压患者并未意识到自己患有高血压。其实，测定高血压既较廉价又很方便。血压的测定需要运用血压计，它将一条可以充气的袖带系绕于被测者的前臂，充气袖带连接水银柱，随着袖带中压力的增强，水银柱随之上升，而随着袖带的放气，测定者就能借助听诊器倾听动脉搏动的声音，并且记录下听到的动脉搏动音的那个点和动脉搏动音消失的那个点。于是，血压可用两种数字表示：收缩压（systolic blood perssure，简称SBP）和舒张压

(diastolic blood pressure，简称DBP)。前者表示心脏收缩时的动脉压力(听诊器中动脉搏动声音出现)，后者表示两次心跳之间心脏舒张时的动脉压力(听诊器中动脉搏动声音消失)。这两种血压可用水银柱高的毫米数来表示(简称mmHg)。

就18岁以上的成人而言，正常血压的收缩压读数在130毫米汞柱以下，舒张压在85毫米汞柱以下。1993年，全国高血压检测、评估和治疗联合委员会确定了高血压的分类标准，如下表所示。这种高血压的阶段分类方法取代了以前的分类系统。以前，人们采用以程度划分的分类方法，把高血压分为轻度、中度和重度。这种划分程度的分类方法至今仍在应用。

界定高血压的标准

类别	收缩压（毫米汞柱）	舒张压（毫米汞柱）
正常	<130	<85
临界状态	130 ~ 139	85 ~ 89
第一阶段	140 ~ 159	90 ~ 99
第二阶段	160 ~ 179	100 ~ 109
第三阶段	180 ~ 209	110 ~ 119
第四阶段	⩾ 210	⩾ 120

资料来源：全国高血压检测、评估和治疗联合委员会，全国健康研究所，全国心、肺和血液研究所。

筛选高血压患者的努力(通过加强检测手段)无疑拯救了许多人的生命。可是，患者在诊所里测到的血压通常比他们在其他地方测到的血压要高。患者在诊所里测到的血压升高现象(在家里或工作场所测不到这种血压)通常被称之为“白衣”高血压。这一检测结果导致人们发展出一种在整个一天里反复测量血压的技术，而不影响那些被怀疑患有高血压的人正常参与各项活动。人们把这种技术称作动态式血压监控，它有助于把真正的高血压患者与那些仅仅表现出“白衣”高血压的人区分开来。动态血压监控除了作为一种诊断工具外，还能用来监控患者对治疗的反应。可是，广泛使用动态血压监控来评估高血压，目前尚不属惯用手段，因为这种方法代价昂贵且不大方便。除了治疗方面的考虑以外，动态血压监控还可以充当有效的科研工具，借以探索血压和整天发生的各种事件之间的关系。

（二）高血压的原因

身体方面的一些因素可能导致血压的升高。这些因素包括嗜铬细胞瘤、柯兴氏综合征（Cushing syndrome）、肾动脉狭窄，以及醛甾酮增多症和主动脉狭缩。使用口服避孕药也与血压升高有关。因身体状况或药物因素引起的高血压称之为症状性或继发性高血压。

在大多数情况下（多达95%），高血压的原因不甚明了。原因不明的高血压称之为原发性高血压。本文的重点就在于讨论这种高血压。原发性高血压的原因可能是遗传影响加上环境影响的结果。目前，对此问题仍在研究之中。应激环境，或者动不动把事件体验为紧张的倾向，也可能是高血压的一个病因。

（三）高血压的流行情况

在美国，约1/4的成人患有高血压。高血压对少数民族的影响是不匀称的，尤其是非洲裔美国人。据估计，约1 500万非洲裔美国人患有高血压，占美国高血压患者总数的1/4还多。比起美国白人来，非洲裔美国人更多受到高血压后遗症的困扰：50%的非洲裔美国人更易出现中风，50%的非洲裔美国人更有可能患肾病，还有30%的非洲裔美国人更容易患心脏病。

除了种族以外，我们还可以从其他一些常见的人口统计因素中窥其流行情况。年轻的和中年的男性比之同类女性具有较高的高血压流行率，而在老年人群中，女性的高血压更为常见。另外，在受教育水平较低和收入较低的人群中，高血压也较普遍。血压水平随着年龄增长而升高。在30~39岁的人群中，只有11%的人患有高血压；而在60~69岁的人群中，高血压患者约占54%。鉴于美国的人口统计学组成正在发生变化（总的来说人口在老化），因此，可以预期美国高血压的流行率会持续上升。

二、高血压的后果

心血管疾病（尤其值得注意的是冠心病和脑血管疾病）是美国人死亡和丧失劳动力的首要原因。冠心病的主要临床表现是心肌梗塞，通常被认作突发性心脏病。使人们面临冠心病之风险的因素包括吸烟、血液胆固醇含量高、活动较少和高血压。

中风是一种与高血压有关的主要脑血管疾病。在吸烟的人群中，在患心脏病的人群中，以及在有过脑短暂缺血性中风的人群中，中风的风险最高。红细胞计数增高、年龄大、有中风家族史以及糖尿病等，也是中风的风险因素。不过，要指出的是，高血压是促使中风的最为重要的因素。在这个意义上说，控制血压能够有效地降低中风的风险。

尽管心脏病和中风是高血压的常见后果，但是，如果高血压若得不到控制的话，也有可能产生其他一些疾病，包括充血性心力衰竭、肾功能不全、视网膜病和外周血管疾病。

有些研究发现，高血压患者会表现出微妙的神经性缺陷，包括知觉、认知、精神运动性和记忆功能方面受损。然而，这些缺陷只有在仔细检查时才能发现，而且并不影响日常的家务和工作。此外，测验到的这些缺陷不随时间而加剧，其潜在的病理生理问题尚未揭晓。高血压的药物治疗也许能够改善神经心理方面的功能，但是其问题的实质需要进一步研究。

三、高血压病因中的行为因素

（一）应激

心理学家拉扎勒斯（Richard Lazarus）和福克曼（Susan Folkman）曾经指出，人与人之间在如何解释评价环境事件方面是有差异的，而这些差异决定了这些事件的性质究竟是积极的，还是消极的，抑或是中性的。心理学家一般把消极事件看作是应激原，而且，同样的消极事件，在有些人看来是应激性的，而在另一些人看来则不是应激性的。凡对控制、自尊和健康构成威胁的事件，通常被认为是应激性的。[参见《应激》(Stress)]

面临应激因素，一个人会导致突然的和短暂的血压上升。由应激而引起的血压上升，是个体迎接挑战时生理发生种种变化的一个组成部分。其他生理变化还包括心率加快、出汗、呼吸急促、肌肉紧张和警觉性提高。在正常的情况下，由应激引起的躯体变化是一种典型的“战斗或脱逃”的适应性反应。然而，长期以来人们也提出过这样的假设，若不恰当地夸大对应激的反应，则会导致疾病的产生。因此，鉴于人们在面临应激时血压上升的现象，研究人员作出这样的假设：长期接触应激因素，或者面对应激反应时血压不恰当地上升，会导致持久的血压上升，这就是高血压。

实验室的对照研究也支持了这样一种假设：高血压会因应激而产生。人们为此提出两种理论来解释应激与高血压之间的联系。一种理论是所谓的自主调节理论，它认为应激时会促使心脏向组织输送更多的含氧血液（因心率加快引起），导致因外周阻力增加而发生补偿（自主调节）反应。一旦这种阻力得以持续，就会造成原发性高血压。另一种理论是所谓的结构适应理论，它认为血压的上升会导致心脏和血管的变化，致使它们在面临应激情境时更易使血压升高。结构适应理论还认为，这种敏感性变化可能具有遗传的原因。

反应性假设得到了许多实验研究的支持。不少研究表明，患有临界性高血压的人要比血压正常的人具有较高的循环性去甲肾上腺素水平，也就是说，前者的交感神经系统活动较兴奋，或者说这些人面对应激情境时作出的血压反应和心率反应较明显。另一个发现是，高血压患者的子女面对应激情境时的血压反应和心率反应，要比血压正常者的子女更明显。

（二）环境的影响

许多研究表明，处于应激程度较高的工作环境中的人跟那些处于应激程度较低的工作环境中的人相比，前者的血压较高。一个人当处在工作要求较高的场合（也就是说，工作难度较大，有许多限制条件，或者涉及不悦的人际关系等），或者所从事的工作自主的决定权较低，或者从事个人的能力得不到施展的工作时，就会承受很大的工作压力。这种在工作中承受较大压力往往跟高血压有关。其他一些研究把高血压患者的工作与血压正常者的工作进行比较，结果发现，高血压患者大多从事有很大压力的工作。最后，生活在拥挤嘈杂的环境之中，也有可能使人产生高血压。

（三）人格

长期以来，人们就猜想存在一种“高血压人格”。有关情绪因素可能引起高血压的假设至少可以追溯至1939年。当时，亚历山大（Franz Alexander）就指出，愤怒、敌意和挫折感的压抑等，会引起高血压。最近，根据波士顿的“标准化衰老研究”（Normative Aging Study）所提供的数据表明，确实存在一种高血压人格。“标准化衰老研究”始于1961年，当时研究人员招募了6 000多名男性被试，先对他们进行问卷调查，然后花17年时间对他们进行定期的医学检查。结果发现，那些在情绪上比较稳定的被试只有13%的人具有高血压的风险。

愤怒和敌意均属重要的人格特征，它们也会导致高血压。有些研究让被试对实验室的各种应激原作出反应，据此将“压抑”愤怒情感的倾向同可能产生高血压这二者联系了起来。看来，愤怒（而非愤怒本身的表现形式）可能与增加高血压的风险有一定的关系。以色列的“伊斯契米克心脏病研究”（Ischemic Heart Disease Study）报告说，对监工怀有报复心理的男性职工要比那些较少敌意的同事更有可能产生高血压。[参见《愤怒》（Anger）]

与高血压有关的另一个人格因素是所谓的“约翰·亨利效应（John Henryism）”。该效应是由密歇根大学的詹姆斯（Sherman James）博士等人提出来的，用来解释非洲裔美国人中高度流行的高血压。约翰·亨利效应是指有些人抱有这样一种信念：决心和刻苦能够用来克服任何障碍。这一术语源自约翰·亨利的传说。约翰·亨利是一个黑人，专司铁路铺轨工作。他用人工铺轨的速度向机械铺轨的速度发起挑战。在一场人与机器的竞争中，约翰·亨利虽然获胜了，但同时也由于劳累过度而死去。由于非洲裔美国人一直面临各种困难和障碍，种族歧视和经济状况的现实尤其使他们容易产生约翰·亨利效应。这种效应包括长期的过度兴奋，结果引发高血压。[参见《种族主义与心理健康》（Racism and Mental Health）]

最后，处理应激情境时的压抑风格（它们被界定为高度防御和轻度焦虑）也与高血压有关，这已为被试对实验室中应激情境所作的高血压反应所证实。[参见《处理应激的策略》（Coping with Stress）]

四、高血压的行为疗法

（一）应激的控制

高血压是（至少部分是）由于应激造成的。基于这种认识，人们已经推出若干控制应激的技术，以降低高血压患者的血压。据假设，持续的高血压是（至少部分是）由于交感神经系统活动过于兴奋引起的。因此，有些控制应激的技术是通过放松来达到控制神经系统对应激反应的目的。这些技术包括渐进的肌肉放松、沉思、自发练习（antogenic training）和生物反馈。应当指出的是，控制应激的技术只对有些高血压患者有效，例如那些遭遇极度且长期应激的人，但是目前这种方法在高血压治疗中暂不推荐。

渐进的肌肉放松疗法是由雅各布森（Edmund Jacobson）在20世纪30年代创制的。目前仍在使用的有两种基本的肌肉放松疗法：一种疗法是以雅各布森原先的方法为基础的，内容包括对特定的骨骼肌实施谨慎而系统的收缩与松弛，以便增强患者的肌紧张意识，从而在日常生活中提高松弛肌肉张力的能力。另外一种疗法较为常用，它要求对一组肌肉进行收缩与松弛，因为这种系列的收缩与松弛要比只有松弛而没有收缩的练习更能导致总体兴奋性的降低。两种方法颇为相似，重点都把注意力集中在骨骼肌的兴奋上。对患者的建议是，每天至少腾出半小时的时间来从事这种锻炼。

运用沉思来诱发松弛状态，起源于瑜珈和其他东方人的实践，它后来被西方人利用和推广。大多数沉思形式要求参与者将注意力集中于某个单一刺激上，它可以是一种能够触知的物体，也可以是自己的呼吸，还可以是一种重复的声音或祷文。心理生理学的研究已经表明，沉思时会伴随兴奋性的下降。[参见《沉思和放松反应》(Meditation and Relaxation Response)]

自发放松策略涉及范围广泛的心理意象技术，用以诱导松弛状态。可激励患者将自己的思想转向内部，借身体的感觉来注视有关的变化，包括身体暖和、舒适、松弛感增强和提高内部的宁静感。自发练习也常与另一种放松训练即生物反馈结合起来。

（二）生物反馈

生物反馈这个术语按其字面解释，指的是对生物反应的一种反馈。生物反馈作为一种治疗方法，早在20世纪60年代就得到开发，人们借此方法来对自主神经活动（例如，心率和出汗）进行随意的控制。从事生物反馈的人可以利用那些能够探测皮肤温度、肌肉活动、汗水分泌，以及其他身体功能细微变化的复杂仪器，获悉与之相对应的听觉或视觉信号，从而根据这些信息作出反应。作为一种放松策略，患者可以利用生物反馈来学习如何放松。[参见《生物反馈》(Biofeedback)]

目前，人们在治疗原发性高血压方面，已经运用了好几种不同的生物反馈疗法。体温的生物反馈能够促进一般的放松。手指温度的增加反映了流向双手的血流量增加，从而表明心血管在扩张。通过监控手指的温度，患者可以知道松弛状态是怎么样的，并能随意地产生这种状态。肌电扫描术（electromyography，简称EMG）的生物反馈可反映被测肌肉的紧张状况，它也可用来促进一般的放松。皮肤导电性生物反馈涉及皮肤电反应（galvanic skin response，简称GSR），它可以反映双手的出汗情况。这种皮肤电反应的生物反馈也有助于一般的放松。血压的生物反馈为高血压患者直接提供有关血压的信息，从而采取措施促使血压下降。不过，就目前的技术而言，还很难产生真正的血压反馈。所以人们暂且看不到这种疗法的广泛使用。

除了这些促进放松的技术以外，其他一些控制应激的策略有时也被用来帮助人们在日常生活中减少所面临的压力。诸如此类的策略包括时间安排、认知—行为疗法和自信训练。使用这些方法的依据在于，它们可以通过降低人际互动中的应激程度来促使血压下降。相比之下，使用上述放松疗法的原理是，它们可以通过降低伴随应激情境的生理兴奋性来使血压下降。

（三）抗高血压药物

有几种不同的药物可以用来控制高血压。最为常见的抗高血压药物是利尿剂，它通过增加水和钠的排泄来降低血压。β-阻断剂是另一种常用的抗高血压药物，它能减缓心率，借此降低血压。交感神经抑制剂是通过抑制引起血管收缩的神经促使血压下降。血管收缩素转化酶（angiotensin converting enzyme，简称A.C.E）也是一种抑制剂，它对造成血管收缩和水、钠潴留的一种酶进行干预，从而达到降低血压的目的。钙拮抗剂（又称钙通道阻断剂）通过降低心率使血管松弛，借此降低血压。

一些随机取样且经过对照的临床试验表明，这些药物在控制血压方面颇有成效，而且它们也有助于缓解心脏病发作和中风的风险。有关治疗轻度高血压药物的评估研究表明，舒张压下降5～6毫米汞柱，能够使中风发生率降低42%和冠心病发生率降低14%。

尽管药物能有效控制血压，但是人们在遵照医嘱服用抗高血压药物方面仍然存在这样或那样的问题。据估计，约20%-50%的高血压患者在一年后不再继续服药。总之，高血压患者中按医嘱坚持服药的比例只达65%左右。遵从医嘱的情况之所以不大理想，部分原因在于服用这些药物具有一定的副作用，包括虚弱、疲劳、头晕、头痛、没有精神、血液胆固醇水平升高，以及性功能失调等。除此之外，其他的解释还有：医嘱患者如何使用药物欠妥当，患者对药物的疗效心存疑惑，以及环境条件使患者难以坚持服药（例如，由于经济条件拮据或交通不便等）。

心理健康专家、护理人员和其他专业的有关保健人员常被要求帮助那些高血压患者和慢性病人遵从医嘱按时服药。尽管干预效果的实验研究还不多，但是有些行为控制策略却是令人鼓舞的。在坚持遵嘱服药方面，自我监控是一种有效的手段。借助用药记录，以及在家里实施血压的自我监控，患者能够逐步做到遵从医嘱坚持服药。与保健人员签定合同是促进坚持服药的另一种有效方法。此外，向患者发出暗示，或者必要时提醒，如由保健人员及时向患者发出书面的或电话的提醒，也是保证患者遵照医嘱的好方法。

（四）规定饮食和锻炼

1993年，美国高血压教育计划工作小组建议说，美国人可以通过减肥、控制钠的摄入、减少酒精消耗和增加体力活动等方法来预防高血压。改变饮食和加强体力活动有助于促进高血压人群的血压控制。有些人对食盐特别敏感，为此可以通过减少膳食中的钠（少吃咸食）来降低他们的血压。据估计，约有一半高血压患者对食盐敏感，他们可以通过钠摄入的减少反应来降低血压。这种方法对非洲裔美国人和老人尤为适用。

有些研究人员发现，过量的酒精摄入会升高血压。正因如此，应当控制饮酒量。肥胖也会造成高血压。业已发现，对那些明显超重的人群来说，减肥会导致血压下降。最近的研究表明，通过限制热量，同时注意减少钠的摄入和减少酒精的摄入，高血压患者的血压会产生明显的有益变化，并且他们对抗高血压药物的需要量也相应减少。此外，在已经确诊为高血压的人群中，改变膳食能够有效地阻抑左心室肥大（左心室肥大是指伴随持续高血压而产生的一种心脏体积的异常改变)。

问题是，虽然改善膳食和增强体力活动对控制高血压具有相当的效果，但是要想保持这种改变了的生活方式是很难的,即便那些降压很迫切的人群中也如此。营养教育是建构膳食改变的基石，患者需对自己意欲作出的饮食改变予以详细的解释。行为科学家已经研制出一系列方法来帮助那些生活习惯发生变化的患者，并且说明此类营养干预是有效的。

在改变膳食的行为干预中，有一个重要的组成部分，那就是为患者确定适宜和具体的膳食目标。如果目标太宽泛且缺乏针对性，患者在改变膳食的过程中就会经常受挫，并且对保健人员的期望难以捉摸。与此相对照，明了而具体的膳食目标能使生活习惯的改变更有把握，更加容易达到这些目标，同时还促进了患者的成就感。与行为干预相关的一个成分是自我监控。那些正在尝试膳食改变的患者可以发现，每天记录自己的饮食（例如，以克为单位记录每日消耗的钠离子量）是有益无害的，而且这种自我监控有助于受控行为的改善。另一方面，自我监控也可以视为改善的指标，它是直接衡量进步的尺度，绝不是偶尔一次在诊所测量血压可比拟的。

刺激的控制训练是另一种与饮食改变有关的行为策略。许多饮食习惯常受环境的影响。例如，患者常报告说，某种色觉或气味会引起饥饿感，从而影响自己的食品选择。此外，伸手可得的含钠食品（例如灶台上的土豆片），也会使患者摄食时很难回避。为此，应该建议患者在其环境中少接触这类刺激，以便有效控制他们的饮食。

与加强饮食节制相似的一个理念是，鼓励患者围绕改变饮食投身到解决问题的实践中。人们常常意识到自己会在某种情境里难以保持健康的饮食。行为干预的一个重要部分是帮助患者投身于这些情境，并为削弱这些情境对饮食的影响而制订相应的节食计划。

华盛顿大学的马拉特（G.Alan Marlatt）设计了一种预防旧习再现的训练方

法，以便遏止那些已经停用成瘾物品（例如，酒精、违禁毒品和烟草）的人重新发生这类行为问题。预防旧习再现的训练也用于规定的饮食计划，以帮助患者有效地防止不良行为难以避免的反复，要知道，这种现象是患者在尝试改变自己的饮食时经常会经历到的。根据马拉特的意见，那些偏离成功的行为改变模式的患者（例如，忍不住吃了一包含盐土豆片），实际上是在体验一种“戒治违反效应”。这种戒治嗜好之后又恢复老样子的效应，使患者觉得自己好像是一个失败者，缺乏自我控制能力，而且无法面对向旧习惯挑战的此情此景。预防旧习再现的训练是用下列方法来控制“戒治违反效应”的：让患者意识到这种旧习再现或旧病复发是一种疏忽，有时很难避免，而不是意味着训练的失败；鼓励患者从这些不可避免的“旧病复发”中吸取经验教训，以便持之以恒，直至问题解决。

一些观察研究发现，体力活动与血压呈负相关。此外，若干研究表明，要使平均血压下降6～7毫米汞柱可以通过加强体力活动来实现。一般轻微至适度的体力活动足以达到这些效果。以此观察为基础，医生往往向轻度高血压患者建议增强体力活动。譬如，医生向患者提出改善饮食（尤其是为了减肥）的建议时，让患者增强体力活动既有助于最初阶段的减肥，也有助于保持减肥的势头。既要改善节制饮食，又要坚持有规律的运动，有些人感到较困难。为此可参考上面提到的行为策略，尤其是目标的设定和自我监控，借此激励自己坚持锻炼。[参见《锻炼与心理健康》(Exercise and Mental Health),《食品、营养与心理健康》(Food, Nutrition, and Mental Health)]

我们已对各种降低血压的有关措施分别作了介绍。然而，需要指出的是，其中的最佳途径莫过于把服用降压药物与改变生活方式结合起来。“轻度高血压治疗研究”的最新临床实验把饮食改变、锻炼计划与药物治疗结合起来，以降低轻度高血压患者的血压。生活方式的改变运用了本文描述过的许多行为策略，包括改变饮食和增强体力活动。结果发现，经过一年的综合治疗，参与者平均减肥10.5磅；到了第四年，每年平均保持减肥5.7磅。此外，患者的休闲活动有了名副其实的增加。那些接受生活方式改变干预而且不再唯一依赖降压药物的患者，平均血压下降10.6/8.1（收缩压／舒张压）毫米汞柱。“轻度高血压治疗研究”的经验证明，生活方式的改变对控制血压至关重要。

五、结　论

本文概述了行为和生活方式的改变有助于降低血压。但是，需要指出的是，有些影响血压的因素是无法抗拒的。这些因素包括年龄、遗传、种族等。随着人的衰老，他们更易产生高血压。父母患高血压，子代出现高血压的可能性也会增加。最后，某些种族和少数民族群体，例如非洲裔美国人，要比美国白人更易患高血压。此外，已有相当多的证据表明，人格因素和环境因素对高血压有一定的影响。本文讨论的行为策略对高血压的一级预防和治疗是有帮助的。

参考文献

Blanchard, E.B., Martin, J.E., & Dubbert, P.M. (1988). *Non-drug treatments for essential hypertension*. New York: Pergamon.

Dunbar-Jacob,J., Dwyer, K., & Dunning, E.J. (1991). Compliance with antihypertensive regimens: A review of research in the 1980's. *Annals of Behavioral Medicine*, 13, 32-39.

The Fifth Report of the Joint National Committee on Detection, Evaluation, and Treatment of High Blood Pressure.(1993). *Archives of Internal Medicine*, 153, 154-183.

Fray, J.C.S.,& Douglas,J.G. (1993). *Pathophysiology of hypertension in blacks*. New York: Oxford University Press.

Krakoff, L.R. (1995). *Management of the hypertensive patient*. New York: Churchill Livingstone.

Langford, H., Levine, B., & Ellenbogen, E. (1990). *Nutritional factors in hypertension*. New York: Alan R. Liss.

National High Blood Pressure Education Program. (1993). Working Group Report on Primary Prevention of Hypertension. U.S. Department of Health and Human Services, NIH Publication No. 93-2669.

Turner,J.R. (1994). *Cardiovascular reactivity and stress*. New York: Plenum Press.

黎炜　译　　张诗忠　校

贾维尔·埃斯科巴
(Javier I. Escobar)
UMDNJ-罗伯特·沃德·约翰森医学院
(UMDNJ-Robert Wood Johnson
Medical School)
迈克尔·加拉
(Micheal A. Gara)
UMDNJ-罗伯特·沃德·约翰森医学院
UMDNJ-大学行为保健中心
(UMDNJ-Robert Wood Johnson Medical School
and UMDNJ-University Behavioral Health Care)

躯体化症状和疑病症

Somatization and Hypochondriasis

简略的躯体化建构　运用一系列访谈性探测和躯体化症状指标，对躯体化障碍和亚综合征的躯体化症状进行分类的一种方法。

疑病症　担心自己患有某种危及生命的疾病。尽管医学证据表明其无病，但是这种恐惧仍然挥之不去。

躯体化症状指标　意指许多无法解释的躯体症状。如果男性中出现四种无法解释的症状，女性中出现六种无法解释的症状，则表示存在着"躯体化症状"。

躯体化症状　广义上说，是指出现躯体化病痛，但无法用任何一种已知的医学状况予以解释，或者无法用"物品滥用"予以解释，那就可能表征一种心理病理状态。

躯体病样　一种用来归纳临床综合征的"标签"。在此临床综合征中，患者表现出多种躯体症状，但又作不出任何清晰的医学解释。

躯体化症状是指患者表现出多种躯体痛苦，但又作不出任何清晰的医学解释。这种情况可能与"应对机制"或心理病理状态有关。本文主要讨论躯体化症状和其他躯体病样精神障碍（例如，疑病症）与一般精神疾病（诸如抑郁症和焦虑性障碍）之间的关系。此外，也讨论躯体病样精神障碍的分类系统、流行病学、发病机理、诊断、跨文化研究，以及对躯体病样精神障碍进行临床管理的问题。

一、引　言

躯体化症状是心理学和精神病学的一个普通概念，人们持有这种概念已有一百多年的历史。该概念认为，躯体化症状代表着一种消极的情绪，或者更加确切地说，它反映了剧烈的心理冲突，这些冲突已经无意识地转化为身体症状或躯体感觉。导致这种转化过程的确切机制尚不清楚，尽管人们曾从理论上广泛地推测过其心理、社会和生理方面的基础。具有某种躯体疾病的主观体验，对于躯体化患者来说，是一种颇具压力的现实，这是因为，虽然医生反复说明患者的症状（主诉的痛苦）缺乏任何医学的解释，但是患者仍坚持主观体验是存在的。躯体化症状患者试图拒绝任何一种将其痛苦视作精神病（即作为抑郁症或焦虑性障

碍)，或者拒绝将其痛苦视作是由某些心理社会应激因素造成的。[参见《应激》(Stress)]

该领域的发展遇到了下述概念方面的阻碍：躯体化症状只是一种依靠排除法的诊断。因为存在着这样的可能性，即那些尚未查出或者被人们认作是潜在的躯体疾病都可以用主观体验导致痛苦来进行解释。在医学上，给诊断带来最大麻烦的疾病是那些具有模棱两可症状的疾病（例如，红斑狼疮或多发性硬化症）。

为了降低对躯体化症状作出“假阳性”诊断的比例，有关躯体化症状的诊断标准把重点放在以下特征上，诸如严重性、多症状表现，以及不存在阳性体征等，以此作为诊断躯体化症状的关键要素。当症状涉及多种器官和多个生物系统时，我们就有可能作出躯体化症状的诊断。

二、分类系统

在最新的精神疾病分类中，美国精神病学协会刊布的《精神疾病诊断与统计手册》第四版（DSM-Ⅳ）和《国际疾病分类》第十版（ICD-10），将“躯体病样”这个术语用于对临床综合征进行分类，这种综合征的一个显著特点是：患者出现身体症状或躯体感觉，尽管这些身体症状和躯体感觉没有明确的医学解释，但是患者仍然摆脱不了它们。

在《精神疾病诊断与统计手册》第四版中，这些综合征归入“躯体病样”这个标题之下，并被分成躯体化障碍、疑病症、转换性障碍、躯体性病态障碍、疼痛障碍，以及尚未区分的其他躯体病样精神障碍。

躯体化障碍是一个类别，它可以追溯到精神病学的一些传统概念，诸如癔症或布里凯综合征（Briquet's syndrome）。诊断该障碍的标准是相当严格的，例如，30岁以后就开始发病，虽经多年治疗但没有多大效果，伴随着一个或多个领域的活动能力丧失（如无法从事职业活动等），以及许多无法解释的症状（在《精神疾病诊断与统计手册》第四版中，至少要有8种症状有待解释）遍布身体的不同部位或各个生物系统。这种诊断具有较高的效度指标和信度指标，而且该障碍通常导致不良的后果。

在《精神疾病诊断与统计手册》第四版中，其他一些躯体病样精神障碍与发展充分的躯体化障碍相比，其诊断标准的严格程度略低，而且其效度并不明了。尚未显示差别的躯体病样精神障碍要求患者至少存在一种无法予以确切解释的症状，该症状不仅持续6个月以上的时间，而且还导致明显的功能损伤。

疑病症的诊断标准是患者被重病念头所左右（例如，认为自己患有癌症），尽管医学诊断表明患者并没有疾病，但是他们仍然坚持认为自己有病，而且该念头持续6个月以上。躯体性病态障碍是指患者为一种想象的外表缺陷所左右，这种念头有时达到精神病的程度。

表1和表2比较了躯体病样精神障碍的分类系统，这些障碍存在于《精神疾病诊断与统计手册》第四版，《国际疾病分类》第十版也有提及，但是，就若干诊断类别（这些诊断类别包括分离性障碍和躯体病样精神障碍等）而言，两种分类系统之间存在显著的差别。

例如本文提及的"分离性障碍"，在《国际疾病分类》第十版中归入异常分离的类别之下，其中，把转换性障碍也包括进去了。与此情况相对照的是，在《精神疾病诊断与统计手册》第四版中，转换性障碍被归入躯体病样精神障碍的类别之下。之所以围绕分离的问题要提及躯体化障碍或转换性障碍，原因在于19世纪

表1.《国际疾病分类》第十版供研究用的分类系统

F44：分离性障碍和转换性障碍（主要症状："躯体的"，还包括"应激"成分）
- F44.0 分离性记忆缺失
- F44.1 分离性神游
- F44.2 分离性昏迷
- F44.3 昏睡和控制障碍
- F44.4 分离性运动障碍
- F44.5 分离性抽搐
- F44.6 分离性感觉缺失
- F44.7 混合型分离性障碍与转换性障碍
- F44.8 其他一些分离性障碍［甘塞氏症状（Ganser）、多重人格障碍等］

F45：躯体病样精神障碍
- F45.0 躯体化障碍（诊断标准：在总共14种症状中有6种或6种以上症状，包括6种胃肠道症状，2种心血管症状，3种生殖泌尿系统症状，以及3种皮肤及疼痛症状）
- F45.1 尚未显示出差别的躯体病样精神障碍
- F45.2 疑病症
- F45.3 躯体化形式的自主功能失调
- F45.4 持续躯体化形式的疼痛障碍
- F45.8和9 其他一些尚未得到说明的躯体病样精神障碍
- F48.0 神经衰弱（列举在F48"其他一些神经症"下）

表2.《精神疾病诊断与统计手册》第四版的分类系统

分离性障碍（主要症状："心理的"；"认同、记忆或意识等正常整合功能混乱"）
- 分离性记忆缺失
- 分离性神游
- 分离的同一性障碍（多重人格）
- 非个性化障碍
- 其他一些尚未予以说明的分离性障碍

躯体病样精神障碍
- 躯体化障碍（8种症状：包括4种疼痛症状，2种胃肠道症状，1种性症状，1种假神经性症状。在《精神疾病诊断与统计手册》第三版的修订本中，列出13种症状）
- 疑病症
- 转换性障碍（或者表现为"运动缺失"、"疾病发作"、"感觉缺失"，或者表现为"混合型"）
- 躯体性病态障碍
- 疼痛障碍
- 尚未显示出区别的或尚未得到具体说明的躯体病样精神障碍

的法国精神病学认为，分离现象和癔症现象是共同发生的。此外，《精神疾病诊断与统计手册》第四版关注心理方面的基本要素，认为这些要素对转换性障碍有影响，例如在心理受伤害后不久会短暂地发作转换性障碍的症状，而《国际疾病分类》第十版则关注转换性障碍症状方面的躯体表现。

鉴于当前这方面诊断分类的局限性，人们提出了许多建议，以便用更为简单且更加切实可行的方式来重新框定躯体化形式的综合征。这些建议提出了与《精神疾病诊断与统计手册》和《国际疾病分类》系统稍微不同的分类，尽管它们彼此间存在着一些可识别的重叠，但至少所涉及的许多症状在一级保健环境较为常见。例如，1991年，克马耶（Kirmaycr）和鲁宾斯（Robbins）在麦克吉尔大学提出了一级护理中常见的三种躯体化形式。它们是：（1）由埃斯科巴（Escobar）的躯体症状指标所测得的程度较高的功能性躯体化痛苦；（2）从"担心患病"量表高分者身上测得的疑病症；（3）在当前抑郁症患者或焦虑性障碍患者身上观察到的躯体化表现。到家庭医疗诊所就诊的患者中，有25%以上的患者符合上述一个或一个以上躯体化形式的诊断标准。有趣的是，这些躯体化形式只有轻微的重叠。

1994年，史密斯（G. Richard Smith）通过对躯体化症状和其他躯体化障碍演变的有关文献进行回顾，在其分类系统中提出了四种类别：（1）清晰的躯体化障碍，其症状与《精神疾病诊断与统计手册》第四版所提及的躯体化障碍的症状大体相同；（2）阈值下躯体化症状（subthreshold somatization），此类患者的躯体症状无法解释，但并不符合躯体化障碍的所有标准；（3）与躯体疾病一起发生的躯体化症状；（4）与精神病一起发生的躯体化症状。

史密斯的分类系统告诉我们，那些表现充分的躯体化障碍患者，经常认为自己的毛病比十分严重的疾病还要糟糕，所以他们每个月平均有一个星期躺在床上。此外，这些患者还经常表现出明显的心理症状（例如，抑郁、惊恐等），以及工作能力和社交能力丧失。有趣的是，躯体化障碍患者强烈认为自己的健康状况“极其糟糕”，然而这种信念得不到医学研究的证实。史密斯还提到了躯体化障碍患者的死亡率。他发现，躯体化障碍患者的死亡率与一般患者的死亡率相同，但明显低于严重抑郁症患者的死亡率。也许，在史密斯所引证的所有统计数字中，最能说明问题的是下列事实：躯体化障碍患者在充分利用保健方面的开支，是美国人均保健费开支的9倍。

根据埃斯科巴的观点，像躯体化障碍患者一样，那些患有亚综合征的躯体化障碍患者，比起一般人群来，也报告说病假增多，许多活动受限制，并且渴望得到非精神病的各种医疗服务。此外，当躯体化障碍伴随身体疾病或精神病时（在史密斯的分类中，它们被归入类别3和类别4），患者便会明显夸大与任何一种疾病单独发作相联系的不适感和能力不济。史密斯还注意到，与无躯体化障碍的对照组相比，在躯体化障碍患者中精神病与之一起发生的概率较高，尤其当它们与严重抑郁症、泛化性焦虑症、恐惧症，以及某些属于轴Ⅱ的人格障碍（例如，回避型、偏执型人格障碍）相关时，共同发病的概率更高。

（一）埃斯科巴关于躯体化的简略构念

由于在寻求一级护理的人群中有1/4以上的人是躯体化症状患者，而且他们中有许多人在接受躯体化症状诊断时未被诊断出躯体化症状，因此埃斯科巴等人便谋求开发一些方法，以便让一级护理提供者借助这些方法来对躯体化障碍和亚综合征的躯体化症状现象进行鉴别和分类。在此背景下，埃斯科巴提出了一种简略的躯体化构念，它包括一种相对简单的访谈性探测，以便供医生或外行的访谈者使用。下页图是一张流程图，它为胸痛的探测逻辑提供了一个实例，因为胸痛在一级护理中是一种常见的症状。一般说来，如果男性患者出现4种或4种以上未获解释的躯体症状，从而有损于某个方面的功能发挥和日常生活，那么他就符合埃斯科巴的简略躯体化症状标准。至于女性患者，则需出现6种或6种以上未获解释的症状才符合埃斯科巴的简略躯体化症状标准。最近，经世界卫生组织倡导，《国际疾病分类》第十版起草了躯体化障碍和亚综合征的躯体化症状的诊断标准，也就是所谓的《一级护理版本》。借以把那些普通的躯体化患者界定为“出现许多未获解释的躯体化病痛”。

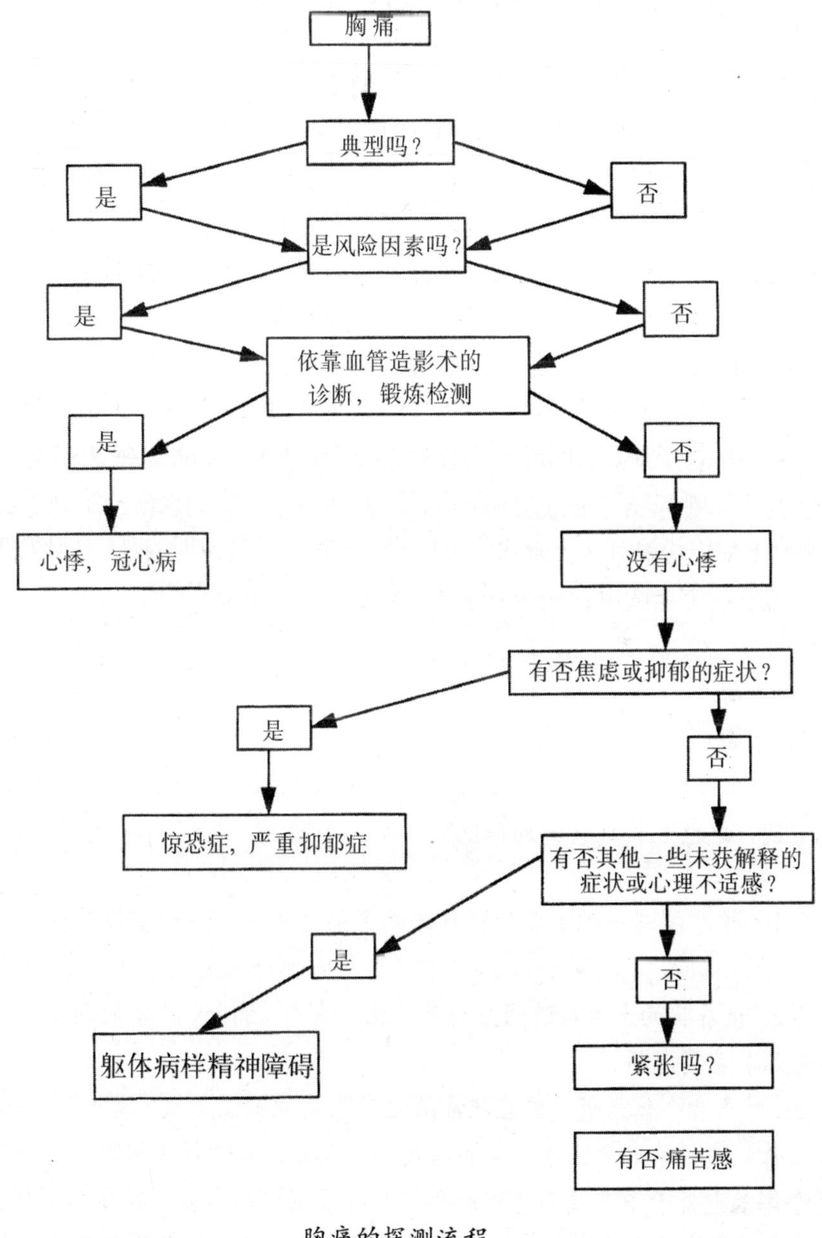

胸痛的探测流程

根据埃斯科巴的观点，躯体化症状可在下列基础上分别予以编码：严重性、经常出现、功能受干扰程度，以及由此引起的能力丧失。探测系统必须严格，以排除对某种症状的其他解释。例如，有些症状可能是由药物治疗、毒品或酒精引起的，或者是由身体疾病或躯体受伤害引起的，探测时必须予以排除。如果按此流程探测到的未获解释的症状达到较高程度（例如，男性的此类症状超过4种），便意味着存在躯体化症状。埃斯科巴既对一般人群还对一级护理样本进行了广泛的研究，由此证实他的那种鉴别躯体化障碍的方法较可信，也就是说，符合上述简略构念标准的患者在心理病理的标准化测量上得高分，他们住院治疗和门诊治疗服务的利用水平达到较高程度，而且他们在工作、家庭和社会领域出现较为明显的能力丧失。若用另外一种方式表达，那就是，埃斯科巴的简略躯体化构念的效度系数不仅在方向还是量值上均跟“表现充分的”躯体化障碍颇为相似。这些探测结果符合与躯体化症状现象“不联系”的观点，但并不证明其“维度”与躯体化症状不连续的观点相反。有趣的是，尽管“表现充分的”躯体化障碍要求具备《精神疾病诊断与统计手册》第三版修订本中的13种或13种以上未获解释的症状，但是，这种诊断阈值已经接近埃斯科巴在《国际疾病分类》第十版和《精神疾病诊断与统计手册》第四版中的分类系统（见表1）。因此，在《国际疾病分类》第十版的“诊断标准”中只需6种症状，而在《精神疾病诊断与统计手册》第四版中则需8种症状就可认为躯体化障碍成立（其中附带说明的是，在诸如麻木、失明、突然发病等症状中，至少有两种必须是“假神经症的”）。

（二）“医学上未获解释的躯体症状”是不是精神病症状？

根据埃斯科巴、诺伊斯（Noyes）、霍尔特（Hot）和卡索尔（Kathol）等人的观点，似乎可将一种医学上无法解释的躯体症状假设为具有精神病的发病基础，也就是说，这些症状具有下列特征：

1-1. 该症状与一种主要的精神疾病有关（例如，与严重抑郁症或惊恐症有关）。

1-2. 该症状的出现在时间上与某些生活事件（例如，严重的创伤或其他剧烈的应激原）靠得很近。

2. 对患者个体来说，该症状能给他带来某种心理上的“满足”（例如，获得减少工作、减轻家庭责任等“次要收获”），或者，与精神病相比，这些症状并不表明个体长期处于不幸福而感到耻辱（如神经症中的人格“特质”那样）。

3. 该症状顽固地存在着，而且还混同其他一些无法解释的躯体症状表现出来。患者广泛利用健康服务设施，但对医疗保健一直感到不满。

三、发 病 机 理

躯体化的发病机理至今尚不清楚。据人们认为，许多因素的共同作用导致了躯体化症状。一种社会学的解释是，采择“患病角色”能使患者获得许多“附带收获”(包括减轻工作责任等)，同时它还能使个体免受与精神病相关的那种耻辱。根据精神分析理论，与躯体化症状有关的“主要收获”是有助于缓解内心冲突。此外，还有许多颇有道理的心理学和生物学方面的解释，其中，有些已由诺伊斯、霍尔特和卡索尔等人作过概述:

在所有这些因素中，有一个因素是自主性唤起。由于应激或焦虑，患者的体验会随之高度唤起，而且出现一系列中介症状。心悸、气喘、头晕、出汗，以及其他一些症状，都可能成为健康问题关注的焦点。另外一个因素是过分担心是否健康，而不考虑其原因。患者对自己的身体很警觉并不停地扫描，由此产生忧心忡忡的感觉。由于将注意力集中在身体的某个部位上，因此患者这方面的感觉会加剧，从而变得烦恼，甚至痛苦。有些躯体化患者不能区分情感和躯体感觉，并在交流情感方面存在困难。

躯体化患者对身体不适感的阈值和容忍度均较低。例如，实验表明，同样一种刺激，在非躯体化患者身上诱发出的仅是一种“压力感”，而在躯体化患者身上却诱发出“疼痛感”。有人认为，患者对身体的不适感持有的较低的阈值和容忍度，从性质上讲是遗传的。[参见《疼痛》(Pain)]

躯体化障碍的流行，或者说亚综合征的躯体化在医学实践领域的流行，早在50年以前就已经出现。如果我们将这种现象归因于一种社会倾向，就是把轻微和良性的身体不适重新划归医学疾病的症状，那么与之相比，这种现象就不大可能是由于轻微、自我限制的身体症状（例如，疲乏、头痛和上呼吸道不适）的实际增加所致。与此良性短暂症状的“医学化”增强相一致的是，“功能性躯体综合征”(尽管其科学地位和医学基础尚不清楚)也不断得到增长。这些综合征包括慢性疲劳综合征、变态反应综合征、食物过敏症、反应性低血糖症、系统性酵母感染或念珠菌高度敏感综合征（*Candida* hypersensitivity syndrome)、海湾战争综合征、纤维肌痛、病态性房屋综合征(sick building syndrome)，以及二尖瓣脱垂。

从“痛苦”到“心理病理”有没有“桥梁”？几乎所有的社会科学和行为科

学（包括社会学、人类学和心理学）在进行理论阐述时，都将精神疾病与“应激”相联系。不论“痛苦”的原因是什么，人们常用心理或行为方面的术语表述之，诸如“不坚强”、“焦虑”、“抑郁”等。这些阐述对心理健康领域仍在产生重要影响。然而，我们必须在“痛苦”（或者“应激诱导”的状态）的表述和正式“心理病理”状态之间作出区分。那些有着明确区分且能作出可靠预测的精神病诊断，诸如内源性抑郁症或忧郁型抑郁症（endogenous/melancholic depression）等，看来并不完全符合“应激系列障碍”的理论框架。于是，那些很自然地把“痛苦”与精神疾病联系起来的理论被引入精神病的流行病学领域，由此导致的调查工具往往是一些简单的有关“痛苦”的自陈报告。鉴于这种思潮，即便正式的诊断系统（例如《精神疾病诊断与统计手册》第四版）也被压缩成一种仅仅是症状的清单，供临床医生使用，目的是为了逐个核实症状。根据本文作者的观点，用来作出有效精神病诊断的关键要素，不仅应该包括每种自陈的症状，而且还应包括它的程度或严重性，以及它与其他症状和心理社会属性相结合的方式。

对于把精神病诊断过程压缩成症状清单的思潮，躯体化症状也许是一个有趣的例外，至少在《精神疾病诊断与统计手册》第四版中是这样。它规定，若要将一种躯体不适评价为精神病的症状，探测过程除了记载就诊次数，以及对症状缺乏明确的医学解释外，还需要审视严重性的问题。在我们看来，躯体化症状的程度较高，是作出躯体症状评价的可靠依据，它类似精神病中的各种严重障碍（例如抑郁症）。正因如此，与精神病中的大多数其他症状构念相比，躯体化症状可能更易经受实证的检测。

四、检测、认识、诊断

躯体化症状及其各种综合征，尽管多年来已有充分的记载，但是仍难住了医学实践者，因为它会随文化进化和医学范例的观点改变而相应发生变异。例如，巴斯基（Barsky）和包勒斯（Borus）认为，“躯体化问题之所以日益增多，原因在于‘社会文化思潮’削弱了公众对轻微症状和良性虚弱的容忍度，降低了针对这些症状寻求医学帮助而非精神病学帮助的阈值。这些思潮与躯体病痛的渐进医疗化是相一致的，也就是说，在躯体病痛时，不适的身体状况和孤立的疾病症状被重新归属为医学上正在谋求解决的疾病”。在临床场合，如同使用日常用语那样，躯体化患者常被人们用一种贬抑的方式称呼。可是，奇怪的是，这些民间用语［例如，“歇斯底里”、“Gomers”（是“Go Out of My Emergency Room”首字母的缩写，意思是“从我的急诊室里滚出去”）、“火鸡”、“疑病症患者”等］在用来描述与这些患者打交道的体验时，似乎要比精心考虑的婉转诊断措词更为普遍。

“躯体病样精神障碍”在其获得适当认可和给予足够研究方面明显落后于其他一些精神病的诊断，这一事实似乎可以根据其模棱两可的疾病分类现状来予以解释。对诸如此类症状进行分类的困难包括诊断的有效性问题，以及随同其他心理病理一起共同过度发病的问题。除此之外，由于受躯体病样精神障碍影响的患者认为他们的毛病出在“身体上”，因此他们拒绝对自己的毛病冠以心理标签，致使我们很少能在精神病院见到他们。此外，他们也不大可能形成我们在焦虑症或心境障碍患者中见到的那种“鼓吹性团体”。不过，许多躯体化患者很可能加入贴有“医疗”标签的患者团体（这些标签比如像“长期疲劳”、“纤维肌炎”、多种化学物质敏感等功能性躯体综合征）。

当前医疗费用紧缩的现实使这些患者有所觉醒。由于他们是迫切需要医疗服务和医疗技术的消费者，长期来使保健系统承受的压力超过了正常的程度。如果用传统的眼光来看，则现在这些新发现的躯体化患者的特征尽管仍是高度贬抑的，但却是丰富多彩的。如果说过去的“癔症患者”或“疑病症患者”只能在门诊所里看到的话，那么如今他们已经成为合伙经营的保健中心里的“常客”。

由于躯体化患者的症状是模棱两可的，治疗有一定难度，加之他们心理上不够重视并坚持怀疑有病的想法，所以他们常会频频利用保健服务，以求得诊断上的认定或医生的保证。这种情况会导致过度利用昂贵的技术，以及不必要地乱投医乱吃药。这样一来，医疗保健似乎成了主要的社会支持网络，而患者的角色则成了他们认同个体的组成部分。此外，这些患者还对他们业已获得的医疗护理常常表示不满，甚至会就自己的症状和“疼痛”去寻求索赔。后面这一因素加上迫切的服务需求和因内在障碍能力的丧失，使得躯体化综合征成了医学上最为昂贵的一种疾患。事实上，躯体化症状与医疗保健管理中的医疗费用紧缩之潮流正在发生冲撞。

（一）躯体化症状和疑病症患者的基本特征

由于受到疑病特征的影响，患者通常表现出夸大身体症状和不适感的倾向。他们诉说自己的诸多身体部位患有躯体症状。当我与这类患者接触时，留下这样的印象：他们不仅“喋喋不休讲述”自己的躯体症状，而且还过分陈述自己的精神症状，因而其精神病发作的程度如同文献中记载的那样。比起其他临床患者来，他们除了过度报告躯体症状外，还倾向于过度报告一些消极的“体验”（例如创伤、受害、性虐待等）。

与许多理论分析不同，躯体化患者并不是“掩盖”精神病的楷模，因为他们自陈自己有很多心理痛苦。这些无法予以解释的大量严重的躯体症状，既可以成为情感和焦虑方面障碍的有效指示物，也可以成为其他精神病的指示物。其中，焦虑类综合征主要表现为无法解释的心肺症状，而抑郁类综合征则表现为身体许多部位同时存在无法解释的躯体疼痛、肌肉—骨骼脆弱，以及假神经类症状（例如，麻木和记忆缺失）。为了具体说明躯体化的指示作用，研究人员目前正在搜索各种心理障碍的躯体症状群。[参见《焦虑》(Anxiety)，《抑郁（症）》(Depression)]

（二）新的分类问题

如果我们翻阅一下《精神疾病诊断与统计手册》第四版和《国际疾病分类》第十版，我们就会留下这样的印象：要使大量的个体符合这些诊断标准，这两张诊断标准“网”已经变得十分缺乏辨别力，而“捕捉到的疾病”则变得十分缺乏个性特征。尤其对于一些缺乏经验的临床医生来说，其疾病分类的类别成了“症状一览表”，除了罗列一些存在或不存在的症状外，忽视疾病的严重性或症候群的属性。尽管在医疗管理时代，这样处理有其便于检索的特点，但是它却违背了传统的心理病理学，因为该心理病理学依靠详尽的病史资料、疾病的自然进程，并主张在作出“有效”诊断以前对症状现象进行精确的剖析。为了加强对许多精神病综合征的了解，人们有必要重温克雷佩林（Kraepelin）所奉行的信条。

克雷佩林所奉信的信条是，所有这些症状的剧烈或严重程度，它随时间而变化，以及它的症候群（而非某种症状本身）应当成为诊断精神病的关键要素。幸运的是，在确定躯体化症状时，《精神疾病诊断与统计手册》第三版的修订本和第四版已经草拟了明确的规则。例如，人们期望“检测”除了记录就诊次数和评分前出现的缺乏明确医学解释的症状以外，还要仔细审视严重性的问题。因此，用这种方式确定症状时，如果躯体症状在医学上无法予以解释的程度较高，那么它就是比其他症候群更为有效和更加可靠的诊断指标。此外，与其他心理病理概念相比，一种医学上无法予以解释的症状更加客观、更易检测，而且，它也较少引起患者的异议。

五、跨文化问题

人们普遍接受这样的观点，认为文化的影响会给躯体化症状和疑病症的表达蒙上色彩。虽说要将民族地位的作用与其他一些人口统计因素分开处理是困难的（例如，社会经济地位较低的患者要比社会经济地位较高的患者更容易产生躯体化症状），但是大多数研究强调这一观点，即文化在促成症状的表现和决定有关健康的态度方面发挥重要的作用。例如，在美国，根据无法解释的躯体症状而统计的躯体化障碍流行率，在有些少数民族群体中较高（譬如，美籍犹太人和意大利人），而在其他一些民族群体中则较低（譬如，爱尔兰裔美国人）。此外，美国无法解释的躯体化症状相对来说表现程度较高，这种情况在中东、南亚和拉丁裔的患者中也有报道。然而，在东南亚少数民族群体中，以及在一些拉丁裔的亚群体中（譬如，墨西哥裔美国人、波多黎各裔美国人，以及古巴裔美国人），躯体化症状流行率则存在明显的群体间差异。

可以想象，由躯体化患者表现出来的症状类型，在不同的文化背景下可能有所不同。国际性的研究报告表明，不同文化背景下患有躯体病样精神障碍的患者，都具有病症学性质的症状表现。例如，非洲患者（尼日利亚）报告“灼热感”、“火辣的和虫子爬的感觉”，以及“麻木”；印度患者报告“手脚发烫”、“头部灼热和火辣感”；波多黎各患者报告头痛、颤抖、胃部不适、心悸和分离性障碍症状，而所有这些表现都是一种称作“无规则神经综合征”（ataque de nervios）的组成部分。

此外，即便在相似的国家里，例如欧洲和北美洲，也存在彼此独特的差异。例如，在北美洲，人们重视以免疫学为基础的症状。

六、临床管理

躯体化综合征的临床管理始终是一个颇具争议的领域。该障碍使我们面临如何诊断和治疗的挑战，因为它表现为多个症状（涉及好几个器官）和多个症候群的（共同发病）的特征，还因为它的顽固性，以及运用传统的干预方法难以治愈。躯体化患者缺乏心理上的觉知，这为心理治疗的管理设置了严重障碍，也对坚持心理干预产生消极影响。由于诊断的困难，也可能由于这些患者很少出现在心理健康的治疗环境之中，因此各种可能影响当事人预后的干预及其显著效应的科学数据，很难搜集到。

但是，上述情况也有一些例外，其中之一就是史密斯、罗斯特（Rost）卡什纳（Kashner）关于护理费用、功能发挥水平和临床结果等干预效应的研究。这种干预是由医生来实施的，其特征包括：采用一种理解和使患者放心的态度，认真考虑患者的主诉，在有计划的随访过程中实施简明的躯体状况评价，以及主动地回避有些程序和药疗。最后一种策略可防止医源性并发症，因为医源性并发症常常由治疗过程中医生不必要的举措和不必要的医疗干预所引起。人们发现，若遵循这些程序，患者的身体功能就能有所改善，护理费也会下降。

诺伊斯、霍尔特和卡索尔也强调了经常进行有计划随访的重要性，这样做有助于向躯体化患者表明医生已经在关注他或她的健康。同时指出，无计划的随访反而会使患者灰心丧气，因为这样做的客观效果是患者产生抱怨，进而夸大业已存在的一些症状，或者产生一些新的症状。

医生也需要得到同事们的支持，以便处理在治疗躯体化患者时产生的消极情绪。医生在治疗时体验到的情绪常常是内疚和愤怒。医生若试图对患者无休止的来电咨询予以限制，或者阻止患者无计划的就诊时，他们就会产生内疚。同样，在处理一名要求过高的患者或者忿忿不平的患者时，尤其当患者不满意医生对其设定的限制时，医生常常会体验到愤怒，这时医生需要平息愤怒的手段，或者通过与同事交谈来防止将怒火发泄到患者身上。

就药物疗法而言，已经有人建议将抗抑郁剂用于躯体化综合征的治疗上，包括用于治疗慢性疼痛、长期疲劳、躯体化症状和疑病症，而匹莫齐特（哌咪清）(pimozide)等神经抑制剂则被提倡用于治疗妄想综合征，诸如骚扰时的妄想和严重病态的畸形恐惧症。然而，除了少数例外，大多数药物疗效应均根据轶事报道。埃斯科巴指出，在此领域，目前正在进行两种“双盲试验”，一个是针对疑病症的，另一个是针对畸形恐惧症的。这些方面的许多研究结果到1997年9月起才可陆续提供。[参见《精神药理学》(Psychopharmacology)]

一些继发性综合征（如焦虑和抑郁症那样的躯体症状），人们期待传统疗法（例如，使用像选择性5-羟色胺再吸收抑制剂等抗焦虑药物和抗抑郁药物）会对它起作用。然而，目前可获得的有价值的系统数据很少。

心理治疗（例如，认知—行为疗法）的目的是为了促进患者的情感表述，纠正他们对待功能失调的态度。根据展示—反应式预防的行为范例而创建的疗法也已得到发展。鉴于这些心理治疗有着广阔的前景，因此需要深入研究和推进。[参见《行为疗法》(Behavior Therapy),《认知疗法》(Cognitive Therapy)]

最后，在前面描述临床经验和临床研究的基础上，人们会探测种族背景与治疗探究过程、信奉状况与躯体化患者的反应等彼此之间的相关性。不过，这方面确实没有什么科学数据可供指导，毋庸置疑，它们应当成为今后研究优先考虑的问题。

参考文献

American Psychiatric Association. (1994). *Diagnostic and statistical manual of mental disorders* (4th ed.). Washington, DC: Author.

Barsky, A. J., & Borus, J. F. (1995). Somatization and medicalization in the era of managed care. *J. Amer. Med. Assoc.*, 274,1931-1934.

Castillo, R., Waitzkin, H., Ramirez, Y., & Escobar, J. I. (1995). Somatization in primary care, with a focus on immigrants and refugees. *Arch. Fam. Med.*, 4,637-646.

Escobar, J. I. (1995). Transcultural aspects of dissociative and somatoform disorders. *The Psychiatric Clinics of North America*,18, 555-569.

Kirmayer, L. J., & Robbins, J. M. (1991). Three forms of somatization in primary care: Prevalence, co-occurrence, and sociodemographic characteristics. *J. Nerv. Ment. Dis.*, 179,647-655.

Noyes,R., Holt, C. S., & Kathol, R. G. (1995).Somatization: diagnosis and Management, *Arch. Fam. Med.*, 4, 790-795.

Smith, G. Richard, Rost, K., & Kashner,T. M., (1995). A trial of the effect of a standard psychiatric consultation on health outcomes and costs in somatizing patients. *Arch. Gen. Psychiatry*, 52, 238-243.

Smith, G. Richard. (1994). The course of somatization and its effects on utilization of health care resources. *Psychosomatics*, 35, 263-267.

张琤　张国荣　译　　李维　校

Ots T. (1990) [illegible]

梅丽莎·缪塞尔
(Melissa Pederson Mussell)
圣·托马斯大学
(University of St Thomas)
明尼苏达大学
(University of Minnesota)
詹姆斯·米歇尔
(James E. Mitchell)
北达科他大学医学院
神经精神病研究所
(University of North
Dakota Medical School
Neuropsychiartic Research Institute)

神经性厌食症和神经性贪食症

Anorexia Nervosa and Bulimia Nervosa

神经性厌食症　一种饮食失调现象,它会导致患者难以维持最低的健康体重。

暴食　在不连续的一段时间内摄入大量食物，伴有一种进食失控感。

神经性贪食症　一种饮食失调现象,表现为经常的狂饮滥食和补偿性行为（如催泻、禁食或过度锻炼等）。

饮食失调　一种精神性障碍,表现为与食物和身体意象有关的饮食方式及其态度的紊乱。

催泻　一种针对每日饮食的补偿方式，最为常见的有自我诱导的呕吐，滥用通便剂或利尿剂等。

神经性厌食症和神经性贪食症是两种公认的饮食失调。“饮食失调”这一术语涉及各种心理或精神的失调，具体表现为有关食物和身体意象的饮食模式及其态度的紊乱。不健康的体重控制实践和身体意象的严重歪曲或蔑视，是饮食失调的主要特征。

一、饮食失调术语综述

“神经症”一词意指一种“神经性障碍”。心理问题可能随这些障碍的发展而出现，并因饮食失调的行为而加剧。“厌食症”的意思是指“缺乏食欲”。神经性厌食症的主要特征是使患者不能保持最低程度的正常体重。“贪食症”这一术语意指“公牛般的食欲”，或者“像公牛那般饥饿”。神经性贪食症的特点是经常性的狂饮滥吃（也就是暴食，并伴随着一种进食失控感），以及补偿性行为（例如催泻、禁食或过度的锻炼等）。

这些失调的症状在某些人身上会重叠发生。此外，有些人可能具有紊乱的饮食行为，对身体意象表示强烈的蔑视，但却并不完全符合神经性厌食症或神经性贪食症的标准。本文提供了有关诊断标准的详细资料，并指出与饮食有关的行为可根据一种连续统来进行概括，这点很重要，其范围从“健康的”饮食行为及身体意象到“不健康的”饮食行为及身体意象。

二、与饮食失调相关的一系列看法

追求美或优先考虑美是女性角色定型的一个主要特征。因此，存在着这样的可能性，即吸引力和特殊的身体意象对女人的自我概念要比对男人的自我概念更具影响。尽管美的标准因时间和文化而有很大的差异，但是，大众传媒对于推动美的标准的尽可能统一起了很大的作用。

遗憾的是，目前在传媒中描绘的妇女形象通常代表着一种对大多数女性来说并不现实的体重和体形。在一个经典的研究中，加纳（Garner）及其同事通过调查证实，在过去20年内（20世纪50～70年代）人们的体重一直呈持续下降的趋势，而且关于美的两种标准测量（例如，美国小姐选美表演获奖者和《花花公子》的封面女郎）也反映出这种态势。现在的时装模特儿，要比普通女性瘦23%，而30年前，时装模特儿比普通女性瘦8%。确实，那些看来像“流浪儿”模样的模特儿，其体重可能与神经性厌食症的标准相一致。

毫不奇怪，就媒体所描绘的理想中的美而言，优先考虑的是苗条的身材，这样使许多女性觉得自己的身材不合适。由于女性身体本来就比男性拥有更多的脂肪，致使那些体重正常的女性也觉得自己太胖。在一项最新的全国性调查中，约超过40%的女性报告说，她们对自己的体形抱否定态度。虽然，近一半的年轻姑娘报告说她们想减肥（根据一份调查报告），但实际上发现只有4%的女孩体重超过标准。女性与男性相比，常常把自己的理想体形定得比实际体形更瘦些。

发现自己体重超标，可能令女性感觉到沮丧。从而试图通过诸如规定饮食等方法来控制体重和体形。女大学生与男大学生相比，规定饮食方面的比例要高得多。最近来自“疾病控制和预防中心”的一项全国性普查数据表明，在6万多个成人样本中，38%的女性和24%的男性报告说他们正在尝试减肥，而在1万多名高中学生样本中，44%的女生和15%的男生报告说他们正在尝试减肥。

人们发现，女性中对身体意象持否定态度并实施规定饮食行为的比例很高，这似乎可以归结于一种“标准的失落”。在西方文化中，女性对她们的体形持否定态度，并参与旨在矫正自己体重和体形的活动，尽管这不一定是“健康的”，但实际上对她们来说却可能是“正常的”。然而，不满身体意象、履行规定饮食的行为，可能在造成饮食失调的过程中雪上加霜。有关青春期女孩的长期跟踪研究已经发现，最初对身体意象的不满可导致饮食紊乱趋于严重，并且预示在成年期会产生饮食失调的行为。与此相似的是，在女性运动员中身体意象和其他风险因素（例如强迫减肥）相互作用，会增加她们饮食紊乱的概率。

有关成年芭蕾舞学生的一项研究发现，不满自己体形和限制饮食会使她们表现出种种饮食失调的症状。

因此，那些把个人的自尊主要或几乎全部建立在身体意象基础上的人，产生饮食失调的风险可能会增加。人们认为，对于那些产生饮食失调的人来说，他们毫无疑问都接受和内化了关于苗条是女性最具吸引力的看法这一社会信息。把过分限制饮食作为矫正体重和体形的手段，以便与消瘦苗条才是美的看法完全匹配，最终有可能导致暴食。长期的饮食限制或禁食，会使个体产生半饥饿状态的亚临床症状，具体表现为一心想着食物，渴望狂饮滥食，以及情绪抑郁，由此使蔑视身体意象和饮食混乱进一步加剧。尽管关心身体意象和规定饮食对许多女性来说是司空见惯的，但是，当不满身体意象和饮食混乱变得相当严重，并开始影响机体功能的发挥或损害健康时，我们就可将其诊断为饮食失调。[参见《身体意象》(Body Image)，《自尊》(Self-Esteem)]

三、诊 断 标 准

各种饮食失调综合征的症状在很大程度上是重叠的，而且通常沿着一个连续谱的分布而显示其特征，划分各种不同的饮食失调，一般依据《精神疾病诊断与统计手册》第四版（Diagnostic and Statistical Manual of Mental Disorders-Ⅳ）所定的框架。[参见《精神疾病诊断与统计手册》第四版（DSM-Ⅳ)]

（一）神经性厌食症

神经性厌食症的主要特征是患者拒绝维持最低程度的正常体重（也就是说，至少有85%的期望体重是视年龄和身高而定的)。尽管患有神经性厌食症的人的体重已经过轻，但是他们仍然表现出对体重增加的恐惧。这些人以一种扭曲的、不正常的方式来体验自己的体重和体形(例如歪曲身材的大小)，并且常对身体意象表现出强烈的苦恼。对体重或体形的过分关注会影响到自我评价，而且往往成为决定自尊的关键因素。如果月经连续3个月或3个多月不来潮（即闭经)，也需对她作出神经性厌食症的诊断。也许，在正确评价和有效治疗这种失调时，面临的一个最大挑战是患者坚持否认自己体重过轻所带来的严重后果。患有神经性厌食症的人也会周期性地引发暴食和催泻行为（即自我诱导呕吐，滥用通便剂或利尿剂等)，这些现象被归入神经性厌食症中的暴食和催泻亚类。若没有周期性的暴食和催泻等行为，则为神经性厌食症的约束型。

（二）神经性贪食症

在过去的20年间，神经性贪食症只被视为是一种独特的临床障碍。神经性贪食症的主要特征是反复出现暴食现象（也就是短期内吃大量食物，并伴有一种失控的感觉），接着便采取各种不适当的补偿方式。补偿方式包括催泻（即自我诱导的呕吐，滥用通便剂和利尿剂等）、禁食或过度的锻炼等。用于诊断神经性贪食症的症状频率涉及暴饮暴食和补偿行为的次数（在连续3个月期间每周平均至少发生2次）。在诊断神经性贪食症时也需要考虑，过分关注体重和体形对自我评价会产生误导，神经性贪食症的诊断不要针对那些已被确认为神经性厌食症的人，因为后者已作过诊断。神经性贪食症的进一步归类应根据患者反复出现的补偿方式，包括催泻型和非催泻型。

（三）不作专门归类的饮食失调

有些人具有紊乱的饮食行为，但却并不符合神经性厌食症或神经性贪食症的严格诊断标准。在此情况下，对它们施以“不作专门归类的饮食失调”的诊断也许是合适的。符合“不作专门归类的饮食失调”诊断标准的症候群例子，包括贪食行为（发作次数每周少于2次）和不暴饮暴食情况下的催泻行为等。另外一个“不作专门归类的饮食失调”的例子是无节制饮食障碍，其特征是在没有补偿行为的情况下反复出现暴食行为。该症状在《精神疾病诊断和统计手册》第四版的附录中已被列举，但其诊断还有待进一步研究。

四、流行病学

当前饮食失调现象日益普遍，加之人们对女性饮食失调问题的认识也与日俱增，所有这些都促使饮食失调被看作一种“流行病”。尽管这种说法并没有得到流行病学研究的支持，但是，饮食失调的普遍性已经得到充分的记载，由此引发苦恼的女性占据了大多数。饮食失调除了常见于女性之外，大约有5%–10%的男性也会产生神经性厌食症和神经性贪食症。关于神经性厌食症和神经性贪食症的研究揭示，这类失调绝大多数见于工业化国家中信奉西方文化思想的白种青少年和年轻女性身上。最新的研究数字表明，大约0.10%–1.0%的年轻女性有神经性厌食症。相比之下，神经性贪食症的发生率较高，若运用严格的诊断标准，则有1%–3%的青年女性患神经性贪食症。[参见《精神病的流行病学》(Epidemiology: Psychiatric)]

神经性厌食症和神经性贪食症的发生率提高与某些职业（例如，时装模特、芭蕾舞演员等）有关，因为这些职业强调体形苗条。饮食失调发生率较高也可在参与竞争性体育运动的人群中找到，尤其是那些维持较低体重对竞赛有利的运动员（例如体操、跑步等）中显得更突出。因此，存在这样的可能性，即参与这些活动是产生饮食失调的一个风险因素。有些人甚至形成这样的观念，即惟有饮食失调（或者蔑视体形）方可参与这些活动。于是，他们以强迫性锻炼作为一种饮食的补偿形式，借此努力维持或实现较轻的体重。

五、心理和社交方面的困境

身体意象的混乱是神经性厌食症和神经性贪食症的主要特征。在患有这两种失调的人群中间，过分看重体形大小已被基于经验主义的文献所证明。患有这两种失调的个体，会经常不满身体意象而产生情绪波动，并可能突然产生极度的饮食失调行为而不能自拔。

越来越严重的心理苦恼常与饮食失调一起出现。相比较而言，高比例的心理和病理二者均发生异常的现象（尤其是情感障碍）在患有神经性厌食症样本中出现的比例较高。此外，在饮食失调的样本中，不论过去还是现在，滥食问题也是司空见惯的。患有饮食失调的人还会表现出一种认知异常的情况，例如二分的思维风格。希望治疗饮食失调的人以及不善于人际交往的人还往往表现出自尊水平低下。

这些心理和人际方面的困惑在多大程度上使饮食失调趋于严重尚不清楚，它可通过未来的纵向研究予以揭示。不过，指出下述一点是重要的，即这些症状能通过治疗来改善，从而减少或终止饮食失调的行为。

六、医疗上的复杂性

我们只需回顾一下饮食失调的治疗状况，便可详细获知饮食失调给患者带来的负面作用有多大。神经性厌食症的流行比例相对来说还是较低的，但是即便如此，疗效却并不理想。长期的追踪研究表明，患者的死亡率在6%-20%之间，有高达1/4的厌食症患者由此引发严重的慢性能力障碍。在神经性厌食症中，可以发现长期的营养不良，包括某些可见症状，诸如体重明显下降、头发和皮肤干燥、头发脱落，以及长出过多的纤细体毛等。此外，无法忍受寒冷、睡眠失调、头痛和疲乏等在此类患者中也颇为常见。长期的蛋白质缺乏（长期营养不良所致）导致了另外一些症状，它们可以通过实验室的检查测得。腹痛、浮肿和便秘也常见于患有此病的患者中，该现象的出现可能是由于长时间的胃排空所致。便秘也可能由于滥用通便剂或饥饿造成。在神经性厌食症中，最为严重的后果是骨质疏松、生长迟缓和心脏疾患。[参见《食物、营养与心理健康》(Food, Nutrition and Mental Health)]

尽管神经性贪食症的死亡率较低，但是文献已经证明，长期摄入“吐根”(Ipecac)而引发的心肌病，以及在暴食后的食道穿孔［即自发性食管破裂综合征(Boerhaave's syndrome)］均会致命。由于反复催泻（例如人为的呕吐和通便等）而引起的体液丧失，可能导致体内水和电解质代谢平衡失调和心血管功能紊乱。反复呕吐还可能导致食道壁遭受侵蚀。便秘和腹痛也可能与暴食有关。

七、检测和评价

有时，饮食失调者不坦率的态度也会给医疗带来困难，具体表现为否认症状的严重性，掩饰有关的症状，以及对消除失调行为的后果（即可能发胖或焦虑加剧）感到恐惧等。

结果，饮食失调者常采取不为他人注意的饮食行为，而且可能把他人的评价或劝说当作耳边风，尽管告诫者完全是言真意切的。偷偷地进食，拒绝在公开场合进食，以及经常吃规定的食品，可能表示一个人正在抵制某种形式的饮食失调；这些症状通常见于患有神经性厌食症或神经性贪食症的患者身上。催泻行为的标志包括花费过多的时间呆在盥洗室里，或者在进食后立即去盥洗室。过度的或强迫性的体力活动也表明患者把它作为一种规定饮食的补偿形式。如果严格的规定饮食或禁食已有相当长的一段时间，则可预示该人有饮食失调。体重的明显变化，包括体重上下波动（持续发胖或变瘦）也可能表明存在饮食失调。

消瘦是神经性厌食症的主要身体标志。测量体重显然有助于确定一个人是否低于85%的期望体重；可是，患有神经性厌食症的人可能饮用过量的液体，或者隐瞒实际体重，以操纵他人对体重的评价。过度的活动（例如，不断的身体运动或跑步）在神经性厌食症患者中也可经常观察到。正如上面所描述的那样，还存在一些可测知的神经性厌食症症状，包括皮肤和头发干燥，体表茸毛增加，以及脱发等。女性出现闭经也意味着可能患神经性厌食症，但需注意，女性服用口服避孕药会使这种检测变得复杂起来。

尽管经常性的体重波动可预示神经性贪食症是否存在，但许多患有此症的人的体重却很正常，而且看上去相当健康。神经性贪食症比神经性厌食症更不易测知，即便如此，仍有某些蛛丝马迹有助于检测此病。一种反复发生自我诱导性的呕吐，有时称作“鲁塞尔氏指数”(Russell's Sign)，患者手背上出现老茧或伤痕，这是因自我诱导呕吐时损伤所致。但是，这种症状在选择主要催泻形式（也就是滥用通便剂、利尿剂或灌肠）的患者身上却看不到。此外，那些非催泻的神经性贪食症患者，或者由于长期呕吐以后习得条件反射的患者，也没有这些症状。

自我诱导的呕吐可能造成唾液腺肥大，结果脖子和脸外表肿胀。这种症状在某些女性身上可能相当突出，但是，它在大多数患有神经性贪食症的个体身上却是无法检测到的。另外一些神经性贪食症迹象包括：皮肤出血（即皮肤瘀斑）、结膜出血，这也可能是由于强迫性呕吐造成的。牙齿的珐琅质受损（常见于上侧牙齿的内表面）是检测患者实施催泻的另一个依据，它造成牙齿填料的突起或变色（也就是牙齿颜色变深）。这种症状在牙科检查时容易发现，但在常规体检中可能会被忽略，除非进行专门的检测才可查出。在经常滥用通便剂或利尿剂的人身上，可能会出现浮肿。患有神经性贪食症的人常常抱怨“浮肿”、便秘或嗜睡。实验室化验可以用来测知电解质失衡，但是，大约只有40%的神经性贪食症患者能被查出这种异常。

八、治　疗

（一）心理治疗

目前，心理疗法已被普遍地用于饮食失调的治疗之中。有一种心理疗法的干预形式称作认知—行为疗法（cognitive behavioral therapy，简称CBT），它已经得到广泛的研究。根据贝克（Beck）对抑郁症的治疗，认知—行为疗法是一种具有时间限制、重点放在当前、以解决问题为取向的治疗形式。这种方法以经验性“合作”为基础，也就是患者与治疗师积极配合，利用一种实验方法来解决一个具体问题。当它被用来治疗饮食失调时，重点放在改变患者已经失调的饮食行为，以及改变患者有关食物、体重和体形的歪曲认知上。随着行为技术的介入，认知干预方法和预防疾病复发结合起来。认知—行为疗法对治愈神经性贪食症所起的作用在若干研究中已经得到证明。有5项最新的大规模研究报道患者的病情得到明显改善，其中暴食的下降率为77%-93%，催泻行为的下降率为74%-94%。在治疗饮食失调患者时，行为治疗所运用的方法也常与认知—行为疗法相结合。有关行为疗法和认知—行为疗法的比较研究表明，把认知干预介入到行为疗法中去，往往能在临床上产生较大的效果。[参见《行为疗法》（Behavior Therapy），《认知疗法》（Cognitive Therapy）]

另一种心理疗法，即人际关系心理疗法（Interpersonal Psychotherapy，简称IPT），其效果最近在治疗神经性贪食症和暴食症的患者中已经初露头角。人际心理疗法也是一种有时间限制、重在当前、以解决问题为取向的治疗形式。人际关系心理疗法与认知—行为疗法的差别在于，前者强调治疗的重点应放在调整人际关系上，而不是放在改变饮食失调的行为或认知上。

还有一种予以研究的疗法是“支持－表达疗法”（supportive-expressive therapy，简称SET），它是一种短期、非直接且动态提供信息的疗法（即根据人际问题，使核心冲突概念化）。尽管研究表明“支持－表达疗法”在减轻贪食症状方面是有效的，但是，人们仍发现认知—行为疗法对医治饮食紊乱和心理病理问题效果更明显，同时能极大地改善贪食症状。

最近已有研究明确指出，各种可供选择的心理疗法均能治疗饮食失调患者，尽管它们尚未设置对照性研究进行验证。心理动力疗法的相对效验尚不清楚，因为缺乏经验方面的数据。不过，这种方法可能对那些未能从认知—行为疗法中获益的患者有帮助。女权主义的治疗师曾经令人信服地指出，在为饮食失调患者设计治疗手段时，应考虑到社会文化和政治问题的重要性。心理治疗干预手段的潜在效验与女权主义的观点相结合，将成为未来经验性调查研究的依据。[参见《精神分析》（Psychoanalysis）]

尽管在运用心理疗法，尤其是运用认知—行为疗法和人际关系心理疗法时，人们报道了许多积极的成果，但是这类研究的若干局限性也是值得讨论的。有关研究报告说，虽然大量的症状经过心理疗法的医治已经缓解，然而指出下述一点颇为重要：约有1/3～1/2的参与者在治疗结束时症状并没有消失。此外，就研究中运用的严格的包容性标准而言，它可能使研究结果的普遍性大打折扣，也就是说，它们并不代表谋求对神经性贪食症进行治疗的大多数患者。关于认知—行为疗法或人际关系心理疗法治疗个体和治疗团体的相对效验，有用的资料还没有。用以比较别的心理疗法相对效验的附加研究也已问世，此类文献为运用以解决问题为取向的心理疗法的干预效验提供了佐证（这些心理疗法包括治疗神经性贪食症的认知—行为疗法和人际关系心理疗法）。

神经性厌食症引起临床研究者的注意已有几十年了。尽管如此，就治疗这种失调的心理疗法的效验而言，有说服力的经验方面的资料非常缺乏。从某种程度上说，神经性厌食症的治疗研究之所以缺乏，主要是因为实施这类患者群体的对照性研究很困难。迄今为止，有关针对院外神经性厌食症患者开展心理疗法的研究，只报道了4项，同时还附带一些有效的建议。在病人住院期间，对之运用行为矫正计划（它在某种程度上与认知—行为疗法重叠）的潜在好处已为若干研究所支持。在治疗饮食失调患者时，个体疗法和家庭疗法的相对效验尚缺乏经验方面的数据。即便如此，有些治疗师仍令人信服地说明，家庭疗法对于治疗饮食失调患者时的潜在好处。对年轻的神经性厌食症患者实施家庭疗法，已获得某些经验的支持。当然，还需要追加研究，以探讨各种心理疗法对神经性厌食症患者的干预效应。此外，还要研究预防复发的策略，因为对那些刚开始接受治疗的患者来说，复发率是很高的。[参见《家庭疗法》(Family Therapy)]

（二）药物治疗

人们在若干神经性贪食症的研究中发现，抗抑郁药物能有效地减少贪食症状和催泻症状。有4项涉及出院病人样本的对照性实验研究表明，5-羟色胺再摄入抑制剂（serotonin-reuptake inhibitors，简称SRI_S）与安慰剂相比较，在减弱贪食症状方面作用明显，尽管有一项涉及住院病人的实验未能支持该药物的这种效应，但药物疗法一般被认为是可以接受的。其中，盐酸氟西汀［fluoxetine hydrochloride (Prozac)］每日服用60毫克（比通常用来治疗严重抑郁症患者时所推荐的日用量20毫克要高），该药被认为是药物治疗神经性贪食症的首选。至于三环类抗抑郁剂或单胺氧化酶抑制剂（monoamine oxidase inhibitors）的使用，也已得到研究的支持。虽然，这些药物治疗的副作用对许多患者来说要比5-羟色胺再摄入抑制剂问题更大，但是它们对那些使用5-羟色胺再摄入抑制剂没有效果的患者来说，也不失为是一种有益的治疗选择。此外，有些临床医师更喜欢把第二代三环类制剂如地昔帕明（desipramine）等，作为初始的治疗药物，因为它的价格低廉。

尽管抗抑郁药物与安慰剂相比，在减少贪食症状方面具有相对的效验，但是，指出下述一点是重要的，即在治疗结束时，贪食症状缓解的比例在大多数研究中仅为4%-20%。

这一症状减弱的比例与心理治疗研究报告中的比例相比要低一些。与药物疗法相结合的心理疗法可以在某些病例中看到，但是，这方面的研究结果彼此有矛盾。其中有3项研究报告说，在治疗饮食失调方面，把抗抑郁药疗与心理疗法相结合没有什么好处，而且其结果也是模棱两可的。可是，也有一些研究建议说，某些失调症状如抑郁症状，可以从各种疗法的结合中得到缓解。就神经性厌食症患者促进其体重的恢复而言，有关药物治疗之好处的研究可提供的实验数据甚少。目前，已有12组以上的对照性实验开始实施，旨在探讨各种药物治疗的效果，但却常常得出模棱两可的结论。其中的一项研究认为，服用阿密替林（amitriptyline，抗抑郁药）有好处，而另外两项研究则认为，服用赛庚啶（cyproheptadine，一种抗组织胺药）有好处。不过，在大多数具有安慰剂对照比较的研究中，包括这类药物和其他药物（例如抗精神病药、可乐亭、西沙必利、锂、四氢大麻二酚等）疗效的研究，并没有表明它们在促进体重恢复方面有何效果。[参见《精神药理学》(Psychopharmacology)]

（三）营养咨询

在治疗饮食失调患者时，营养咨询被认为是治疗方面必不可少的组成部分。健康的用餐计划是这一方法的基石，它包括提供客观的营养信息，以及包括达到或维持合适营养和健康体重所必需的食物的类型和数量。行为策略也常用来促进成功地坚持营养的摄入。营养咨询对于治疗神经性厌食症是基本的，它包括增加热量的摄入，促进体重的逐步恢复，其恢复速度是每周1～3磅。营养咨询对于治疗神经性贪食症也是有益的，它有助于调整混乱的饮食状态，避免原先厌食的患者一反常态地暴食。

（四）住院治疗

当患者面临生命危险（例如脱水、严重的电解质紊乱、胃肠道出血、极度消瘦，以及出现自杀念头等）时，他们就需要住院。住院的目的是干预体重减轻（如果患者的体重低于理想体重的70%-75%的话），还包括恢复至正常的体重，终止暴食或呕吐，治疗并发症、抑郁症或物品滥用等。如果患者在院外治疗中得不到预期的疗效，也可以考虑住院。对于体重过轻的人来说，住院也是需要的，因为饥饿会引起认知功能的损害。

部分住院治疗计划（白天住院治疗，晚上回家）也可以向病人推荐，或者作为替代住院的一种治疗方法。具体讲就是允许病人白天到院治疗，晚上无需在医院里过夜。这种治疗方式比住院更经济，而且不会与社会隔离开来。这种治疗方式还有两个好处：一是允许病人不中断工作或者继续接受教育，同时又能得到集中的治疗；二是让病人在白天有一个较为适宜的治疗环境。

九、预　　防

若知道饮食失调的流行状况，以及心理治疗和药物治疗效果并不十分理想之后，很自然，预防饮食失调就成为日益需要加以重视的一个领域。这方面的努力包括：在学校环境中提供心理教育的信息，目的是减少不健康的节食行为，适当增加摄食量，并对来自大众传媒的信息注意批判和分析。迄今为止，已开展了许多有关饮食失调问题的研究，旨在调查一级预防计划的有效性。然而，这些研究得出了一个令人遗憾的结论：尽管饮食失调的知识日益增加，但参与者中却未发现其行为有所改变(例如不健康的饮食实践依旧)。人们没能观察到一级预防计划意欲达到的效果。之所以会出现这种情况,部分原因可能来自各种方法论的挑战,其中包括自陈评价的有效性,以及饮食失调行为(例如自我诱导性呕吐)在一般青少年人群中出现的频率较低。然而也存在这样的可能性,即为了产生预期效果,预防措施应向更为年轻的个体拓展(也就是说从小学开始进行预防)。同时,需要进一步了解神经性厌食症和神经性贪食症的复杂原因,以便制定更加综合性的预防策略。此外,调查饮食失调的二级预防效果,这方面的重视程度相对来说还不够。鉴于上述原因,制订有效的策略,识别正在表现饮食失调初期症状的患者,促使合适的治疗,仍是一个有待发展的重要领域。

十、总　　结

严格的诊断标准表明,单一的饮食失调的发病率相对较低。然而,就各种失调之结合的流行率而言,女性患有符合饮食失调(也就是神经性厌食症、神经性贪食症,以及不作专门归类的饮食失调)的诊断标准的比例则高达5%-10%。医疗的、心理的和社会的严重后果常与这些失调联系在一起。

治疗饮食失调患者需要多种方法(例如心理疗法、药物疗法、营养咨询、医疗管理等),它们涉及各种专业人员(例如饮食问题治疗师、心理学家、精神病医师和内科医师),以及各种环境(例如住院治疗、院外治疗、白天治疗、家庭疗法等)。

有关治疗饮食失调的文献表明,在过去的几十年间,我们已经取得了长足的进步。可是,在神经性厌食症和神经性贪食症的患者中,仍有相当数量的患者对业已建立的各种疗法无动于衷,或者,即便进行了治疗,但过后又复发了。

为了预示疗法的有效性,还需要做许多额外的工作,以便使治疗与患者状况相匹配,并探讨进一步预防复发的策略。此外,有效的一级和二级预防策略也尚待建立。

参考文献

Brownell, K. D., & Fairburn, C. G. (Eds.). (1995). *Eating disorders and obesity*. New York: Guilford Press.

Fairburn, C. G., & Wilson, G. T. (Eds.). (1993). *Binge eating:Nature, assessment and treatment*. New York: Guilford Press.

Fallon, P., Katzman, M. A., & Wolley, S. C. (Eds.). (1994). *Feminist perspectives in eating disorders.*

New York: Guilford Press.

Garner, D. M. ,& Garfinkel, P. E. (Eds.). (1997). *Handbook of treatment for eating disorders*. (2nd ed.). New York: Guilford Press.

Mitchell, J. E. (Ed.). (1990). *Bulimia nervosa*. Minneapolis, MN: University of Minnesota Press.

Smolak, L., Levine, M. P., & Striegel-Moore, R. (Eds.). (1996). *The developmental psychopathology of eating disorders, implications for research, prevention and treatment*. Mahwah, NJ: Lawrence Erlbaum.

Striegel-Moore, R.H., Silberstein, L.R., & Rodin,J. (1986). Toward an nnderstanding of risk factors for bulimia. *American Psychologist*. 41, 246-263.

Thompson, J.K. (Ed.). (1996). *Body image, eating disorders,and obesity*. Washington, DC: American Psychiatric Association.

盛天和 译　　李维 校

基思·多布森、
丹尼斯·布什
(Keith S. Dobson
and Dennis Pusch)
加拿大卡尔加里大学
(University of Calgary,
Canada)

心理病理学

Psychopathology

诊断 对异常的活动模式予以相应标记的过程。

精神错乱 一个法律术语，意指个体对其行为不负有法律的责任。

心理健康 没有心理病理问题，相反，个体具有下列一些积极的表现：主观上觉得康乐，发展和运用才能，适应社会和实现目标。

精神疾病 与心理病理同义。不过，它还意指一种潜在的患病或病痛过程。

心理病理 一种异常的或功能失调的活动方式，它可以根据行为的、人际的、情绪的、认知的和心理生理的模式予以界定。

长期以来，对那些涉足心理健康运动的人来说，**心理病理学**的界定既是一个理论问题，又是一个应用问题。它主要跨及心理病理学之定义和概念的精神病学专业和心理学专业。就理论而言，个体及其行为无论是否失调或有病，它都可以采取不同的方法根据健康和病态予以界定，而且从道德上把有些人界定为具有心理病理问题。就应用而言，人们对如何概括和评价异常行为，以及如何使标记的负面影响降至最低限度等问题，曾有过广泛的讨论。

一、定义问题

（一）常态与变态

在心理病理学的整个框架内，有许多概念需要予以界定和区分。作为一个术语，心理病理涉及一种异常的或功能失调（即病理性的）的活动方式，这里所指的活动可以根据行为、人际关系、情绪、认知和心理生理的模式予以界定。不论一种特殊的活动方式是否异常，都可以用若干标准予以判断。这种活动可能造成个人的痛苦，也可能在人际交往领域给他人造成痛苦（因为该活动偏离公认的社交标准或价值，或符合某一变态活动的标准），还可能属于一种统计上罕见的活动模式，所有这些都可以包含在上述标准之中。确认一种异常的活动模式可以采取各种方法，它们彼此之间互有利弊，因为不同的方法是用来概括各种心理病理而产生出来的。

精神疾病是一个与心理病理大体上同义的术语，不言而喻，它含有某些条件下活动异乎寻常或异常（反映患病的表现形式）的意思。由于该术语所反映的医学模式就心理病理学来说是一种不相适宜的模式，因此一些心理病理学家拒绝采取这种医学模式。还有一个被认为与心理病理同义的术语，它就是变态行为。该术语之所以同样被认为与心理病理同义，是因为它既没有考虑活动异常的原因，也没有考虑活动异常的模式，而是把注意力集中在功能失调的行为成分上。

有时，与心理病理容易混淆的一个术语是精神错乱。尽管过去使用的术语（如疯癫、发狂和疯子）与现代使用的术语（如心理病理和心理疾病）含义相同，但是精神错乱的界定却要狭窄得多。尤其值得一提的是，精神错乱是一个法律术语，用以说明一个人是否该对其行为承担法律上的责任。人们已经创制了许多方法来检测精神错乱，但是，对于一个人是否属于法律意义上的精神错乱，这类的裁决则由法官或陪审团参照这个人被认定的罪行来作出。问题是，许多不同形式的变态行为或心理病理行为并不符合精神错乱的标准。换句话说，一个被心理健康医生诊断为不具明显心理病理的人，却可能被法官或陪审团裁决为法律意义上的精神错乱者（即他对其行为不应负有法律责任）。

心理健康是一个与心理病理有关的术语。当人们把心理健康看作为没有心理病理时，他们也有可能根据心理健康的积极效应来概括心理健康。世界卫生组织（World Health Organization，简称 WHO）把心理健康定义为“与人际的群体体验相联系的内部体验”，并且将它同诸如主观上觉得康乐，发展和运用才能，适应社会和实现目标等特性联系起来。

总之，心理病理是一个与精神疾病和变态行为相似，但与精神错乱有区别的概念。心理健康是一个意味着没有心理病理的概念，它含有与心理病理无关的其他一些积极的成分。

（二）心理病理学的理论方法

几个世纪以来，相继问世了许多心理病理学的理论方法，而且一直在稳步发展。

关于变态行为的起因，一个占上风的信念认为，它出自着迷。也就是说，邪恶的幽灵或魔鬼侵入了有问题者的身体和心理，致使他们的行为表现出异常。从史前时期头骨化石上的切割或环锯痕迹可以看出，早期人类认为恶魔缠身是造成变态行为的原因。环锯被视作一种释放头骨压力的手术，而这种压力被早期人类认为是一种入侵的邪恶幽灵。用恶魔缠身来解释变态行为的观点持续了几个世纪，例如，罗马天主教堂把驱魔步骤看作是合法教规的一个组成部分，而伏都教（Voodooism）的类似仪式至今还在一些地方流行着。不过，在当今世界，这种观点已经基本上被其他一些有关变态的解释所取代。

最早取代恶魔缠身之观点的是希波克拉底(Hippocrates)的体液说。该学说所谓的体液模型是指，人体内存在四种体液，每种液体都与生命的具体状态和寿命相关联。例如，血液与成长、乐观和健康相关联，而黑胆汁（或精神抑郁）则与死亡、沮丧和压抑相关联。体液说在持续几个世纪的医学理论中占据显著的地位，但是，自它问世那天起就已被证明是错误的。

现代心理病理学的概念可以分为类别类型和维度类型两个主要范畴。心理病理的类别概念认为，变态行为和正常行为是不连续的，正如某个事物给人以质量上不同的感觉一样。在区分正常行为和变态行为时，心理病理的类别概念意味着有病或者正在生病。心理病理的类别方法是与诊断实践或标记功能失调的活动模式相一致的。心理病理的类别方法得到许多人的赞同，因为在对变态行为提供治疗之前常常先得考虑诊断。

心理病理的维度方法认为，变态行为位于连续统的某个点上，比起正常人的行为，其功能失调的类型和表现程度较为突出。维度的方法较少采用诊断和标记，而是确定一个人位于连续统的哪个点上。例如，如果一个人在一周内咬指甲超过3次，我们就可以将其标设为“变态的”。相反，如果一个人在一周内咬指甲少于3次，我们就可以将其标设为“正常的”。维度的方法常与“平均值”或“正常”的统计概念结合使用，并把变态行为界定为明显有别于正常人的非典型行为。

二、心理病理学的类别模型

（一）心理病理诊断的先驱

对变态行为进行标记，至今已有几个世纪。在古希腊，像抑郁症（过去用“melancholia”一词表示，现在用“depression”一词表示）、躁狂症（激动的或兴奋的行为），以及谵妄（指心理病理的其他许多形式，包括思想和行为失调的各种严重形式），都已能予以区别。这些障碍的病因模型也都相继建成，并且有了不同的治疗方案。

随着欧洲中世纪黑暗时代的过去，代表西方文明的文艺复兴和启蒙时期为心理病理的诊断提供了更趋完善的方法。精神病院，以及可以容纳和治疗心理疾病患者的公共机构相继建立，人们已有能力研究、鉴别和评价变态的行为。专门用以诊断心理病理的各种系统开始出现，随之提出了许多标记，同时也引发了一些争议，它们不是被接纳就是被否定。到了19世纪末，各自为政的诊断系统已被看作是对诊断系统可信度和可接受性的严重挑战。

由德国医生克瑞佩林（Emil Kraepelin）于1883年创制的诊断和标记方法得到普遍的认可。他采用一种可与其他医学方法进行比较的方法，包括对所谓综合征的不同症状作出评价。一旦这些综合征得到确认，就可以给予标记。在最初的克瑞佩林诊断系统中，虽然所列综合征和诊断的数量都较少，但是，凡提及的综合征和诊断，其概念上都较为清晰，而且均有其详细的症状。

（二）疾病的国际分类

世界卫生组织在心理病理的诊断上采用了克瑞佩林的方法，并从1939年开始把心理障碍列为潜在的死亡原因。在世界卫生组织的分类项目中，心理障碍的项目经过多次修订，其中，1969年的修订本尤其为人认可。1979年，世界卫生组织刊布了《国际疾病分类》第九版（International Classification of Diseases，简称ICD-9）。在《国际疾病分类》第九版中（参见表1），共有精神疾病主要类别30个，它们包含具体的心理病理形式，即有具体诊断类别563个。

《国际疾病分类》的主要特点之一在于，它把器质性变态行为的形式和原因与

表1. 主要心理障碍的诊断类别（摘自《国际疾病分类》）

1. 器质性精神病状况
   （1）老年和壮年的器质性精神病状况
   （2）酗酒的精神病态
   （3）药物的精神病态
   （4）暂时的器质性精神病状况
   （5）其他器质性精神病状况

2. 其他精神疾病
   （1）精神分裂症
   （2）情感性精神病
   （3）妄想状态
   （4）其他非器质性精神病
   （5）童年期特有的精神病

3. 神经症、人格障碍和其他非精神病的心理障碍
   （1）神经症
   （2）人格障碍
   （3）性偏差和性障碍

（续表）

（4）酒精依赖综合征
（5）药物依赖
（6）药物的非依赖性滥用
（7）源自心理因素的生理机能失调
（8）尚未归类的特殊症状或综合征
（9）对应激的过度反应
（10）顺应反应
（11）因脑损造成的特定的非心理病理的心理障碍
（12）尚未归类的抑郁障碍
（13）尚未归类的行为紊乱
（14）童年期和青春期特有的情绪紊乱
（15）童年期的多动综合征
（16）特殊的发育迟缓
（17）尚未归类、与疾病有关的精神病因素
4. 智力迟钝
（1）轻度智力迟钝
（2）其他确定的智力迟钝
（3）尚未确定的智力迟钝

非器质性变态行为的形式和原因区分开来。例如，把“器质性精神病” 与“其他精神疾病 ”加以区分。这种区分虽在缺乏效度的诊断文献中受到严格的检查，但是，有时会出现这样的情况，即同一类型的变态行为可能具有不同的病因基础，而且常常搞不清楚在可能的病因中哪个病因才是真正的病因。如果一个诊断系统需要医生去作出病因方面的判断，那么就有可能因此而增加错误的决定。

此外，《国际疾病分类》还区分了“精神病”和“非精神病”（后者称之为“神经症”）。这种关于精神病与神经症的区分也是有异议的。例如，精神病和神经症中都将抑郁作为其主要表现，但是抑郁在这两种病态假设之间的差异却是不清楚的。

尽管《国际疾病分类》在精神疾病的诊断方面存在若干问题，但是它仍然得到广泛的认同。在欧洲，该分类方法占据支配的地位，而在受到欧洲影响的其他国家亦如此。目前，世界卫生组织正在着手《国际疾病分类》第十版的修订工作。

（三）诊断与统计手册

由于《国际疾病分类》的早期版本存在一些问题，因此美国精神病协会创制了他们自己的诊断系统，称之为《诊断与统计手册》(Diagnostic and Statistical Manual，简称DSM)。该手册首次发表于1952年，自那以后有过三次以上的修正和再版。现在运用的《诊断与统计手册》是1994年刊布的第四版。

《诊断与统计手册》的最初两版与《国际疾病分类》有许多相似之处。例如，对心理病理的障碍和非心理病理的障碍作了区分，并在诊断系统中包含了许多病因学的术语。1980年，随着《诊断与统计手册》第三版的推出，美国心理病理协会对原来的处理作了较大的改动，尽可能将涉及功能失调的原因全都视为假定的，从而使《诊断与统计手册》成为一个只对其客观特征进行标记，避免对功能失调的原因进行推论的描述系统。

《诊断与统计手册》的最近版本除了保持描述的性质之外，还增加了多轴的形式。《诊断与统计手册》第四版的多轴形式意味着，检测被诊断的个体在某特定的时间内功能状况的维度，以便对该个体及其功能获得状况全面的评价。

《诊断与统计手册》第四版保持了前一版的基本描述方法。也就是，如同《诊断与统计手册》第三版那样，《诊断与统计手册》第四版保留了五个主要的轴。前两个轴与《国际疾病分类》的诊断系统非常相似。轴Ⅰ由主要的心理病理诊断所组成（参见表2），轴Ⅱ用于诊断人格障碍和智力迟钝，轴Ⅲ用于诊断身体疾患状况，其某些疾患状况可能与心理病理的诊断有关，而其他一些疾患状况可能只有助于对患者当前问题的描述。《诊断与统计手册》第四版的轴Ⅳ用于评价个体心理社会应激原的严重性，而轴Ⅴ则涉及对个体以往几年功能水平的总体评价。

表2.《诊断与统计手册》第四版轴Ⅰ的主要精神疾病诊断类别

最早出现在婴儿期、童年期或青春期的障碍
谵妄、痴呆、记忆缺失和其他一些认知障碍
因一般的医学问题而引起的精神疾病
与物品有关的障碍
精神分裂症和其他一些精神疾病
心境障碍
焦虑障碍
躯体病样精神障碍
人为的障碍

（续表）

分离性障碍
性和性别认同障碍
饮食失调
睡眠失调
冲动控制失调
顺应障碍
其他一些可能引起临床关注的病理状况

若想通过《诊断与统计手册》第四版来诊断病人，就应使用所有五个轴的信息。由于《国际疾病分类》的诊断标记只有轴Ⅰ和轴Ⅱ，所以《诊断与统计手册》要比《国际疾病分类》更为全面，它还根据患者的医学的和心理社会的问题提供更多的背景信息。[参见《精神疾病诊断与统计手册》第四版（DSM-Ⅳ）]

（四）未来的问题和发展

许多概念、研究和伦理方面的问题与心理病理学的类别模型有关。在概念层面上，效度问题（也即有效的描述）被提了出来。这类问题有各种形式。例如，随着时间的推移，诊断类别的数量不断增加，还有《国际疾病分类》和《诊断与统计手册》采纳不同数量和类型的诊断，所有这些问题引发了哪个系统最能真实反映心理病理状况的讨论。从理想的角度上说，诊断系统应该是既全面（包含所有潜在的诊断）又清晰（每一诊断类别彼此界限明显，并且与其他类别极少重叠）。但是，目前尚不清楚是否存在符合这种标准的诊断系统，而且也难以想象这些诊断系统怎样体现其全面和清晰。

与这两个主要的诊断系统有关的另一个效度问题是，哪个分类系统能够最能揭示心理病理状况。这个问题尤其出现在人格障碍的案例中，因为人格障碍位于人格维度的极端，而不只是一些离散的障碍。根据这个观点，心理病理学家应该确定的是某些人格维度（例如依赖性）的相对强弱，而不是诊断人格障碍（例如，依赖性人格障碍）。[参见《精神疾病的分类：非传统的方法》（Classifying Mental Disorder: Nontraditional Approaches）]

不论障碍的问题从本质上说是维度的还是类别的，它们在人格障碍的案例中都是一个十分棘手的问题。很清楚，当一种特定的行为模式或其他症状超出通常的范围时，就该作出其他障碍的判断。例如，让我们考虑一下神经性厌食症的诊断（参见表3）。

表3. 神经性厌食症的诊断标准

1. 拒绝保持与年龄和身高相适应的标准体重，例如，通过减肥使体重降至期望体重的85%以下，或者在成长期间未能达到期望的体重，致使体重低于期望体重的85%。 2. 即使目前体重没有达到标准体重，还非常担心体重增加或发胖。 3. 对自己的体重和体形忧心忡忡，自我评价过分受到体重和体形的影响，或者否认目前身体消瘦的严重性。 4. 女性初潮后不见月经，或者说至少连续三个周期不来月经（如果女性通过激素药物引发经期，则应认为无月经）。

资料来源：《诊断与统计手册》第四版。

在上述诊断标准中，许多标准是由医生作出的，包括一个人对自己体重强烈感到“担心”时，或者他或她面对自己的体形而“忧心忡忡”时，所谓“期望的体重”意味着什么？当患者的表现比较极端时，医生之间的判断有可能达成一致，但是若患者担心和忧心忡忡不太极端时，则医生的判断就难以达成一致。另一方面，有些症状本身并不是两分的，但却反映了紊乱的维度，只要这些症状超越某些功能失调的想象“界限”，它们就能被确认。关于如何识别被超越的界限，则需要医生之间在以下方面取得一致意见，比如界限是什么，以及如何识别它们已被超越。[参见《神经性厌食症和神经性贪食症》(Anorexia Nervosa and Bulimia Nervosa)]

关于童年时期的失调形式，也存在相似的争论，因为这些失调是根据行为的极端形式（例如，经常发生攻击行为）而被典型地概念化的。正因如此，这些行为的极端形式最好看作行为连续统一体的极端，而非心理病理的孤立形式。

关于诊断的第三个问题是，它们在某种程度上没有反映心理病理的真实状况，而是反映了社会关于变态行为的信念和经验。诊断的批评家指出，新的障碍的“浮现”和认为缺失其他什么东西，反映了变化着的社会价值观念，而非反映了能够证实这种变化的科学进步。例如，同性恋在《精神疾病诊断与统计手册》中就曾经历了有趣的过程。在1968年推出的《精神疾病诊断与统计手册》第二版中，同性恋是被作为心理病理来诊断的，而在1980年推出《精神疾病诊断与统计手册》第三版中，同性恋的界定发生了变化，只有自我张力障碍的同性恋（也即一个人对同性者发生性偏爱，而他或她本人则认为这种偏爱是与自己的意愿相矛盾的）被认为是一种变态，至于同性恋模式中的自我和谐的同性恋（也即与个人的意愿相一致），则不被认为是一种变态。随着《精神疾病诊断与统计手册》第四版的问世，同性恋在诊断标记中被完全删去了，而《国际疾病分类》则仍然包括同性恋。一般认为，人们关于同性恋的这种演变反映了西方社会对同性恋的重新认识和接受。于是，便出现了这样的争论，即认为与同性恋有关的诊断的变化并不反映该诊断所依据的科学基础有什么变化，而是反映了诊断系统的研制者和社会所共有的一种态度与偏见。关于其他一些障碍，也有类似的争论。例如，对于神经性厌食症，它反映了社会对一些特殊行为的看法和意识，而非反映心理病理的“真正”性质。

在科学层面上，心理病理学的类别模型所遇到的主要问题是那些与诊断类别的内在一致性和信度有关的问题。如果存在完美的诊断系统，那么每个存在心理病理的人都应该被这个系统所“捕获”，而且每个训练有素的医生对患者作出的诊断都能与其同仁达成一致。然而，有关这些问题的研究表明，当前诊断的系统尽管比其先驱所使用的高明，但却尚未达到这些目标。很显然，我们还需要进一步的研究和创制，以说明一致性和信度等问题为什么如此难以把握。

最后，在诊断问题上，出现了与伦理有关的争论。例如，诊断过程是一种人为贴标签的过程。一旦给个体贴上有心理病理的标签，则这些标签就变成了不止是对患者当前活动的说明，而且变成了患者需要长期承受的负担。诊断过程滥用所产生的弊端于是被用作下述论点的依据，即诸如此类的诊断是以牺牲患者的利益为代价的，应该予以抛弃。

三、心理病理学的维度模型

维度模型认为，心理病理是由说明正常活动和变态活动的潜在维度性结构衍生的。譬如，让我们以人际依赖性的构成为例。在此维度结构中，一端为极度的人际依赖性，其思想特点是求助别人以获满足，只有当别人在自己周围时才觉舒服，而且该行为的特点是希望与人交往，不断地与人谈话，等等。位于该维度结构另一端的是极度的人际独立性，其思想特点是不需要别人帮助，当独自一个人时才觉舒服。而且该行为的特点是喜好独自消磨时间，不愿主动与人交谈，等等。对一个人的行为来说，不论其处于这个维度的哪个极端上，都被视作功能失调或有心理病理。介于这两个极端之间，存在着正常的人际依赖性至正常的人际独立性活动选项。

研究表明，大多数人位于维度结构的中间区域，只有少数人处在维度结构的两个极端。同样，如果那些与人格或行为相关的构成因素涉及能够确定的心理病理，那么沿着可鉴定异常或极端行为方式的连续统上的那些点就能识别这些人格或行为。例如，运用人际依赖性—人际独立性维度，我们可以在一个极端依赖或极端独立的连续统上找到一个点，正是在这里，贴切反映某一个人为何在此点上造成疾病或产生人际问题，我们就能参照从正常到病理的活动变化对这个人进行分析（参见下图）。

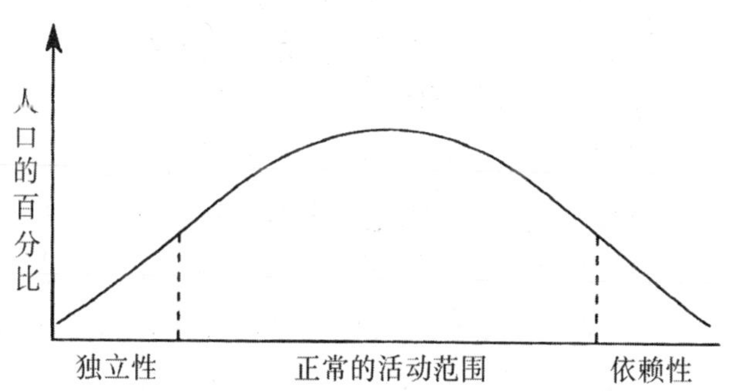

利用维度方法分析人际依赖性

（一）特质与症状的处理方法

心理病理学的维度模型可被看作是两个主要类型中的一个典型类型。有些维度模型把注意力集中在基本的理论维度或解释变态行为的特质上，而其他一些维度模型则把注意力集中在症状范围或描述机能障碍行为本身的特征上。特质方法要比症状方法更具理论性，它为正常人格和心理病理提供了一种联结的理论，相比之下，症状方法则更多地关注心理病理的要素。

关于心理病理，有许多特质方法，这里只能稍加阐述。艾森克（Hans Eysenck）的研究堪称特质方法的一个范例。在艾森克的早期研究中，他为正常行为和变态行为确定了两个基本维度，其中一个维度是内倾－外倾维度，它包含高度内倾（害羞、腼腆、离群等）和高度外倾（开朗、善交际等）两个极端；另一个维度是神经过敏维度，它包含稳定与不稳定（这里的不稳定是指焦虑、身体疾病、喜怒无常等）。两个极端根据艾森克的研究，这两种人格维度是彼此独立的。他认为，一个人在每个维度上的位置反映了他或她在不同情境某段时期内所具有的某种基本倾向。

在艾森克的机能模型中，心理病理被认为位于每个维度的极端。所以，一个“太”外倾的人可视作有机能障碍；同样，一个“太”神经过敏的人也会被视作有机能障碍。由艾森克创制的测定这些维度的问卷，能使临床医生了解一个人在这样的维度上表现如何，从而确定他或她是否处于正常的机能范围。

后来，艾森克运用精神病学说的第三维度对其理论进行了补充。该维度从理论上说不同于上述的两个维度，它所反映的是一种朝着变态行为极端形式过渡的潜在倾向，包括一个人的感觉迟钝到几乎不知道关心他人，而且反对接受社会风俗。

运用艾森克的方法来描述心理病理的医生不会说某人是“外倾的”、“神经质的”或“心理变态的”，相反，他们大多用某人较靠近这些维度的某个极端的说法。心理健康医生知道，个体的思想、情感和行为是与这些维度相关的，并且根据这些潜在的特质维度来解释心理病理现象。

如前所述，艾森克的方法只是诸多心理病理特质方法中的一种。运用这类维度模型的理论家所关心的一个主要问题是，创制一种更为全面和详尽的方法。近几年来，人们提出了用以解释人类绝大多数行为的“五大”人格特质，它们包括神经过敏、外倾性、开放性、随和性和责任心。我们不打算在这里讨论该模型的适用性，我们只想提请人们注意两个问题，一是许多理论家已经开始把注意力集中到这五个人格因素的重要性上；二是这些维度中的一个维度（神经过敏）可用来正确鉴别神经症类型（焦虑、抱怨躯体病痛、神经质、急躁等）的变态行为。[参见《人格》(Personality)]

与心理病理的特质方法不同的是症状方法。这种方法的一个典型例子与人格障碍有关。在《精神疾病诊断与统计手册》第四版（DSM-Ⅳ）中，有11个公认的人格障碍诊断方法。像其他诊断手册一样，DSM-Ⅳ列出了这些障碍的特征，并对其逐个给予描述（尽管一个人可能同时具有一个以上的诊断）。在对人格障碍的类型进行概括时，另一个观点是把人格视为有若干个维度，而人格障碍则位于人际关系功能失调的维度上。这种方法是根据患者的症状，以及这些症状的严重程度，来观察人格的特征［参见《人格障碍》(Personality Disorders)］

正如我们在讨论人格障碍时所看到的那样，基于症状的方法涉及许多种心理病理类型。例如，在抑郁症领域，心理病理学家不是根据一个人是否符合某一诊断标准来诊断他是否患有抑郁症，而是描述这个人抑郁的程度有否严重。这种方法要求心理病理学家确定抑郁症的关键症状，并对这些症状的严重程度作出评价，然后确定此人抑郁的深度或严重性到底如何。事实上，诊断的最后结果是一个严重性的指数（它意味着一个潜在的维度而非分类上的结论），可见症状方法只是对抑郁的概括和描述。[参见《抑郁（症）》(Depression)]

心理病理学的大多数方法都存在维度。运用这种方法的一个典型例子是依靠问卷对被试进行心理病理评价，这些问卷是用来测定一个人可能体验不同症状的数量和程度的自陈报告。那些在人格和心理病理领域从事研究的心理病理学家，已经开发出许多特质和症状方面的问卷，在《心理测量年刊》(the Mental Measurement Yearbook）中，我们可以查到所有已经发表的问卷和心理测验。

（二）心理病理学的模型

心理病理学家对心理病理学的概念，以及描述的分类方法和维度方法是不甚满意的。他们的另一个重要活动是开发理论模型，借以解释心理病理的原因和过程，并且提出这些障碍所需的治疗。许多用以解释心理病理的理论模型已经开发出来，其中，有些理论模型是非常复杂的，已经超出本文阐释的范围。对此感兴趣的读者，可以参阅戴维森（Davison）和尼尔 （Neale）于1991年撰写的《变态心理学》(Abnormal Psychology）一书。

心理病理学的模型可以分为若干类别。一个用来构思这些模型的主要维度是他们把注意力集中在某人的外部因素上还是内部因素上。把注意力集中在外部因素上的模型会关注这样一些问题：童年时期的经历、家庭动因、创伤体验，以及导致形形色色问题行为的社会因素和文化因素。这些模型很可能从改变外部环境着手来矫正一个人的心理病理问题，包括采用婚姻疗法和家庭疗法。以这种环境论或社会观点为取向的有些理论家还关注如何改变社会或文化的变量，以降低心理病理发生的可能性。例如，一种观点认为，某些饮食失调是受到社会偏爱苗条身材的影响所致，因此，改变社会的价值观念，就有可能真正降低某些饮食失调的发生概率。

把注意力集中在个体内部因素上的理论家，既有采择生物学观点的，也有采择心理学观点的。采择生物学观点的理论家关注遗传对心理病理的影响，神经系统结构的异常对变态行为的影响，还有神经活动的过程也会产生障碍，从而造成心理病理的问题。这些理论家很可能对心理病理采用生物疗法，包括影响心理状态的药物治疗。现在，已有许多专门处理心理障碍的药物疗法，其中不少被证明是有效的。

对心理病理学来说，第三种主要的理论方法是心理学的。这种方法把注意力集中在正常人格和变态人格的心理模型上，试图依据这些模型来解释心理病理现象。心理学的方法有许多彼此不同的模型，包括精神分析的、行为的、认知的和人本主义的等等。所有这些模型都持有一个共同的假设：患有心理病理问题的个体内部存在某种可解释变态行为的东西。不过，所有这些模型在对这些东西进行矫治时，彼此间的方法细节却是明显不同的。

总之，研究心理病理的心理学家不仅对变态行为的分类、诊断和评价感兴趣，而且还对变态行为的原因、过程和治疗感兴趣。各种不同的模型都在努力用来解释心理病理现象。当有些模型能够更好地解释变态行为的某些形式时，其他一些模型则可能更好地解释变态行为的另外一些形式。还有一种可能性是，一个特定的心理病理形式（例如焦虑）可能有多种原因，而具有某种障碍的个体，彼此之间的原因却是不同的。人类是极其复杂的，在心理病理学家对人们的主观世界进行概括的过程中，方法的多样性有助于揭示这种复杂性。

四、心理病理学的未来问题

如上所述，心理病理学是一个难以理解且令人困惑的研究领域。尽管这个领域面临着大量的问题，但是未来的问题仍然主要涉及分类方法和维度方法，理论模型，以及治疗等。下面逐个予以讨论。

（一）分类方法与维度方法

心理病理学的类别方法和维度方法都面临着普遍性和特殊性的问题。就心理病理学这些方法的理论基础而言，有多少诊断或维度能足以分别说明人类机能障碍的范围？诊断和维度彼此究竟是独立的还是重叠的？

这两种方法所面临的另一个问题是，如何更好地评价心理病理现象。正如前面已经提及的那样，两种方法中的每一种方法都有其评价心理病理的特点。类别方法借助诊断，其特点是建构一种访谈的结果，该访谈结果涉及到一个人是否符合一个或多个诊断。维度方法则经常采用能够评价一个或多个心理病理维度的问卷，并以特质或症状作为其评价的概念基础。

访谈和问卷的评价策略并不对立，许多心理病理学家认为，把两者结合起来运用有助于我们更加全面地了解患者的真实状况。在此领域还需关注的是，这些方法中哪种策略或哪些策略最佳，以及如何更好地把这两种评价类型更好地结合起来。

（二）心理病理学的理论

心理病理学的理论和其他科学理论一样，是经受了其解释效用之考验的。在心理病理学领域，存在许多研究方法可用来检测理论模型，包括对不同心理病理类型进行辨别，或者在某些理论结构与心理病理程度之间建立相关。心理病理学领域充满着各种研究课题。

众所周知，心理病理学的研究由于这样或那样的原因（包括上面讨论过的有关定义的、评价的和理论方面的不同看法观点）而难以深入。此外，心理病理学家很难获得大量的具有明显心理病理问题的患者供其研究，而且由于伦理上的原因，他们也不可能实施那些能够检验心理病理学不同理论的实验研究。最后，仍有许多心理病理的形式尚未被发现（有时，不同的障碍过程本身就是科学研究的对象），它需要长期性的研究基金投入，以及研究人员和研究对象在地理位置上的相对稳定性。然而，就目前的条件而言，这种些条件不易得到满足。

尽管存在上述这些问题，心理病理学领域的研究仍日益受到各种理论问题的驱动，并逐渐积累了对这些问题的有关答案。这个领域已经开始了不同理论之间的比较，有些理论模型的普遍适用性也初露端倪。可以预期，再过几十年，一些适用于不同形式的心理病理的“最佳模型”将会问世。

（三）心理病理的治疗问题

许多心理病理学家之所以投身于这个领域，不只希望了解行为问题，而且也想帮助那些具有行为问题的人。他们希望得到准确的评价和诊断，这样方可选择相应的疗法。虽然心理病理的不同形式与治疗方法之间还缺乏清晰的脉络，但是这个领域已经有了长足的进步。对某种特定的障碍可能会有若干可行的疗法，其中有些疗法成功率较高。但是，所有这些疗法使患者减轻痛苦都具有潜力。随着心理病理的评价、诊断和概括日益复杂精细，未来的心理病理治疗将会比现在更具挑战性。

参考文献

American Psychiatric Association (1994). “Diagnostic and Statistical Manual-Ⅳ.” Washington, DC.

Buros Institute (1992). “Mental Measurements Yearbook.” Gryphen, Highland Park, NJ.

Davison, G., and Neale (1991). “Abnormal Psychology.” 5th ed. Wiley, New York.

World Health Organization (1979). “International Classification of Diseases,” 9th ed. Geneva, Switzerland.

陈君励 译　　李维 校

娜塔丽·格里泽库
(Natalie Grizenko)
麦克吉尔大学
(McGill University)

心理病理演变中的保护因素

Protective Factors in Development of Psychopathology

一、引言
二、相互作用模型
三、生物保护因素
四、心理保护因素
五、社会保护因素
六、提高恢复力的具体干预策略的发展
七、未来的研究
八、总结

保护因素 当面临有可能导致非适应性结果的环境风险因素时，人们用来缓解、改善或改变其反应的那些因素。在无应激的情况下，保护因素对个体毫无影响。

恢复力 从疾病、压抑、逆境等类似状态中恢复过来的能力。恢复力是对生活中压力事件的成功适应。

风险因素 使情绪或行为失调可能加剧的因素。

脆弱性 在高风险条件下易于导致消极后果的易感性。通常认为，即使处于低风险条件或应激时，某些儿童也被认为是脆弱的。

心理病理演变中的保护因素是指那些增加个人生活竞争力的因素。这些因素可以是生物的或心理的，也可以是社会的。例如，一个儿童的智力和气质是与生俱来的因素。心理保护因素（例如高自尊）影响自己与别人交往的原则。这些因素对个体发展其适当的应对性策略的过程产生影响。社会保护因素包括所有存在于家庭和社会支持网络中的保护因素。

一、引　　言

凡是在心理健康领域从业的诊所医生，都有各种关于家庭的故事。在这些家庭中，有的小孩家境贫寒，有的小孩受到性虐待或体罚，有的小孩的父母嗜酒如命。这些孩子中大多数人的境遇最终会与他们的父母相似，包括触犯法律、人际关系不稳定、经常失业等。然而，偶尔也会有一些孩子能够成功地面对各种境遇，设法获得专职岗位，过上稳定和幸福的家庭生活，并能热情地使其周围的人感到高兴。这种不易受伤害的能力，或者说恢复能力的实质是什么呢？它们又是从何而来的呢？至今的研究表明，恢复力或不易受伤害的能力并不是由单一的因素决定的，相反，有许多内在因素决定着这些能力的形成。这些包含遗传成分（如智力和气质等）在内的因素，会通过一系列环境因素（如经常得到爱护和关照），借助社会学习、自尊心的培养，以及良好的人际关系的形成等途径而传递并发挥作用。

上述恢复力的形成过程，可以用来检验多维成分的相互作用（这些成分对恢复力来说是十分重要的)，而且一旦我们理解了这些成分是怎样决定恢复力的，就可以用来提高孩子的应对能力，以便孩子今后遇到心理病理意义上的危机时能够拥有处理问题的策略。

二、相互作用模型

一个不易受伤害的或易于恢复的孩子具有相当多的保护因素，这些因素使他能够适应高应激的生活。不易受伤害是一种与变化着环境相互作用的不完全的和能动的状态。儿童在某一发展阶段对一个创伤事件易受伤害，但在另一发展阶段对相同的创伤事件却会变得不易受伤害。例如，对婴儿来说，失去母亲或双亲的精心照料会造成非常严重的后果，而如果他已成为一个成年人，则同样的事件就不一定会造成严重的后果。如果儿童易受伤害的话，则高压力的生活情境会使处于迅速成长阶段的他们受到很大的影响。

生活压力与风险因素并非同义，理解这一点也非常重要。风险因素可被界定为使儿童易受伤害的因素，或者说在某种压力下(即使是在极小压力的情境里)能使他们感觉到陷入困境的可能性在增大的因素。反之亦然。但是，面对一定程度的压力，有时反而能增强一个人的恢复力。根据弗洛伊德（Freud）的观点，面对创伤情境而形成的焦虑有两部分组成。其中一种焦虑形式是气馁、不知所措，产生“恐惧性神经症”；另一种焦虑形式是通过对纷乱的遭遇进行标记，避免受有害体验的强烈袭击。人们就是通过这种不断的学习过程来增强对压力情境的适应能力。当一个人面临挑战时，不是采取退缩的策略，而是试图了解环境，积极应对环境，设法改变环境，而不是让环境来改变自己。

保护因素不只是风险因素的对立因素。风险因素使人增加引发心理病理的可能性，而保护因素并不具有这种直接的效应，它是通过与风险因素相互作用，降低非适应性结果发生的可能性来表现其效应的。

默菲（Murphy）和莫里亚蒂（Moriarty）从1976年以来就以儿童为被试对“出色应对者”（good copers）进行深入的研究。他们发现，这些“出色应对者”具有良好的认知能力、良好的表达能力，以及高效率处事的能力。他们具有一定程度的自我欣赏能力、洞察人际关系的能力，以及正视现实的能力。他们灵活、幽默、自信、热情，而且富于创造性。不仅如此，“出色应对者”的父母往往也是“出色应对者”，他们能为孩子树立心理恢复能力的榜样。

在各种心理病理的演变过程中，风险因素和保护因素的某些重要性会有所变化。例如，遗传因素对精神分裂症的发展至关重要，而早年失去父母或得不到父母的关心，可能会与孩子多年后的情绪抑郁有关。研究发现，凡经历过挫折、后来生活中意志不消沉的孩子，比起那些走不出困境的孩子，前者往往体验到更为安全和更加稳定的依恋性。生物或遗传因素、心理因素和环境因素的综合影响会使一个人对压力具有更强的恢复力。

三、生物保护因素

（一）智力

大量的研究表明，智力（有时被称作学术能力）与良好地适应压力情境有关。例如，当儿童面临不断恶化的境遇时，智力稍差的儿童表现出社会胜任能力的降低，而聪明的孩子则不会发生这种情况。有人曾对205个8～13岁的儿童进行研究，结果发现，智力低下、社会经济地位较低，而且缺乏良好家庭环境的儿童，面对严峻的情境较易变得“竞争力”缺乏。这里，竞争力是通过老师的定级、同伴的评价和学校的记录来评判的。

所谓“恢复力强”的儿童，基本上是以内在的方式而不是外在的非控制的行为方式来应对压力环境的。这些内在的操作常会被老师所忽略。派克（Parker）及其同事在对一个城市小学儿童进行研究后指出，与易受压力影响的儿童相比，恢复力较强的儿童表现出较高的行为竞争力，但是这一群体在对抑郁和焦虑进行自我评定的水平上却没有表现出类似的优势。

其他一些研究表明，智力有时会成为一种脆弱的因素。例如，在压力水平较低的情况下，智力有可能成为保护因素，但是，当压力水平增高时，聪明的儿童此时会失去优势。对此发现的一种解释是，聪明的儿童对其所处的环境（这种环境会增加他们对压力源的易感性）常常表现出较高的敏感性。［参见《智力与心理健康》（Intelligence and Mental Health）］

（二）气质

儿童生来就具有不同的气质。人们普遍认为，气质的先天因素在出生时就得到了充分的表现，但它随着与环境的相互作用会逐渐减少。最近的研究则表明，气质的遗传因素在刚出生时表现得并不充分，它们会被周围的环境因素所冲淡，倒是在接下来的几年中逐渐变得明显。有人对316对新生双胞胎进行了研究，结果发现，双胞胎在刚出生时气质方面很少具有一致性，但在继后的生活中逐渐表现出相当的一致性。婴儿时期环境的不同会淡化遗传的影响，随着婴儿期向童年期的过渡，遗传对气质的影响随着年龄的增长而逐渐增强。［参见《人格》

(Personality)]

把气质看作不仅是生物现象，而且是心理现象，这一点非常重要。认为母亲与婴儿之间具有“相当的一致性”，也具有十分重要的意义。当母亲与婴儿之间在气质上有着太多的不同，以致不能满足孩子的要求时，不适应性就会随之发生。例如，一位容易激动的母亲会使一个非常敏感的婴儿缺乏所需的温柔，又如做母亲的人会发现精力过于旺盛的孩子让她很难教养。这种不一致性不仅会使儿童感到有压力，而且也会使母亲感到自己不如别的母亲，并对自己做母亲的能力产生怀疑。在这个意义上说，儿童的发展是否顺利，既取决于儿童是否具有良好的气质，也取决于父母与孩子之间相互适应的质量。

最后，马齐亚德（Maziade）及其同事在魁北克对980名儿童进行了研究，他们发现，不考虑家庭的影响而将气质作为一种预示结果的指标，是不科学的。他们调查了两组儿童，一组儿童气质良好，另一组儿童气质较差，研究发现，只有在功能失调的家庭中，7岁儿童的特殊气质才与其12～16岁时出现心理障碍有一定的关联。

四、心理保护因素

（一）积极的自尊

在影响恢复力的诸因素中间，自尊经常被视为关键的变量。自尊涉及到人们对自身能力及其工作的看法，也涉及到他具有怎样的应变策略，能否勇敢地面对挑战而不是回避，怎样从成功和失败中吸取教训，以及自己和他人怎样商洽等。自尊影响人们的活动，这些活动反过来又影响人们对自己的看法。因此，凡有自尊的地方，总是存在着一种能动的、相互作用的过程。

自尊在儿童与生俱来的气质同环境影响因素的互动过程中得以发展。父母（或老师，或其他成年人）与孩子之间，在气质特点和期望价值等方面的不协调，是导致父母生气和失望的根源。如果成人不在感情上适应和尊重儿童的特殊风格和需要，不能使自己的期望与儿童的能力相吻合以缩短自己与儿童之间的距离，那么最终就会导致儿童自尊的降低。虽然自尊心强的儿童常常表现出较强的适应性行为，但是自尊心弱的儿童则会经常依赖不恰当的应对行为，如放弃、躲避、欺骗和霸道。这些行为最终进一步导致失败，降低自尊。

归因理论最初是由威纳（Weiner）提出的，这一理论为我们理解自尊低下将如何影响行为提供了基本的框架。归因理论主要分析了导致人们成功和失败的各种因素。自尊心强的儿童认为，他们之所以获得成功，是因为自己的努力、智谋和能力。他们感到自己能够驾驶生活，对自己取得的成绩产生一定的荣誉感。自尊低下的儿童往往认为自己的成功是由于运气、机遇，或者命运。他们并不认为自己能够驾驶生活，因此对自己有能力在将来取得成功不抱信心。而且，自尊不足的儿童难以从失败中吸取教训，而是把失败归因于一些不可改变的因素，例如能力或智力的缺乏，由此产生无助和无望的情绪。这些儿童总是想到自己会失败，面对要求会退缩，或者采取错误的处理办法，致使情况变得更糟。

（二）内在的控制点

内在的控制点也是一种保护因素。例如，韦纳(Werner)和史密斯(Smith)曾对不易受伤害的儿童进行纵向研究，他们发现，对驾驭周围的环境充满信心的儿童具有一种内在的控制点，这样的儿童比那些认为外部环境是随机的和无法改变的儿童做得更好。研究还表明，内在的控制点能够用来区分哪些小学生容易受到压力的影响。不易受压力影响的学生具有更高水平的移情能力和解决社会问题的技能。

（三）安全的依恋

安全的早期依恋，对处于风险状态下的人来说，是一种重要的保护因素。法勃(Faber)和易格尔(Egel)的研究发现，在生命最初5年里受到过虐待的儿童，其能力会大打折扣。保持竞争力的儿童都是那些拥有安全依恋经历的儿童。

环境因素，比如家里有男性作伴，母亲在情感上对孩子提供慰藉等，也发挥着重要作用。有资料表明，恢复力强的儿童在童年早期几乎从不曾与照料他的人长时间分离，这不仅导致了紧密关系和良好的情感慰藉的发展，而且也导致了积极的自尊和自我概念的发展。

一种稳定的早期依恋关系主要是指，照料者不仅能为婴儿提供一个探索世界的安全场所，而且当婴儿感到害怕、疲乏和饥饿时，能为他提供一个可以返回的安全“庇护所”。婴儿越是感到安全，就越愿意对他周围的世界进行探索。研究者已经发现，在婴儿时期有着安全依恋体验的儿童比之没有安全依恋的儿童，在后来的成长过程中会更加积极、主动和持之以恒地解决问题。有着安全依恋的儿童易于发生移情，而不会出现冲突，他们在与成人和同伴的交往中更具竞争力。婴儿早期依恋的成功或失败直接影响到一系列期望值的确立，并决定着未来的社会关系。关于低收入家庭儿童的研究发现，与具有安全依恋的儿童相比，童年晚期和青少年早期没有安全依恋的儿童往往十分依赖、不善于交往，自尊心低下、不相信他人，而且心理恢复能力较差。[参见《依恋》(Attachment)]

（四）积极的应对策略

积极的自尊和积极的自我概念有助于儿童更加接近既定的目标，形成良好的反馈通路，并且随着个人的成功，其自尊越强，就越敢冒险，越愿意学习适应的应对策略，它们转而又会导致更大的成功。

应对策略并不意味着仅限于防御机制。应对策略具有极大的灵活性，它面向现实，能进行“次一级的加工思维”，而且可以获得传授和学习，这就意味着父母可以作为合适的典范。恢复力强的儿童与恢复力弱的儿童不同，他们能够忍受挫折、克服焦虑，并在需要时知道如何求助。恢复力强的儿童能够使自己很快适应周围的环境，放松地与他人进行交流。当他们参与活动面对很多物品时，能够接受替代物，他们不仅允许别人接近自己，而且还能热情地对待别人。他们从暂时的挫折中恢复元气的方式也与众不同，能够暂时退却以求安全，以赢得时间恢复元气，抹掉不愉快的经历。此外，若有需要，还能通过想象来改变不愉快的现实。

五、社会保护因素

（一）支持的家庭环境

大量的研究表明，家庭因素在心理恢复方面具有重要的意义。生活在一个热情、温馨、情感上对儿童备加支持的家庭环境中，而且该环境里的规矩和限制合理公正，儿童就很容易获得强大的心理恢复能力。父母应为儿童提供一个能够独立成长、培养信赖和自尊的环境，同时给他们以支持和安全感。而儿童与父亲或母亲建立良好的关系，可以保证自己不因家庭一时矛盾而受影响，包括不遭受虐待。

（二）社会支持系统

儿童一旦失去父母的支持，他们还可以从爷爷、奶奶、远亲、朋友、社会团体和机构等处获得“保护”。 格里泽库（Grizenko）和波留克（Pawliuk）于1994年对100个儿童进行了研究，他们发现，在压力情境里，爷爷、奶奶在身边对儿童来说是一个重要的保护因素。有关青少年的追踪研究也发现，当问及他们在成长过程中哪些因素对他们帮助最大时，回答最集中的是父母、老师或信任他们的其他成人。

儿童也可以在学校里获得大量的支持。学校的鼓励有助于提高他们的自尊和能力。正如拉特（Rutter）所描述的那样，从积极向上的学校体验中获得的长期教益大多来自对儿童学习态度、自尊、职业趋向和工作方法的影响，而不是来自专门教儿童去做什么。

恢复力较强的儿童完全知道关心激励来自哪里。这些儿童经常寻求的并不是获得学业方面的帮助，而是更加偏重与他们的朋友、老师或某些团体成员发展一种正常的联系网络。在面临风险时，青少年察觉有益支持系统的方式因性别、年级和种族等背景而不同。一项研究发现，青少年能否获得正式的社会支持，不仅与良好的自我概念有关，而且与较低的学业顺应水平有关，它表明一个同龄团体对每个儿童的潜在影响既有积极的又有消极的。

社会支持不只涉及成年人各方面的保护因素，而且还能够惠及下一代。社会支持和关心的存在，对于重复发生代际性儿童虐待的异化家庭来说，显得格外重要。[参见《社会支持》(Social Support)]

（三）婚姻支持

良好的婚姻关系也是一种保护因素。有关研究发现，被社会机构抚养长大，且有丈夫热情支持的女人，在做母亲时能表现出类似良好的抚育孩子的行为。相比之下，那些被社会机构抚养长大，但却得不到丈夫热情支持的女人，就缺乏成为一名好母亲的能力。是什么机制使得配偶之间的良好关系成为一种保护因素，对其进行深入研究具有重要意义。一般认为可以通过如下途径起作用：配偶之间的良好关系影响到自尊，丈夫充当家庭角色有助于分担社会责任，与家人一起讨论家庭问题可以提高解决社会问题的能力，等等。这里，也有可能存在一种选择过程，因为心理健康的女性能够选择颇具支持能力的配偶。研究表明，在各种可供解释的途径中，最为重要的一个途径是，女性在选择配偶时是否精心“计划”考虑过，也就是说，她们不是因为消极因素而结婚的（譬如为了逃避无法忍受的家庭或者由于意料之外的怀孕）。[参见《婚姻健康》(Marital Health)]

六、提高恢复力的具体干预策略的发展

如前所述，压力对那些处于变化时期和迅速成长时期的个体具有明显的影响，因为在这个时期人是最脆弱的。然而，恢复力不仅表现在体质上的增强或减弱，而且也是个体对所处困境采取什么行动的反映。迈耶（Adolf Meyer）根据其心理生物学的观点很早就指出，让人们掌握处理某些重要生活变化和挫折的策略，是十分重要的。他把重点放在人与环境相互作用的意义上。在面临困境时，应该十分强调个体的作用。如果上面讨论过的保护因素都是孤立地发生作用的，那么情

况未免过于简单。具体的保护因素是随着保护过程的递进而发挥其作用的，也就是说，我们得为每个人提供一种特殊的个体与环境相互作用的模型，而不是个别地鉴别出有哪些保护因素。最为关键的是，要探明儿童和成人如何把各种保护因素整合起来以形成完整的功能性系统。

有关保护过程的协调机制的例子包括：（1）减小风险因素的影响；（2）减弱消极的连锁反应；（3）建立和维护自尊与自我效能；（4）开创机会。一种减小压力影响的方法是有控制地让个体接触有压力的情境，借以发展其应对机制。例如，带孩子参观他将来有可能就诊的医院，并且回答孩子提出的各种问题。减少风险因素之影响的另一个方法是使自己远离难以改变的困难环境。例如，与患有精神病的父亲或母亲生活在一起的儿童可以到户外活动，以免与患病的父亲或母亲呆在一起的时间过长。

许多保护因素实际上是通过减弱生活压力所引发的消极连锁反应来施加影响的。例如，童年时期失去父母所带来的消极影响，来源于失去父母后缺少温馨的照顾或被迫送进孤儿院，而不是来源于失去父母本身。童年时期缺乏细心照顾会形成较低下的自尊。这时，儿童周边的成人若能够尽到父母的责任，或者能够提供稳定安全的照顾，则儿童在将来就有良好的发展和机能状态，就像安全的早期依恋能够导致良好的自尊和效能一样。

前面说过，良好的自尊和自我效能是重要的保护因素，它可以因环境的变化而变化。为了培养自尊，就需要在家里和学校里创造一种环境，让儿童在此环境里容易获得成功，并使他们感觉到这种成功是通过自身的努力和发挥自己的能力而获得的。这样，儿童就会感到对自己的生活更有驾驭力和责任心。与此同时，儿童也会认识到错误是学习过程的正常部分，是不可避免的。

为了培养自尊和自我效能，我们首先需要观察每个儿童，判断其气质、兴趣、优点、缺点、认知能力，以及处理问题的能力。其次，我们需要认同每个儿童的“权能岛屿”（island of competence），并强化它们。一种涟漪般的影响是会经常发生的：当儿童感觉到自己在一个领域里或自己的生活中取得成功后，他会采取更大的冒险行动，正视生活中的其他各种挑战。对充满惊险条件的儿童进行观察可以发现，恢复力强的儿童即使不聪明，也会在迷恋自己的爱好（他们的“权能岛屿”）时感到快乐，因为这些爱好能给他们带来安慰，甚至在家庭环境变得恶劣的情况下，也能使他们继续得到发展。[参见《自我效能》（Self-Efficacy）]

若以归因理论为指导，那么无论家庭还是学校均可采取一系列简便方法来增强孩子的自尊和自我效能。首先，为儿童提供承担责任的机会，让其为家庭、学校或社团作出贡献。例如，假如一个儿童具有艺术爱好，则可以鼓励他制作为学校筹措资金活动的广告画。其次，为儿童提供自我决定和解决问题的机会，增强其驾驭自己生活的意识。再次，鼓励和表扬儿童。父母和老师会常常关注那些不听从教导的儿童，但却忘记了在儿童表现良好时及时表扬他们。值得推广的一种策略是："发现儿童的长处"，并告诉儿童自己有这些长处。而且，成人应该为儿童建立清晰明了的准则，指出不遵守准则的后果，借此帮助他们自我约束。不要让儿童产生这样的错觉，即认为遵守纪律是一件丢脸的事情，也不要强迫他们去遵守纪律，而是要让他们懂得为什么要制订这些纪律准则。儿童若想建立较强的自尊，就必须拥有一种稳定而轻松的自我约束感。最后，应该帮助儿童承认错误和失败，使他们认识到这是学习过程中不可避免的。

1994年，格里泽库和波留克进行了一项研究，目的是检测给儿童造成破坏性行为障碍的风险因素及其保护因素。他们把保护因素界定为：在压力情境里能够降低行为失调的因素。这些因素包括：婴儿般的温和气质，压力情境里善于处理问题的能力，适应变化的能力，以及良好的自我概念和良好的自我表达能力。对具有行为问题和情感抑制的儿童要区别对待，这方面的社会性保护因素是：儿童拥有两个或多个爱好，与祖父祖母有着良好的关系，以及交友广泛。人们可以从上述发现中推测出一些干预手段，以使处于风险条件下的儿童培养和具备必需的保护因素。例如，鼓励儿童参加户外活动、建立朋友关系、发展课外兴趣爱好，所有这些有助于儿童回避家庭压力环境，为儿童提供成功的体验，从而建构良好的自我概念。当儿童所面临的问题升级时，家庭成员应该设法提高儿童的理解能力和表达感受的能力。也可以鼓励老师和指导者发展各种策略，帮助儿童在面对压力时进行判断和理解，并能适当表达感受，而不是借助不适当的行为逃避压力。最后，祖父母对儿童的保护作用应该给予支持和鼓励。

关于如何增强保护因素的预防效应，提高成本－效果比和投入－收益比等课题，目前，只有为数不多的研究人员在进行研究。成本－效果比是指处理效果与处理成本之比。成本－收益比是指处理成本与非处理成本（一种对社会而言的潜在的长期成本）之比。研究发现，没有受过父母效应培训和社会技能培训的儿童，在学业和行为方面所遭遇的困难，是受过这些培训的儿童的两倍。类似的，受过父母效应培训和社会技能培训的青少年，则不大愿意参与违法活动。有人以贫困环境中长大的儿童为对象，花了25年时间就学前教育方案的成本－收益问题进行跟踪调查，分析受此教育方案训练后的儿童行为。他们把实施这一方案的成本与社会福利、成人教育、就业补偿、违法和犯罪等变量成本进行比较，得出的结果为成本－收益比超过1∶7。实施学前教育方案的大部分收益（每个儿童超过88 000美元）相对于一般公众而言是自然而然增长的，主要表现在犯罪率的下降。另一个预防性成本－收益的例子是琼斯（Jones）及其同事在1989年进行的PLAS方案。PLAS指“参与和学习技能”（participate and learn skills，简称PALS），它作为一种社会资助，是为居住在加拿大渥太华地区所有5～15岁儿童提供的一种发展技能的非学校性教育。我们知道，虽然儿童的在校表现和在家庭的行为很少表现出反社会行为，但是他们在家庭和学校之外却不时表现出大量不显著的反社会行为。成本－收益分析表明，经过实施PLAS教育，潜在的收益（主要表现在故意破坏他人财产的现象明显降低，警察干预减少，以及火灾发生率下降等方面）大大超过了实施该教育方案的成本。

七、未来的研究

研究保护因素有两种基本的方法：一种是人群普查，这是一种需投入大量人力且花费昂贵的调查。它要对各种保护因素的重要性分门别类给予分析，做到对严重、中等和一般压力条件下的保护因素了如指掌。另一种方法是对处在风险情境里的人群进行分析。这种方法花费低廉，所取样本较少。但是，问题在于，如果所揭示的保护因素只适用于所调查的群体，那么其研究结果的推广价值就会受到质疑。

不论采用哪种方法，有一点必须记住：不能孤立地看待各种保护因素。保护因素有其复杂的内部结构。例如，以祖父母的支持这一保护因素为例，该因素意味着儿童在其生活中至少有这样一个人，不论该儿童具有怎样的气质特征、体质状况和智力表现，都会无条件地接受和听从他（她）。这种无条件的接受和听从反过来有助于发展儿童良好的自尊。保护因素的未来研究方向也许就是：理解风险因素和保护因素的作用机理，以及它们的因果关系。因果关系可以通过纵向研究来揭示。就长期的跟踪研究而言，困难是不言而喻的，因为它需要高度的关注，花费巨大，有时对具体异常的界定可能有变化。此外，长期的跟踪研究可能会使测试记录累加，反复接触被试他们可能不一定从心理病理的角度回答问题。

韦纳（Werner）对风险条件下婴儿所作的为时32年的跟踪研究，堪称一个优秀的纵向研究例子。这些婴儿不仅经历了产期前应激，而且由于生活在家庭不和或父母离异的家庭之中，父母嗜酒如命或有精神病，所以其社会经济地位低下。值得一提的是，研究者跟踪了其中80%的研究对象。他们从最初的产期开始就对风险因素和保护因素的影响、生活压力对身体、智力和心理发展的影响进行了监测。其中约1/3儿童被认为具有较强的心理恢复能力，而且他们在长大成人后比其他人有着更多积极的生活体验。这些儿童在童年时期没有吃和睡的问题，性格温和，与同伴关系良好。他们在交往、成熟、自我帮助和阅读等方面超前发展。被调查的家庭均不超过4个孩子，孩子之间的年龄差距超过2岁。他们与主要的照料者没有长时间的分离，与祖父母、兄弟姐妹或其他重要的成人关系密切。在高中阶段，这些儿童已形成良好的自我概念和内在控制能力。这些恢复力强的群体都是在贫困中长大的，他们至少都完成了高中学业，不仅大都找到了工作，而且处事也很成功。一个有趣的发现是，如果婴儿或儿童早期生活中所经历的事件一半以上都是应激事件，那么他们在30岁之前犯罪或婚姻破裂的可能性就会增加。研究中提出的另一个重要观点是，人的脆弱性和恢复力会随时间而变化。10岁之前，男孩比女孩脆弱；11~20岁之间，女孩比男孩脆弱；在他们30岁时，情况又会反过来，男性变得更脆弱。

未来对保护因素进行研究的另一个困难，在于如何评估恢复力。早期研究将个体在压力情境里不再表现心理病理和行为失调视为心理恢复能力的指标。然而，最近的研究则采用社会能力作为指标。问题是，社会能力包括很多因素，有些儿童的行为指数表明他们具有较高的能力，但是他们却有诸如悲观或焦虑等潜在的心理病理问题。具有心理恢复能力的儿童智能上往往表现得较为成熟，并且能用一种内在的方式对压力作出反应，而不是表现出不适宜的社会行为。

需要注意的一个重要问题是，对于生活中的应激事件，目前尚缺乏一种合理的心理测量方法来准确地评估压力水平。一个恢复力颇强的儿童，即便在压力环境中也能应变自如。况且，在一个儿童看来所谓的高压力情境，对另一个儿童不一定构成压力。由格里泽库、洛帕（Looper）和波留克所创制的“风险预防量表”（Risk Protective Scale）是一种运用生物心理社会学的方法来评价儿童风险因素和保护因素的唯一有效的量表。

总之，未来的研究工作需要了解、鉴别和研究保护因素的机制。纵向研究的必要性在于，它有助于我们探究如何把各种保护因素综合起来，以便儿童和成人在压力条件下免受心理病理方面的干扰，并有助于检验不同的保护因素在不同的发展时期是如何程度不同地起作用的。我们在这里呼吁尽快创制更加客观、更加合理的心理测量方法，以便对所有生物的、心理的和社会的保护因素进行评价。最后，需要研究特殊的干预策略是否有助于发展儿童的心理恢复能力，需要检测各种干预策略的作用，如社会技能培训方案和在危险条件下提高儿童自尊和自信的继续教育方案。

八、总　结

人与人之间对压力和逆境的反应有所不同；有些人屈服，有些人逃避。而具有心理恢复能力的人与其他人的不同之处在于，尽管存在许多不利的因素，但他们在生活中仍能表现出一种恢复力和控制力。研究证实，增强心理恢复能力的保护因素有很多，但都尚未明确地界定；况且，它们可能随性别、年龄、心理病理的类型而变化。为此，研究的重点不应放在具体的保护因素上，而应放在脆弱性和保护过程相互作用的机制上。我们不仅需要根据保护因素对个体目前具有什么影响来检测其恢复力，而且还应该从人们如何处理生活的变化，以及他们在有压力的环境或逆境中如何行事等来检测恢复力。恢复力是先天的或生物方面的因素（譬如精神障碍的遗传，智力和气质）与个体的心理特征相互复杂作用的结果。个体的心理特征受到自尊等因素的影响，并通过各种应对策略而得以表现。所有这些都受到社会环境的影响，因为社会环境能增强或缓冲压力的效应。例如，一种由亲密的家属和朋友组成的支持性社会网络能够增强个体应付生活中各种逆境的能力。

参考文献

Anthony, E.J.,& Cohler, B.J.(Eds.).(1987).*The invulnerable child.* New York:Guilford Press.

Brooks,R.B.(1994).Children at risk: Fostering resilience and hope. *American Journal of Orthopsychiatry*,64(4),545-553.

Grizenko, N.,& Fisher, C.(1992).Review of studies of risk and protective factors for psychopathology in children. *Canadian Journal of Psychiatry*,37(10),711-721.

Grizenko, N.,& Pawliuk, N.(1994).Risk and protective factors for disruptive behavior disorders in children. *American Journal of Orthopsychiatry*,64(4),534-544.

Jones,M.B.,Offord,D.R.(1989).Reduction of antisocial behavior in poor children by nonschool skill-development.*Journal of Child Psychology, Psychiatry and Allied Disciplines*,30(5),737-750.

Murphy,L.B.,&Moriarty,A.E.(1976).*Vulnerability,coping and growth.* New Haven,CT: Yale University Press.

Rutter,M.(1990). Psychosocial resilience and protective mechanisms.In J.Rolf,A.S.Masten, D.Cicchetti,K.H.Nuechterlein,& S.Weintraub (Eds.), *Risk and protective factors in the developments of psychopathology*,pp.181-214.New York:Cambridge University Press.

Werner,E.E.,& Smith, R.S.(1982). *Vulnerable but invincible: A longitudinal study of resilient children and youth.*New York:McGraw-Hill.

张红　译　　李维　校

[illegible]

参考文献

Anthony, E.J. & Cohler, B.J. (Eds.) (1987). *The invulnerable child*. New York: Guilford Press.

Brooks, R.B. (1994). Children at risk: Fostering resilience and hope. *American Journal of Orthopsychiatry*, 64(4), 545-553.

Grizenko, N. & Fisher, C. (1992). Review of studies of risk and protective factors for psychopathology in children. *Canadian Journal of Psychiatry*, 37(10), 711-721.

[illegible], N. & [illegible], A. (1994). Risk and protective factors for disruptive behavior disorders in children. *American Journal of Orthopsychiatry*, 64(4), 534-544.

Jones, M.B. & Offord, D.R. (1989). Reduction of antisocial behavior in poor children by nonschool skill-development. *Journal of Child Psychology and Psychiatry*, 30(5), 737-750.

Murphy, L.B. & Moriarty, A.E. (1976). *Vulnerability, coping and growth*. New Haven, CT: Yale University Press.

Rutter, M. (1990). Psychosocial resilience and protective mechanisms. In J. Rolf, A.S. Masten, D. Cicchetti, K.H. Nuechterlein & S. Weintraub (Eds.), *Risk and protective factors in the development of psychopathology* (pp. 181-214). New York: Cambridge University Press.

Werner, E.E. & Smith, R.S. (1982). *Vulnerable but invincible: A longitudinal study of resilient children and youth*. New York: McGraw-Hill.

阿诺德·弗里德霍夫
劳尔·西尔瓦
(Arnold J. Friedhoff
and Raul Silva)
纽约大学医学中心
(New York University
Medical Center)

儿茶酚胺与行为

Catecholamines and Behavior

抗抑郁药物 用于治疗诸如抑郁症、惊恐发作和强迫症等多种抑郁症状的药物。通常有三类不同的药物：三环类抗抑郁剂（包括丙咪嗪和相关的制剂，阿米替林和去甲替林）；单胺氧化酶抑制剂（monoamine oxidase inhibitors，简称MAO抑制剂，例如反苯环丙胺和苯乙肼）；最新一类药物称作5-羟色胺再吸收抑制剂（包括氯米帕明、氟西汀、帕罗西汀）。

抗精神病药物 用于治疗多种精神病症状的药物。这些药物的名称源自其对诸如错觉和幻觉等某些精神病行为的改善作用。第一种药物是氯丙嗪，约于1950年合成。经典的药物有氟哌啶醇和氯丙嗪。新的非经典的药物包括氯氮平和利培酮。这些药物也称作精神抑制药。

儿茶酚胺 包括三类内源性物质（即肾上腺素、去甲肾上腺素和多巴胺），这些物质可以作为神经递质。

边缘系统 位于大脑与间脑交接处的一组结构，参与调节情感及其跟行为和心理活动的联系。

神经递质 被释放到神经元之间突触联接处的物质。它们释放自突触前的轴突，作用于突触后神经元（位于突触另一端的神经细胞）的受体。神经递质是大脑中传递信息的化学物质。

儿茶酚胺是能够在全身所有神经元中找到的作用强烈的一类化学物质。即便在生命早期的胎儿大脑中，它们也能为其功能的发挥起到相应的作用。这类化学物质帮助调节许多功能，包括思考和情绪，以及运动的控制。在本文中，我们将回顾这类物质影响机体功能和行为时的结构，它们在体内的分布及其作用。

一、儿茶酚胺能系统的性质

（一）引言

儿茶酚胺是作用大脑和身体其他部位的相对较小的有机物分子，主要承担调节的角色，以保障各个系统对内部环境和外部环境的需求作出正常的功能反应。有三种自然生成的儿茶酚胺类物质，第一种（也是人们最熟悉的）是肾上腺素。我们每个人都体验过它的作用，例如在遭到惊吓时，它会从肾上腺、神经细胞或调节心率和血压的神经元中释放出来，以帮助我们进入战斗或逃跑的准备状态。第二种儿茶酚胺类物质是去甲肾上腺素，它与肾上腺素有着相似的化学结构，但是，与肾上腺素相比，它主要分布在脑中。当然，我们也能在外周神经元（位于脑以外的神经元）中找到它们。在大脑中，去甲肾上腺素调节着心境、情绪唤起的水平和警觉。第三种儿茶酚胺类物质是多巴胺，它主要控制运动，也涉及那些与运动功能有关的思维和感觉的协调。因此，这三种儿茶酚胺类物质主要作用于与意志有关的行为，例如，使运动和思维能够很好地实施和协调，并赋予它们情感色彩。

了解儿茶酚胺类物质在正常举止和病态行为中所起的作用，对于我们认识该物质系统在大脑中的结构和功能有着十分重要的作用。儿茶酚胺能系统与行为的关系，主要是通过药物改变构成该系统的神经网络不同成分的功能而被推导出来的。

（二）神经传递

大脑中的信息传递主要是通过突触传递来进行的，或者说信息是通过突触或两个细胞联结的间隙来传递的。一般说来，在一个神经元内，信息是通过电性传递来实现的，而在不同的细胞之间，信息是通过化学物质或神经递质的释放（它们通过突触间隙，然后借助称作受体的部位作用于突触后神经元）来实现的。但是，也有例外。譬如，有些神经（如非儿茶酚胺能神经），彼此之间完全通过电位的改变来实现信息传递的。在儿茶酚胺能系统执行信息传递的情况下，别的神经递质同其一起释放，从而改变或调节它们的作用。这种作用效应因受体的类型、突触膜的部位和神经调节的特性而变化。例如，激活位于脂肪组织的β-3-肾上腺素能受体，将导致脂肪的降解或脂解。这与α-2-肾上腺素能受体激活时的作用相反，后者的受体之一能够抑制在肾上腺素能神经细胞突触前某些神经递质的释放，从而抑制去甲肾上腺素的释放。同样，另一种位于胰腺β细胞膜上的α-2-肾上腺素能受体被激活，会导致胰岛素分泌减少。

突触是药物改变行为的重要作用位点。通过阻抑神经递质的再吸收，神经递质的作用会增强。相反，通过阻断突触后细胞的受体，神经递质的作用会减弱。第三种可能性是改变参与电性传递的离子交换（这已在药理学上被使用），它对运动和心理活动具有同样的效应。

（三）儿茶酚胺的生物合成

所有的儿茶酚胺类物质的合成起始于L-酪氨酸，它是一种能在饮食中找到的非必需氨基酸。L-酪氨酸通过羟化作用（获得一个OH基因）形成二羟基-L-

苯基丙氨酸，又称作左旋多巴或L-多巴。催化该氧化反应的酶是酪氨酸羟化酶。在多巴胺能神经细胞中，L-多巴通过脱羧酶作用转变为多巴胺，这一酶的催化作用发生在神经细胞的细胞质中。在去甲肾上腺素能神经细胞和肾上腺髓质中，多巴胺被转化为去甲肾上腺素。据估计，在去甲肾上腺素能神经细胞的胞质中合成的约50%的多巴胺代谢为去甲肾上腺素。去甲肾上腺素由于苯乙醇胺-N-甲基转移酶的作用在其氨基上添加一个甲基（CH_3）而转变为肾上腺素。这最后一步发生在大脑的某些神经元和肾上腺髓质中（儿茶酚胺生物合成和降解的具体细节可参见本文末所列的有关参考文献）。这里描述的酶在神经细胞体内生成，通过轴突胞质的流动而转运，并储存在神经末梢中。因而从这个意义上说，儿茶酚胺的生物合成过程发生在神经末梢。合成的儿茶酚胺会被摄取并储存在神经末梢靠近细胞膜的囊泡(嗜铬颗粒)中。在神经传递时，儿茶酚胺便从这些囊泡释放到突触间隙。尽管它的有些前体（例如L-多巴）可以穿过血脑屏障，但是儿茶酚胺却不能这样通过，所以脑中的所有儿茶酚胺都是在那里生成的。

存在于肾上腺髓质和交感神经系统中的儿茶酚胺水平通常是恒定的。最初的变化发生在上述这些物质合成时，以对数分钟内的变化作出反应，而缓慢的适应性变化则需要较长时间(在有些情况下甚至需要几天)。身体中的儿茶酚胺依靠一种高效率控制其生物合成、释放和随后的失活过程来保持其水平的恒定。

当某种儿茶酚胺能神经接受到一个适宜的信号后，信号便从轴突传递到突触前终末，在那里引起神经递质的量子释放到突触间隙中。该神经递质作用于往下邻接的神经细胞的受体，从而激活或抑制这些细胞的作用。

（四）儿茶酚胺的失活

儿茶酚胺的失活主要是通过再吸收或酶降解这两个途径来实现的。再吸收系统是快速和高效的。它迅速地重新吸收被释放到突触终末处的神经递质，其中所涉及的转运再吸收蛋白具有两种功能:（1）快速地将神经递质运离突触使之不能传递;（2）将神经递质保存起来，使之不再发挥传递信号的作用。在神经元内生成但并不储存于神经末梢的囊泡中的儿茶酚胺，通过位于绝大多数活组织中的单胺氧化酶（monoamine oxidases，简称MAO）而降解。另一个对释放于突触中的儿茶酚胺具有降解作用的酶是儿茶酚-O-甲基转移酶。当然，本文的任务不是讨论有关儿茶酚胺的降解过程，但需要指出的是，提高突触中儿茶酚胺水平（尤其是去甲肾上腺素水平）的药物是一些有效的抗抑郁剂。去甲肾上腺素的浓度可以通过两类药物而改变: 一是再吸收阻断剂，它通过阻抑其重新进入突触前神经元来延长突触中去甲肾上腺素的寿命；二是单胺氧化酶抑制剂，它具有抑制单胺氧化酶降解的作用。

通过对这些药物作用的考察，我们认为，抑郁是由于大脑中较低水平的去甲肾上腺素引起的。但是，我们尚未找到这方面的直接证据。不过抗高血压的药物如利血平，因为损耗去甲肾上腺素和其他儿茶酚胺类物质，有时会导致患者出现抑郁症状。不可思议的是，提高5-羟色胺水平的药物（大脑中的一种非儿茶酚胺类物质）也可以抗抑郁。[参见《抑郁（症）》(Depression)]

当去甲肾上腺素和肾上腺素从肾上腺髓质释放时，它们也可以起到激素的作用。肾上腺素是肾上腺髓质产生的主要儿茶酚胺类激素。去甲肾上腺素除了起到扩张骨骼肌肉系统和汗腺处血管的作用外，它是所有神经节后交感神经元的主要神经递质。交感神经系统和副交感神经系统组成了帮助控制身体内脏功能的自主神经系统。该自主神经系统具有位于脊髓、下丘脑、延髓网状结构和脑干其他部位的调节中枢。位于脊髓和脑干的该调节中枢接受下丘脑的调控，而下丘脑又与垂体和大脑皮层有着联系。这样的相互联系使身体、内脏、内分泌功能的运作成为可能。

大脑中的去甲肾上腺素能系统主要发生在两个区域：蓝斑和侧被盖核。去甲肾上腺素能系统的神经由此投射到大脑各处。正如前面已经解释过的那样，多巴胺是去甲肾上腺素和肾上腺素合成的前体。除此之外，多巴胺还构成其自身的复杂系统和具有独特的功能。多巴胺系统有三个亚系统组成，它们是中间皮层系统、中间边缘系统和黑质纹状体系统。中间皮层系统从腹侧被盖发出到达许多区域，包括嗅结节、伏核和前额叶。中间边缘系统的许多神经元源自黑质和腹侧被盖，并投射至伏核、杏仁核和嗅结节。一般认为，该边缘系统可能更多地参与调节某些心理活动。黑质纹状体系统从黑质发出神经纤维至新纹状体区域，它除了调节其他活动外，还参与运动的调节。该部位的重要结构受损会导致帕金森氏症等疾病。[参见《边缘系统》(Limbic System)]

（五）儿茶酚胺能受体

儿茶酚胺受体是位于神经元细胞膜上的蛋白质。这些受体由于儿茶酚胺被激活后能够产生兴奋反应或抑制反应。在大多数情况下，受体数目的增多或减少是一种适应性反应。例如，作为多巴胺受体拮抗剂的抗精神病药物阻断了多巴胺受体，那么就会导致多巴胺受体数目的补偿性增加。有许多种儿茶酚胺受体，它们只对其中的一种儿茶酚胺类物质（即多巴胺、去甲肾上腺素和肾上腺素）产生反应。

1. 多巴胺能受体

我们已经知道多巴胺有五类受体。由于它们都对多巴胺作出反应，所以都称作多巴胺受体，而且其结构同源。然而，有两类受体（D1和D2）借助一些激动和拮抗剂已从药理上被区分出来。针对另外三类受体的药物也可能被筛选发现。由于我们能够用药物作用于一类受体，以激活或阻抑不同的多巴胺能系统，因此我们就有可能探究D1和D2多巴胺能受体系统在行为中所起的作用。

(1) D1受体分布在尾状核和皮层，此外，这些受体还分布在大量神经之外的一些组织，包括大脑血管、心脏、肾脏和肠系膜等处。

(2) D2受体分布在豆状核、尾状核、纹状体和边缘系统，并在皮层中也有少量低密度的分布。D2受体已被鉴别出D2a和D2b两个亚型，但是其解剖分布和生理特征尚未知晓。

(3) D3受体分布在边缘系统。

(4) D4受体据最近证实主要分布在额叶、基底神经节、中脑和杏仁核。

(5) D5受体据最近证实主要分布在尾状核、豆状核、嗅结节和伏核。

2. 肾上腺素能受体

肾上腺素受体可以分为两类，每一类都有其亚型。

(1) α-肾上腺素能受体

①α-1-肾上腺素能受体位于突触后效应细胞上，例如位于血管、泌尿生殖系、胃肠道和心脏的平滑肌细胞上。此外，在人类身上，这些受体还分布在肝脏细胞上。

②α-2-肾上腺素能受体抑制某些神经递质的释放，例如，在有些肾上腺素能神经细胞的突触前膜上，这些受体抑制去甲肾上腺素的释放；在胆碱能神经细胞的突触前膜上，这些受体对抑制乙酰胆碱的释放起相应作用。α-2-肾上腺素能受体还分布于胰腺β细胞、血小板和血管平滑肌细胞上。尽管α-1-肾上腺素能受体和α-2-肾上腺素能受体各自都至少有两种亚型，但是它们的作用和部位尚不清楚。

(2) β-肾上腺素能受体

①β-1-肾上腺素能受体分布在心脏、肾脏的肾小球旁器细胞和甲状旁腺。

②β-2-肾上腺素能受体分布在血管、胃肠道、泌尿生殖系、支气管的平滑肌，以及还分布在骨骼肌、肝脏和胰腺的α细胞等处(与胰高血糖素的分泌有关)。

③β-3-肾上腺素能受体分布在脂肪组织。

(六) 血液中的儿茶酚胺

儿茶酚胺不能通过血脑屏障，因此血液中的三种儿茶酚胺并非来自大脑。然而，它们的代谢物可以通过血脑屏障，因而血液中的代谢物既来自大脑也来自外周组织。研究儿茶酚胺的代谢物有助于我们了解儿茶酚胺在行为中所起的作用。

不过，我们无法直接研究人体大脑中儿茶酚胺的活动情况。所幸的是，新近相继问世的成像技术，诸如正电子发射体层摄影术、单光子发射计算机体层摄影术和核磁共振，使得人们有可能观察个体处于觉醒状态时大脑中儿茶酚胺的功能。测量血液中儿茶酚胺的方法有好多种。

二、儿茶酚胺对行为的影响

随着抗精神病和抗抑郁药物的应用，人们获得了许多有关儿茶酚胺如何影响行为的信息。其他一些药物还有右旋苯异丙胺、利他灵、左旋多巴等精神兴奋剂，以及以前用于治疗高血压的利血平。这些药物不只作用于一个系统（例如，可影响多巴胺能系统、去甲肾上腺素能系统和5-羟色胺能系统）。儿茶酚胺被认为与许多治疗精神疾病的药物有关，包括精神分裂症、图雷特氏综合征（Tourette's syndrome）、抑郁症、自闭症、综合性精神发育障碍、注意缺陷型多动症等。遗憾的是，尚无确切的证据表明儿茶酚胺在治疗这些疾病中所起的作用。已经知道的是，儿茶酚胺具有调节心境变化和心理变化的作用，而且它对其他一些调节心理的药物也有调节作用。抗精神病药物通过阻断多巴胺受体来减弱常见的精神病症状（如错觉和幻觉）。为了改善提高药物的作用，专家提出了有关这些药物阻断哪种多巴胺受体的推测。目前，一般认为，传统的药物阻断D2受体，而较新的非经典药物氯氮平阻断D4受体。依靠药物阻断多巴胺受体能够缓解精神分裂症症状的事实，促使人们推测精神分裂症可能是由于多巴胺能系统过分活跃造成的。已有证据支持这种所谓的"多巴胺假设"，至少有一个研究组利用正电子发射体层摄影术发现，精神分裂症患者的大脑中D2受体的密度增大。还有人报告，精神分裂症患者死后从尸检中也发现，其大脑中多巴胺受体密度增加。但是，大多数患者仍接受精神抑制剂的治疗，因为精神抑制剂本身也能导致这些变化。正因如此，目前还不能确定大脑中D2受体密度增加究竟是病理生理性变化还是由于治疗引起的。现在，已经有人运用精神抑制剂来降低多巴胺活性，以便抑制患者的幻觉、错觉和妄想。似乎存在着这样一种可能，即多巴胺能系统（尤其是D2受体）能从生理方面保持思维和一定程度地促使猜疑多心。然而，那些对治疗精神病的药物比较敏感的患者，治疗时其血液中一种多巴胺主要代谢物（HVA）的含量降低，而那些对治疗精神病的药物并不敏感的患者，治疗时其血液中多巴胺代谢物的含量却不会降低。让人困惑的是，我们已经知道血液中的绝大部分多巴胺代谢物（HVA）并非都来自大脑。

抗精神病药物可以缓解跟精神分裂症有关的其他症状，例如，可以使原来受损的思维过程和注意障碍好转。由此推论，多巴胺能系统可以调节思维和注意。缓解精神病症状的药物都有一个重要的副作用，即导致情感迟钝或反应淡漠。考虑到这些药物会降低多巴胺能的活性，所以推测多巴胺对情绪调节也起着一定的作用。

另一个能够证明多巴胺作用的疾病是图雷特氏综合征。这种疾病往往始发于4岁至8岁之间，但也可在任何时候发作。它的特征是迅速重复性动作（又称动作痉挛），抽搐动作既可像眨眼那样简单，又可像扭曲身体那样复杂。此外，还可能发生语言性痉挛，表现为反复咳嗽、清喉举动直至大声说淫秽语言。这种说话方式可能直接导致患者局促不安的行为。但是无论动作痉挛还是语言痉挛，都对多巴胺受体阻断剂一类的抗精神病药物敏感。即便患者只有图雷特氏综合征的症状而没有精神病，多巴胺受体阻断剂也依然有效。可见，多巴胺除了具有协调运动的作用外，还有可能抑制社会上讨厌的动作和说话方式。

在某种意义上说，图雷特氏综合征与强迫症有关（强迫症在图雷特氏综合征的家族中非常流行）。强迫症对那些能够提高5-羟色胺活性的药物十分敏感。因此，在调节心理活动方面，5-羟色胺系统和多巴胺能系统可能存在复杂的相互作用。[参见《强迫症》(Obsessive-Compulsive Disorder)]

研究精神抑郁的机制及其治疗也有助于我们了解儿茶酚胺在调节行为中的作用。三环类抗抑郁剂和单胺氧化酶抑制剂都能提高突触中去甲肾上腺素的含量，所以它们能用来治疗抑郁症患者。据此，我们可以认为，抑郁症起因于活性异常低的去甲肾上腺素能系统。然而，当前的研究表明，药物在提高去甲肾上腺素水平以治疗抑郁症的同时，还可能有助于缓解抑郁时其他一些目前尚不了解的病态。此外，所有对治疗抑郁症有效的药物，除了影响去甲肾上腺素能系统外，还影响其他神经递质系统。

不过这些观察还只是具有资料意义。似乎存在这样一种可能性，即去甲肾上腺素通过调节自身的活动，以及与其他神经递质配合，起到治疗和预防抑郁症的作用。去甲肾上腺素可能调节心境、情绪的唤起水平、睡眠和觉醒状态，以及食欲，而所有这些症状都是由抑郁症引起的。

自闭症是一种始于婴儿期和童年早期的严重心理障碍，主要表现为一种人际交流和社会化方面质的缺陷。自闭症儿童表现为对周围环境很不在意，但是假如一个小小的玩具从通常放置的位置被移走，他可能会莫名其妙地发脾气。他们缺乏语言和非语言的交流技能。他们讲话时反复地说一个单词，甚至难以指出自己想要的东西。自闭症儿童在行为方面也有局限，并表现出怪异的行为，例如，鼻子用力抽吸、旋转东西、身体转来转去，以及对物品的简单功能显示特别的兴趣（诸如数小时盯着玩具汽车的旋转轮子）。他们有时也会表现出暴力、自损的行为，或者突然发脾气。有些自闭症儿童具有超乎其认识能力的惊人才干（具有像专家一样的特质）。有些自闭症儿童能在没有任何指导的情况下熟练地弹奏钢琴，或者记住整个城市的公共汽车路线。[参见《自闭症和综合性精神发育障碍》(Autism and Pervasive Developmental Disorder)]

综合性精神发育障碍有着不同的疾病表现。它们可能表现为自闭症的某一症状，也可能表现为自闭症的许多症状，但是从界定上说，不会表现为自闭症的所有症状。尽管在自闭症患者中最常看到的是血液中5-羟色胺水平升高，但是也有报告说，与正常儿童相比，自闭症儿童血液中的去甲肾上腺素水平升高。此外，我们不能忽略阻断多巴胺的精神抑制剂对自闭症儿童注意的作用，以及对改善自闭症儿童某些行为的作用。一个关于综合性精神发育障碍儿童生物指标的研究表明，那些对治疗特别敏感的儿童，其血液中原初的多巴胺代谢物水平较低。

注意力缺陷型多动症（或称ADHD）表现为活动过度、烦躁、好冲动和注意力不集中。这种疾病大多发生在男孩身上，并且通常具有家族发病史。该疾病始发于童年早期，但是往往在入学后才被诊断出来，而且，随着控制行为的要求越来越多，其表现也更加明显。已有显著的证据表明，儿茶酚胺能系统牵涉这种疾病。目前的理论认为，发病时患者的多巴胺和去甲肾上腺素水平逆向减少。研究揭示，患者血液中去甲肾上腺素代谢物减少，药物治疗起到类似去甲肾上腺素的效应。奇怪的是，提高大脑激活系统中去甲肾上腺素的活性，会导致情绪性唤起以及引发注意力缺陷型多动症的其他许多伴随症状。此外，曾在童年时期治疗注意力缺陷型多动症的成人给予精神兴奋剂，可能具有激活作用。也许，去甲肾上腺素能系统在个体发展中起着重要的调节作用。[参见《注意缺陷与多动症》(Attention Deficit Hyperactivity Disorder, ADHD)]

三、结　　论

大脑中的儿茶酚胺对高层次的心理功能具有重要的作用。尽管它们在某些具体心理障碍中的作用还不完全清楚，但是，有一点是没有疑问的，那就是它能够调节联想过程，并将思维活动同谈话、心境、情绪状态、食欲、生理性唤起以及睡眠—觉醒状态整合起来。其中，大部分功能尚缺乏成功的动物模型，又不能将人类作为被试进行研究。这种局限使得我们对人类心理和行为功能方面的推论的意义大打折扣。

脑功能成像新技术和人类基因表达的研究为探究大脑提供了新的天地，但是，仍有许多问题有待进一步的研究。

参考文献

Axelrod, J. (1987). Catecholamines. In "Encyclopedia of Neuroscience" (G. Adelman, Ed.) Vol: I 1st ed. Birkhauser, Boston.

Davis,K. L., Khan, R. S., Ko, G., & Davidson, M. (1991). Dopamine in schizophrenia: A review and reconceptualization. *Am J. Psych*. 148(11), 1474-1486.

Friedhoff, A. J. (1991). Catecholamines and Behavior. In "Encyclopedia of Human Biology" (R. Dulbecco, Ed.), Vol. II. Academic Press, San Diego.

Friedhoff, A. J. (Ed.) (1975). "Catecholamines and Behavior." Vols. I & II. Plenum, New York.

Gilman, A. G., Rall, T. W., Nies, A. S., & Taylor, P. (Eds.)(1990). Goodman & Gilman's: "The Pharmacological Basis of Therapeutics," 8th ed. Pergamon, New York.

Kaplan, H. I., & Sadock, B. J. (Eds.) (1989). "Comprehensive Textbook of Psychiatry/V," 5th ed. Williams & Wilkins, Baltimore.

Silva, R. R., & Friedhoff, A. J. (1993). Recent advances in research into Tourette's Syndrome. In "Handbook of Tourette Syndrome and Related Tic and Behavioral Disorder" (R. Kurlan, Ed.). Marcel Dekker, New York.

Wilson, J. D., Braunwald, E., Isselbacher, K. J., Petersdore, R. G., Martin, J. B., Fauchi, A. S.,& Rood, R. K. (Eds.) (1991). "Principles of Internal Medicine." McGraw-Hill, New York.

贾立双 译　　张诗忠 校

罗纳德·道克托、
布莱恩·纳夫
(Ronald M. Doctor
and Bryan Neff)
加利福尼亚州立大学,
诺斯里奇分校
(California State University, Northridge)

性障碍

Sexual Disorders

一、导言
二、性别认同障碍
三、性欲倒错
四、病因模型与治疗
五、性瘾癖
六、强奸
七、同性恋

生物学意义的性 根据一个人的基本生理特征诸如染色体、激素、生殖器等，说明这个人的男女身份。

露阴癖 一种性欲倒错行为，是指在毫无心理准备的人面前突然“露出”自己的生殖器，使对方吃惊、害怕甚至厌恶而获取性满足。

恋物癖 一种性欲倒错行为，是指通过摩擦、玩弄诸如内衣裤、吊袜带、鞋、丝袜等身体某些部位的穿着物或非人物体来获得性满足。

性别认同 指一个人对文化上界定男人(男子气)或女人(女人味)的特质和行为构成的心理认同。

性别认同障碍 性障碍之一，指一个人在其生物学的性特征与文化上设定的性别认同之间产生心理混乱或心理认同错位。

性欲倒错 性障碍之一，其特征表现为：(1) 性兴奋强烈地集中于非人物体；(2) 折磨、侮辱自己或性伴侣；(3) 性兴奋强烈集中于儿童或其他未成年人，从而引起个人极度的痛苦或情绪骚动。

性倾向 指一个人在情感和生理上被同性(同性恋)、异性(异性恋)、男女两性（双性恋）所吸引的现象。

异性转换 性别认同障碍的最极端形式，表现出终生都感觉自己的性别不协调（如总是觉得自己陷入了相反性别的躯体中），因而具有一种不顾一切要做变性手术的强烈愿望。

易装癖 一种性欲倒错行为，特征是患者具有想穿异性服装的冲动。易装癖者可能只是部分穿戴异性的装束，也可能完全穿着异性的服装。大部分易装癖者都是异性恋者。

窥淫癖 一种性欲倒错行为，特征是反复出现，且有强烈的性欲望，即在人们没有觉察的情况下偷窥别人的裸体、脱衣或参与性活动等。

性障碍包括所有被人们视为异常、失调或有障碍的人类性思维、性情感以及性行为等。除了同性恋、性瘾癖和强奸三种情况外，本文讨论的性障碍是《精神疾病诊断与统计手册》第四版（DSM-IV）中所列举的病例。DSM-IV是精神病学和心理学的工具，其中罗列了各种各样的诊断类型，以便进行心理治疗和医学治疗。由于DSM-IV代表了我们有关人类性行为文化价值的通常认识，所以可用来诊断那些大家觉得不为主流社会所接受的各种“障碍”。这里所讨论的是在DSM-IV中“性与性别认同障碍”一章里所提到的性障碍。性别认同障碍早在童年时期就已出现，并对成人行为以及成人处置此障碍的方式有着深刻的影响。DSM-IV已将同性恋排除在性障碍之外。但是，在性障碍文献中同性恋仍然是讨论的内容之一，而且具有重要的社会文化历史，因此，同性恋作为性行为中的一种型式并没有被排除在外。由于在公开的文献和大众传媒中，普遍提到了性癔癖，出于一种知识性介绍的需要，本文也将性癔癖列入讨论的范围。DSM-IV没有讲到“强奸”，但本文仍对其进行讨论。当然，我们在这里更多地讨论它的侵犯性和暴力性，而不是其性的属性。通常认为强奸像谋杀等犯罪一样，是其他潜在问题的综合性症状，而不仅仅是性本身的失调。

一、导　言

在人类行为中，很少像人类性行为的偏离和失调那样能如此引起人们那么大的兴趣和带来那么大的痛苦。不过，行为是否构成偏离或失调，在相当大程度上取决于现行文化的态度和价值观念，而这些偏离和失调则往往无视存在于文化中的既往性行为史。

例如，我们知道在人类最古老文化的岩石艺术中，就有表现性的内容。如在公元前30 000~前10 000年的旧石器时代的岩石艺术中，到处都可见到象征人类和动物生育繁衍的画面。据认为，这些题材表现了子孙繁衍、人丁兴旺。公元前3000年，埃及人就以浓墨重彩的方式表达象征生殖的观念。在西方文化中，我们的性价值观主要源自犹太教—基督教的传统。犹太教传统强调以生育为目的，为此，人们的性行为不必有任何内疚或负罪感。犹太传统观念关心的重点是保护婚姻的完整，其他所有考虑则是次要的。但惩罚通奸的严厉法律只施于妇女，对男性则轻描淡写地教育说“别觊觎邻居的妻子”，实际上等于容忍男性的婚外性行为。古犹太人四处游牧，其价值观强调家庭和生殖繁衍。而希腊人的性价值观源自他们定居的农业生活方式。虽然希腊人的家庭仍旧是中心式的，但希腊人已拥有更多的自由，性表达的行为方式也变得多样化。例如，古希腊的男人中双性恋较为普遍。由于美是最首要的价值趋向，或者是性吸引的最基本要素，因而对英俊男孩、美貌少女或漂亮女人都可引发性行为和性兴奋。随着基督教的兴起，禁欲主义的观点开始出现。一般而言，性功能主要是为了生殖繁衍，而不是古希腊人和希伯来人所谓的愉悦享受。到了18世纪，宗教对生活的看法从强调天堂、生命永恒转向争取世俗的幸福，浪漫爱情受到重视。性“偏离”行为，尤其是同性恋和手淫问题，开始成为文化问题。随着性病的泛滥，文化价值的趋向转向医生，由其作为性道德观念的仲裁者，另外，文化价值趋向也转向注意性行为的表现形式，特别是男性的性行为。在20世纪，性观念明显地转向把性视为一种行为的连续体。现代的性学家不仅从生理、情感、心理方面解释性行为，而且注重分析各种各样的性行为，无论这些性行为是堂而皇之的还是偷偷摸摸的。

本文介绍各种各样被视为异常、偏离或有障碍的人类性思维、性情感和性行为。我们着重讨论这些极端行为，但是应注意“偏离行为”和“障碍行为”是建立在医学、疾病或精神病学行为模式的假设之上的；该行为模式将人的行为划分为“异常”与“正常”两大类，并进行定性分析。另一方面，某些性学家认为这些性偏离行为并非是需要治疗的疾病，而是量上而非质上呈现差异的非典型的性表达形式。对这些性学家来说，性行为位于一个宽泛的行为连续体上，其极端就包括那些容易被划入“障碍行为”或“异常行为”的类型。本文中我们将讨论在程度和范围方面有差异的性行为，而不是讨论在性质方面有差异的行为。我们可以看看这个例子：妻子穿着内衣可能会引起丈夫的性兴奋，而有恋物倾向的人则只有看到女内衣才会产生性兴奋。另外，在异常与正常行为之间没有难以逾越的鸿沟，并不是一成不变或绝对的。界定本身就包含了受精神病学、文化及政治影响的主观价值判断，它是易变的。例如，手淫曾被看作是一种罪恶，其后又被看成是一种疾病，而现在手淫被人们接受了。同样，由于政治压力和文化准则的变化，同性恋一词实际上已经从精神病学词汇中删去。这些例子说明，分类和界定的属性是可变的，人们对它的描述带有社会价值的主观判断。[参见《性行为》(Sexual Behavior)]

我们的讨论将严格遵循精神病学的术语和诊断分类，因为这些术语和分类代表了目前有关性行为的价值观，它界定了主流社会认为不能予以接受的各种性行为。我们将使用精神病学和法学常用的词汇或说法，以便说明这些行为类型。虽然同性恋不是精神病障碍，但它有着社会文化的历史渊源，且仍是人们争论不休的问题，所以我们这里也对同性恋进行讨论。虽然强奸、性别认同障碍、性瘾癖等不包容在性障碍里，但是由于这些行为问题也被列入精神疾病诊断中，所以我们也将予以讨论。

我们将不讨论行为领域的性功能障碍，因为它通常表现为性驱动或性行为方面的压抑情况，不像性障碍那样全面地表明一个人本身的困难和应激特征。最后，我们将简略地讨论强奸，重点突出其攻击和暴力的特性，而不是其性本质。

在讨论性障碍的开始部分，我们主要关注“性认同”的概念。人的性认同可被看作是人类性行为即生物学的性特征、性别认同以及性倾向这三个基本要素间的一种相互联系。在下图中，我们可以看到性认同是在生物学的性特征（如男女两性的性器官、性激素等）、性别认同（一个人带女人味或男子气的认同情况或感受）、性倾向（如在性变态中因同性、异性、双性或其他物体的性刺激所见的）这三者的互动关系中形成的。在讨论分析性别认同障碍时，我们将讨论生物学的性特征和性别认同。另一方面，我们讨论性欲倒错时将重点讨论性倾向。

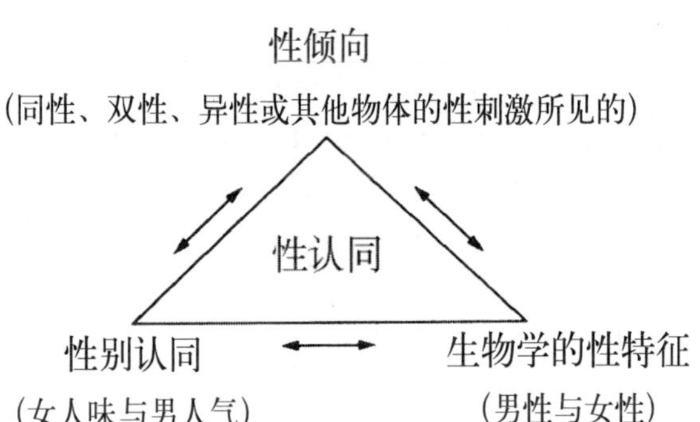

二、性别认同障碍

性别认同障碍（gender identity disorders,简称GID）者在其生物学的性特征与文化上设定的性别认同之间表现为一种混乱或错位。性别认同障碍本质上是心理错乱，而非生物意义上的不一致。从生物学说人是一分为二的，即根据染色体、性腺、生殖器发育及激素水平，一个人不是男性就是女性。性别认同的含混不清在于文化上对个体的界定，即根据某些特质将人区分为男人或女人，具体说，就是通过思维、感情及行为显示出的男性气质或女性气质的程度差异。当然，并不是所有的人都对自己是男人或女人的真实感受以及自己的生物学性征感到满意。错乱的程度差异很大，有的感到略微不适，有的觉得自己是女人但陷入了男人的躯体之中，或是恰恰相反。

不应把GID与易装癖、同性恋或两性畸形混为一谈。易装癖是穿异性的服饰而获得物恋的快感，只发现有极少的个例在其性与性别之间存在不协调。对此，我们将在稍后详细讨论。同样，一个人如果在情感和性方面只对与其同性别的成员感兴趣，也不应将他们看作是性别认同障碍。最后，两性畸形是指在某种程度上长有两性的性器官。由于这种困惑产生自生物学方面的两性结合，因此，不能把两性畸形看作是心理障碍。再强调说明一下，GID者从生物学角度讲完全属于一种性别，他们的困惑是情感和心理方面的。

就概念而言，GID可分为三类：儿童性别认同障碍、青春期及成年期性别认同障碍（非异性转换）以及异性转换。下面，我们分别予以讨论。[参见《性别认同》(Gender Identity)]

（一）儿童性别认同障碍

儿童性别认同障碍专指青春期之前的儿童患者，相对较少见。虽然从临床情况看，被诊断为性别认同障碍的男孩多于女孩，但总的来说，该类障碍者的人口性别比还不清楚。男女儿童的性别认同障碍常常出现在4岁，不过也有2岁就发现患性别认同障碍的病例。大部分有性别认同障碍的儿童到青春期发育时，都会恢复到他们被期望的性别角色，但也有少数儿童仍将处于所谓的“性别焦虑”或角色困惑状态。仅靠童年时期的异常行为很难准确预测其成年时是否会有性别认同障碍。诊断性别认同障碍的基本症状是：（1）对自身的生物性别长期存在严重的不自在、不适应；（2）认为自己是另一种性别，或期望自己是另一种性别。这些感觉和行为是长期的而且是有问题的，因而表现出跨越正常性别角色的行为，如像一个“顽皮的假小子”或“女人味的假小囡”。

女孩子如果有性别认同障碍，就会表现出作为女孩的强烈挫折感，希望自己是一个男孩。在某些场合，她们甚至认为自己已经是男孩了。她们常常以同龄男孩为伴，讨厌传统的女孩子玩具或游戏，喜欢玩男孩的玩具、做男孩的游戏；而且对自己的女性解剖特征产生强烈的厌恶情绪或拒绝接受，她们常常幻想自己会长出阴茎，或不再发生女性正常发育时身体第二性征的变化。男孩的性别认同障碍表现形式与女孩一致，只不过性质恰好相反。有性别认同障碍的男孩通常对自己是男孩感到十分沮丧，他们穿女孩子的服装，爱玩女孩的玩具并喜欢与女孩一道玩耍。他们厌恶自己的生殖器，常常希望它消失，或随着发育成长逐渐变成一个女人。

两种性的性别认同障碍，其主要差异是男孩因此而接受治疗的数量比女孩多。据认为，不同的社会化模式是造成两种性的性别认同障碍发生率出现差异的原因。父母对男孩的期望常常较高，因此男孩的任何非正常的性别行为往往容易凸现出来。男孩也趋向于表现出更多的继发性病理症状，如抑郁、焦虑、社交退缩等。这可能是由于男孩的女孩子气行为会在同龄伙伴那里招致更严重的社会后果。此外，跨越性别界线（顽皮的假小子）的女孩子可能比“女人味的假小囡”或有悖性别期望的男孩更容易被人们接受。

（二）青春期或成年期性别认同障碍（非异性转换）

青春期或成年期性别认同障碍者必须是发生在青春期及以后阶段。他们对自己的躯体性征再度感到不适应，习惯穿异性服装。穿异性服装的动机是仿效异性，而不是获得恋物的快感。他们在心理上认同异性，表现出从断断续续穿异性服装到经常穿着异性服装。尽管性别认同障碍者对自己的性别感到不自在，但一般来说并不会一门心思地想改变性别以符合自己的性别认同。

一些研究人员认为，从理论上讲，性别认同障碍应定位在一个行为连续体上，而不是单独的予以诊断分类。因此，他们选用性别错乱这一术语，把其看作是处于儿童性别认同障碍和继发异性转换两极之间的中间阶段（后者是指经过一段时间后决定作变性手术的那种人）。性别错乱者长期以异性角色生活但又不愿意彻底改变性别。从根本上说，他们是想改变性别角色，而不是改变自己的身体性征。

（三）异性转换

异性转换的情况与其他性别认同障碍有着根本的区别，因为异性转换者终生都感到性别不一致或性别矛盾，始终或迫切地要求做性转换或“变性”手术。这种要求做变性手术的强烈欲望至少持续两年以上，才可诊断为异性转换。正如读者所看到的，我们现在所讨论的是性别认同障碍连续体上更加极端的情况。

有些理论家试图对原发性异性转换与继发性异性转换加以区别，前者是指自童年起即明显表现出对自身性别的烦躁不安，后者则指可能先是长期穿异性服装或性别错位，但在随后生活中遭遇创伤性应激原后要求做变性手术。

异性转换的继发性病征很普通，主要为焦虑和抑郁。就那些要求做变性术的异性转换者来讲，筹集做变性手术的费用十分困难，因而可能会导致他们自残甚至自杀。在将异性转换者的窘境看作是病态、异常的文化中，异性转换者常常都经历与之有关的痛苦和遭遇。只要稍稍看一下一个“陷于”男儿身的女孩的部分回忆，就可知道她们为渴望获得合法的人的地位而苦苦挣扎的情况。下面是一段回忆摘录：

“我最渴望的是走到学校的礼堂大厅里，让大家看着我，像正常的女孩一样受到尊重，是的，像正常的女孩一样！就我的整个灵魂而言，我是一个女孩；然而我却不是一个正常的女孩。我是畸形的女孩，我的外表看上去不得不说像一个男孩……”

人们通常认为，异性转换者的比例在男性中大约是三万分之一，在女性中约十万分之一。男性要求做变性手术的比例比女性高，大约为8比1。据估计，仅在美国就有6 000～10 000人已做过变性手术，成为已做手术的异性转换者。

（四）性别认同障碍的病因学

当前的知识还不能清楚地解释为什么会出现性别认同障碍。人们尝试用不同的理论来解释这一特殊障碍，诸如生物—医学模式、心理动力学模式、学习—发展模式等等。生物—医学模式认为，基因、激素、神经系统、染色体的异常是产生障碍的病因。尽管少数生物—医学因素，例如出生前的激素变化会影响性别行为，但尚无足够的数据支持生物学原因是导致性别认同障碍惟一甚或主要的因素。心理动力学模式强调童年早期的发展和人格的变化。从因果作用方面分析，它可归因于母子关系不融洽和孩子心理上无法认同异性父亲或母亲。不过，上面这些情况并非常见或十分普遍，而且也很难分清究竟哪个是主要原因，哪个是次要原因。换言之，到底是父母影响了孩子的行为，还是孩子的行为使父母与孩子的关系出现困难？最后，学习—发展模式的观点强调社会化过程的重要性和儿童异常行为的习得是由于模仿和条件作用所致。遗憾的是，从不同于心理动力学模式和学习—发展模式角度分析，就众多的性别认同障碍者而言，揭示家庭环境对其性别认同障碍的发展产生严重影响的例子几乎没有。例如，格林（R.Green）主持的一项研究（见《美国精神病学学刊》，1978）发现，由异性转换者抚养长大的16名孩子都是异性恋者，而且没有出现性别认同方面的障碍。

（五）性别认同障碍的治疗方法

人们一般都认为，许多乃至所有治疗性别认同障碍的行为疗法或心理动力疗法都不见效果。至于遇到有强烈动机的求诊者，行为疗治尚有不多的“成功案例”；但即便如此，采用的某些行为矫正技术也会招致令人不安的道德困惑。例如，行为疗法的报告说，要求儿童过于强调性别认同的差异以便产生招人厌恶的社会反应，这种反应或许会减少他们的异性行为和态度。另一方面，心理动力疗法旨在解决儿童的心理冲突，希望他们能接受自己的性别，产生相应的性别认同。人格重建方法则对性别认同障碍者进行大量的病史分析和长时间极度紧张的治疗，结果几乎都以失败而告终。这两类方法除了造成儿童在治疗中必然经历失败情绪的打击之外，还要遭受个人的痛苦，所以没有什么效果。［参见《行为疗法》(Behavior Therapy)］。

就异性转换者而言，大多数性别转换手术是成功的，从而给变性者带来了幸福，让他们得到解脱。在做变性手术前须对对象进行仔细的甄别。而且，被认为适合做变性手术者还必须接受全面咨询和大量的训练指导，具体围绕穿着打扮、就业、合法权益、发音训练，以及行为上如何恰如其分地表现出社会认可的性别角色等。做变性手术者还可进行激素治疗，以便出现期望的第二性征，如女性的乳房发育、面部或身体毛发相应改变，身体脂肪分布和嗓音相应改变等。在变性者以新性别角色生活一两年之后，他们才能成为做生殖器再造手术的候选对象。人造阴道在外形和功能上要比人造阴茎更易成功，它能分泌粘液，并达到性高潮。而男性的人造生殖器却没有真实的敏感，无自然勃起的功能。尽管跟踪研究的对象数量有限，其发现也非结论性的，但研究的结果仍表明变性术的满意率达80%-85%。通常对手术结果，男变女的变性者比女变男的变性者要满意些。不太满意的原因大多在于手术质量差和手术后个人生活及社会生活不稳定。

三、性欲倒错

性欲倒错一词意指偏移或背离大多数人的性准则。最初，人们把这类性障碍说成是“性反常”，但现代则通常用“偏离”；近年来则用“变异”一词。《精神疾病诊断与统计手册》第四版是这样描述这类性障碍的：“……经常有性兴奋幻想、性冲动，并表现为以下行为特征：(1) 性活动的对象是非人物体；(2) 折磨、羞辱性伴侣或自我折磨、自我羞辱，以获取性满足；(3) 以儿童或未获同意的对方为性对象。不过，只有在当事人因这类性冲动而产生性活动，或因这类性冲动而极度沮丧或痛苦时，该诊断才能确立。性欲倒错的性幻想，如人兽交、穿异性内衣裤而引起性兴奋、施虐受虐的念头、穿异性服装、与儿童性交等这些想法都还不足以成为临床诊断的根据。诊断对象的这些想法必须是强烈的、经常性的，不是本人意愿并使他(她)心烦意乱，而且偏爱其性满足的形式或具有排他性，或公开表现为值得关注的病态行为。性欲倒错在性质上往往是复杂的而非单一的。除了性受虐狂外，这类性欲倒错行为几乎都发生于男性。只是在性受虐上，女性为数甚多。

目前，有关性欲倒错的观点受到弗洛伊德理论及其性行为分析的深刻影响。在心理动力学模式中，健康的或自然的性关系由异性性伴侣组成，目标是男女间性交，即通过性交双方获得性满足。性偏离行为则不同，它在性倾向上涉及的不是以异性为性伴侣，而是涉及各种各样的性对象，例如同性伴侣（同性恋）、儿童（恋童癖）、近亲（乱伦）、牲畜（恋兽癖）、非生命物（恋物癖）、甚至包括死人（恋尸癖）等。同样，性偏离行为还涉及不追求阴道性交，而是以窥视他人身体（窥淫癖）、暴露自己的生殖器（露阴癖）及满足性施虐（性施虐狂）、性受虐（性受虐狂）等为目的的行为。就性欲倒错者来说，性欲对象具有一种比对象的人格和个人特征更重要的作用和特点，即能借此产生性欲倒错的幻想。

主流诊断系统的主要依据是行为者的性对象和目的是否都出现偏离。有人提出不同观点，强调对他人的影响或许也应作为诊断的标准。不过，恋物癖、易装癖以及性别认同障碍应该排除在外，这些行为对他人几乎没有或完全没有任何直接的消极影响。提出这些观点，主要是为了引起读者注意，以便说明诊断和分类的主观性及不断变化的属性。从根本上讲，与大多数其他精神疾病分类一样，我们不仅要考虑具体的“疾患”，还要考虑社会价值判断，以及诸如文化、政治价值观念和态度对诊断过程的影响。

（一）恋童癖

恋童一词源自希腊语的“儿童爱恋者”，意指选择异性或同性儿童作为性满足对象。通常认为犯罪者的年龄至少应比受害者大10岁。不过，这种年龄差距并非一成不变，在很大程度上取决于环境情况。恋童癖也叫“儿童性虐待”或“儿童性骚扰”。对儿童进行性骚扰的绝大部分都是男性，其行为表现是抚弄儿童的生殖器、在儿童身上乱捏乱摸、强迫儿童玩弄骚扰者的生殖器，少数人甚至插入儿童的生殖器。恋童癖是最常见的一种性欲倒错行为，其受害者大都是自我保护能力较差的儿童。

对女孩施虐者大多为异性恋的男性。遭受性虐待的儿童中，2/3是女孩。据保守估计，有10%的女孩和2%的男孩在童年时遭受过性虐待。目前，还没有对恋童癖患者的人格特征作过清楚的描述。不过，认为儿童性虐待的作案者都是“老色鬼”，其实是一种误导，作案者大都仅35岁以上（接近40岁），老年男性只占约5%。如果要说他们的基本特征，那就是尽管结了婚、有了自己的孩子，但总体而言他们的人格发展仍不成熟。另外，我们常常发现，作案者的行为都发生在应激状态下，例如发生在生活压力较大的时期，并伴有婚姻和性方面的问题。作案者对儿童施虐时，经常喝醉着酒。大多数遭受性虐待的儿童与施虐者是亲戚或邻居，或彼此认识；此前与施虐者有过短暂的接触，之后发展到经常有接触。一般而言，受虐儿童年龄越小，施虐者的人格发展越不成熟。在儿童性虐待案例中，只有4%发生过阴茎插入的性交。值得注意的是，绝大多数（80%）的施虐者自身在童年时曾遭遇过性虐待。

（二）乱伦

本文将乱伦作为性欲倒错中的一个亚类来讨论。不过，由于性欲倒错者与其受害者往往有年龄差别，乱伦则不一定符合此标准。例如，大部分的乱伦案例都发生在堂（表）兄弟姊妹和同胞兄弟姊妹之间，他们的年龄大小差不多。乱伦一词源于拉丁语的“不道德”，是近亲间的一种性欲倒错，多发生于堂（表）兄弟姊妹之间；父母与子女之间，或同胞兄弟姊妹之间的乱伦则是乱伦中最令人憎恨的一种形式，通常也是治疗关注的焦点并会受到法律指控。所有文化都有反对乱伦的禁忌，尤其反对母子间的乱伦。对成人的调查表明，有14%的男性报告说在成年之前曾与亲人有过性接触，其中95%发生在异性之间；9%的女性报告说她们也有过此类性接触。这些乱伦行为大都发生在堂（表）兄弟姊妹之间，表现为相互"抚弄"。不过，根据一项大学抽样调查的结果，10%的女性报告说与其父亲（包括继父）有过乱伦关系。因乱伦而走上法庭的案件中，父女乱伦案占了大约90%，父子乱伦案件只占5%。跨代乱伦似乎只占所有乱伦行为的10%左右，估计它可能跟父母与子女或兄弟姊妹间的乱伦具有不同的心理动因。

研究结果表明，乱伦多发生在严重不和谐或功能失调的家庭里。这些家庭通常奉行保持沉默的信条，乱伦行为不能说出来，受害者常常把痛苦压在心底。而且在这类不幸福的婚姻中，往往都是丈夫独断专行、为所欲为、冲动暴躁，而妻子则依附、无主见、情感冷漠。丈夫常常虐待妻子和子女。

乱伦既是犯罪，也是心理障碍。乱伦的经历会给受害的儿童造成严重的伤害和心理创伤，甚至使那些知情人也受到伤害。即使对乱伦予以起诉，也无法抹掉乱伦给受害者造成的伤害。要使乱伦受害者彻底治愈心灵的创伤，过上完全正常的生活，最终必须重视这些心理创伤。

（三）窥淫癖

窥淫者也叫"窥视者"或"偷看者汤姆"。关于窥淫，精神病学诊断的定义是：经常而且性欲强烈地"偷偷窥视他人的行为；窥视对象一般都是裸体的陌生人，正在脱衣服或正在发生性关系。"通过偷看或窥视而产生性兴奋，但窥淫者并没有同被窥视者发生真正的性接触。通常，在窥视他人时窥淫者自己通过手淫而产生性高潮，或以后回想起窥视情景而产生性高潮。窥淫者常常沉溺于跟被窥视者发生性关系的想象中，事实上并未发生这种情况。病症严重时，窥淫会发展为患者唯一的性行为。

英国的葛蒂维娅(Godiva)女士乘车穿过考文垂市的街道去要求取消一项不公正的征税时，全城出于对她的尊重和感激，没有人观看她；只有一位名叫汤姆的裁缝从窗帘缝中偷偷地窥视她，为此汤姆双目失明。如今的"偷看者汤姆"当然不会双目失明。不过巧得很，窥淫者几乎都是男性。若要确诊一种性欲倒错——窥淫癖，偷窥者必须经常有一种从隐蔽处偷偷窥看他人的强烈欲望。如果只是观看裸体表演或裸体画，则不属于性欲倒错。

窥淫者常常是年轻男人，发生窥淫行为时的平均年龄是23.8岁，未婚，几乎不饮酒或滴酒不沾，也不吸毒，而且也没有其他精神疾病。就整个群体来说，窥淫者往往是异性恋者，但与异性相处时，却常常手足无措，不知怎样交往。事实上，人们推测窥淫是窥淫者为避免与女性建立关系而采取的一种较为安全的保护性行为。

（四）露阴癖

按法律用语，露阴癖是指“下流的露阴习惯”，因为这种行为惊吓或冒犯了他人。同样，这类障碍也主要发生于男性。与其他性欲倒错一样，露阴是一种经常而强烈的性冲动或性兴奋幻想的行为，其持续时间至少达半年。对露阴者或“瞬间露阴者”来说，其性满足似乎来自于受害者的厌恶、惊骇、恐惧或震惊，而受害者一般是毫无思想准备的女性。与其他性欲倒错者一样，露阴癖者常常被一种强迫性的露阴冲动所驱使，而且反复地置身于过去曾有过露阴行为的情境或地点，因而易于被抓住。有证据表明，在一定程度上说，露阴者或许希望被抓住，因而其后果是预谋的和所希望的。露阴癖的行为含有一种特有的敌意气味，因为它常伴有严重的性障碍，表明他们对女性怀有强烈的或许是无意识的仇视。总的来说露阴者较年轻，大都30多岁，其中大约30%已婚，30%离婚或夫妻分居，剩下的40%则从来没有结过婚。露阴者的智力通常中等偏上，而且也没有其他严重的精神疾病。

所有性欲倒错者都有情绪焦虑，露阴癖者也表现出明显的焦虑倾向，这种焦虑或兴奋既是露阴行为本身引起的，同时露阴癖者也希望通过露阴行为来缓解焦虑。有证据表明，一些对大多数人说来不会或完全不会引起性兴奋的刺激（如在正常活动中看见衣着完整的妇女），露阴癖者却可能为此产生性兴奋；并因而误解他人的动机和意图，可能把别人看得与自己一样有性疯狂。相当多的女性（在45%-50%之间）报告说，曾看见或直接遇到过“下流的露阴者”。

（五）恋物癖

恋物癖指通过某些非生命或无活力的物体引起性兴奋。接触到所偏爱的某物体或目标物通常都会使恋物癖者产生勃起。恋物癖者迷恋的东西一般包括鞋、透明丝袜、手套、卫生用品、内衣特别是内裤等物品。某些恋物癖者迷恋有触觉刺激的绒毛般柔软东西（恋软物癖），如皮毛、平绒物、丝织内衣等；另一些恋物癖者则迷恋光滑坚硬的东西（恋硬物癖），如可摩擦抚玩的鞋、皮革制品等。

在古代文化中，被恋物品是一些被认为有魔力的东西。在恋物癖者看来，那些东西本身就具有性能力，而对物的所有者则缺乏或丝毫没有兴趣。紧身内裤、丝袜及吊袜带对穿用者来说或许具有诱惑力，是引起兴奋的中介；但对恋物癖者来说，这类物品本身就充满了性诱惑，是其追求的目标物，而穿用物品者则不是其追求的目标物。

几乎任何一种东西都可以成为恋物癖的迷恋物。迷恋属性获得的机制是经典性条件作用。一件中性物品由于与性兴奋和刺激（如眼前呈现那件物品便进行手淫）联系起来，将逐渐获得引发性兴奋的属性。经过这样的条件作用，任何一种刺激物、甚至身体的某部分，都可以成为恋物癖者迷恋的对象。

恋物癖者有了迷恋物，即可达到性高潮。也有的恋物癖者在性交时需要把迷恋物放在眼前才能达到性高潮。与其他性欲倒错行为一样，恋物癖者与异性的关系较差。不过，恋物癖者中母子关系往往非常密切。恋物癖往往在青春期发展起来。恋物癖行为发展到难以自制程度而寻求治疗的不多。患者的恋物行为通常很隐蔽，很少愚蠢到被他人察觉、甚或被警方拘捕的地步。

（六）易装癖

易装癖一词源自拉丁语的“跨越”与“装束”两词的组合，意指“跨越自身性别的穿着”，即异性般装束。正如前面所指出的那样，易装癖者穿异性服装常常为了表现其异性感受。如果男人在舞会场合穿戴女人的服饰，是出于性的目的而吸引其他男人，通常不属于易装癖的行为。同样，女性如果为了类似的目的而穿着男人服装，或演员男扮女装，也都不能诊断为易装癖。所谓易装癖患者必须有一种强迫性的穿异性服装的欲望，并且当易装行为受到干扰时会产生强烈的挫折感。易装癖者通常是异性恋、已婚，而且在外貌、行为举止和性对象选择方面都是男性化的。虽然易装癖者的行为是强迫性的，但是他们穿异性服装时，都是私下里偷偷摸摸进行的。即使他们报告说穿异性服装时有一种女人的感觉，也不会发展为同性恋或引发性别认同障碍。易装癖者的妻子对其易装行为常常知晓，或是睁一只眼闭一只眼。易装癖者在男扮女装时总是尽量结伴而行，以出入社会场合。

尽管大部分穿异性服装的儿童到成年时都不再穿异性服装，但穿异性服装的强迫性冲动到青春期时又会开始出现。一些男性易装癖者回忆说，其父母曾强迫他们穿女孩子的衣服作为羞辱或惩罚的一种手段。不过，成年人穿女性服装往往不仅是性冲动或惩罚所致，还有其他的含意，它给男性易装癖者提供一个逃避压力和责任的机会。一些男性只是部分地穿女性服装，通常是穿男性外衣，里面穿女人内衣，有些人则里外都穿异性服装。易装癖者若属于后一种情况，有的偶尔为之，有的则任何时候都全穿异性服装。

（七）性施虐受虐狂（Sadomasochism，简称 S-M）

英文“性施虐受虐狂”一词源自两个历史人物的家族姓氏。其中“性施虐”

源自法国贵族德萨德（Marquis de Sade，1740～1814）。德萨德在其著作中生动地描写了在各种性活动中痛苦折磨性伴侣的情况。“性施虐”一词即界定为肉体折磨或人格羞辱及诋毁性伴侣。虽然德萨德描写了怎样把性伴侣折磨得极度痛苦的情节，但大多数施虐狂只是给性伴侣造成轻微或中等痛苦。据估计，大约有5%的男人和2%的女人在有规律地承受性活动痛苦时获得性快感。

性施虐狂折磨自愿或不自愿的性伴侣，造成他们的痛苦；而性受虐狂则选择性受虐作为一种偏爱的性活动，以遭受性虐待为乐，进而产生性兴奋。“性受虐”一词最早由19世纪后期德国小说家冯·萨切尔—玛索奇（Leopold Von Scher-Masoch）提出，他在小说中描写了性受虐的种种情况。性施虐者绝大多数是男人，而性受虐者大都为女人。人们对性施虐受虐知之甚少，所知的一星半点主要来自于案例研究，比如来自性施虐受虐研究中心对这些活动的分析，或是通过那些为了性施虐受虐活动而雇佣他人来充当的性施虐者和性受虐者。

性施虐受虐研究中心的重点是关注性活动中所采取的支配—攻击行为和服从—承受行为。描述这些活动的词汇很多，诸如奴役—统治（B-D）、主人—情妇、控制、羞辱、限制、鞭打、皮衣（橡胶）服、奴隶、垫底货或受气包等。性施虐受虐活动的互动关系常常很复杂，有时使用预先约定的暗语，一旦有此欲望要求，立刻就会得到受虐者，并常常使用皮衣（橡胶）服、链条、皮鞭、镣铐、马具，以及其他一些施虐受虐狂迷恋的装饰物和道具等。在性施虐受虐活动中，造成身体伤害、肢体伤残甚或死亡的情况不多。不过，有的受虐者可能并不愿意受到虐待，当然，也有自己愿意的。要求进行施虐受虐活动的一方大都要付钱给性伴侣。最常见的施虐受虐活动就是打屁股、主子—奴隶般奴役，羞辱性伴侣，性施虐受虐的口交—肛交及鞭打等。少数时候，也有辱骂、灌肠、拷打、“金淋浴”（即向性伴侣撒尿）、使用卫生用品折磨性伴侣等情况。

性施虐受虐已成为一种定义明确的亚文化，包括供应有关装备的性用品商店、奴役场景的舞台、杂志、受过性施虐受虐训练的妓女、录像片等等。性施虐受虐者绝大多数都是异性恋的男性，参与性施虐受虐活动的女性则主要是双性恋者。如果反复且剧烈地从事性施虐受虐活动，则可将其诊断为性欲倒错行为。如仅仅是偶尔捆绑一下性伴侣，则不属于性施虐受虐活动。

（八）各种各样的性欲倒错行为

性兴奋可以发展为对各种各样让人兴奋的刺激形成条件反应。在本节里，我们将讨论一些相对不常见的性欲倒错。这些性欲倒错是指患者对异常的、有时是令人厌恶又有害的东西产生性兴奋。下面讨论的各类性欲倒错行为不仅极少出现而且由于其悄悄进行、较为隐蔽，加之这类性欲倒错行为者极少主动要求治疗，所以通常人们不易察觉。

许多性欲倒错很难分类。一些性欲倒错行为似乎与恋物癖有密切联系，但不是迷恋身体的某部分，而是对人体的排泄物产生性兴奋。例如，嗜粪癖对粪便产生性迷恋，灌肠癖通过灌肠而产生性兴奋，嗜尿癖迷恋小便，恋秽癖迷恋污秽物。这些刺激物可使这类性欲倒错者产生性兴奋，或患者通过这类刺激来达到性高潮。用尿液或用粪便把对方弄得污秽不堪，也可使患者达到性施虐受虐的目的，这种行为在性攻击和强奸中也时有发生。

一些性欲倒错者的性目的有时难以一下看清楚。例如，纵火狂和有偷窃癖（因偷盗而产生性兴奋）的人有时被描述为具有性行为，因而也符合性欲倒错的特征。

摩擦癖也是一种性欲倒错，它涉及意想不到、未经同意地摩擦或抚弄他人而产生性满足或得到性兴奋。摩擦、抚弄等行为通常发生在人多拥挤的地方，同时还幻想着与对方发生性行为。这类接触通常很短暂以免被人发现。

最后应提及的是，20世纪还出现了一批电话色情癖，患者试图通过打下流的色情电话来获得性满足。由于打电话隐匿姓名，不易被发现，所以使用这种媒介来进行骚扰的人逐渐增加。

四、病因模型与治疗

在阐述性障碍的病因学及治疗前，应先说明几个主要的观点和假设。首先，在确认性欲倒错的具体原因和设计及实施成功的治疗方案方面，当前的性学家并不成功。之所以出现这种状况，部分原因在于理论模型的局限性和治疗方法有缺陷。批评者认为现存的因果模型目光短浅，只注意眼前的情况并把问题简单化。换句话说，大部分理论只注意认知—情感的，行为的，或环境的因素，而不注意这三者间的互动关系及其对个体性认同的影响。其次，它可能涉及方法论方面的问题，如在确定性别认同和性倾向的可操作性定义及评价这些抽象概念方面碰到困难。不过还有更重要更敏锐的一个观点，即认为我们把许多性行为专门划归一种类型，称之为“异常”；但仅此而已，我们并未提出关键性的问题：性认同和性倾向作为一种现象究竟是怎样发展起来的。相反，我们陷入类型化的处置之中，似乎性行为类型化才是真正的或现实的医学疾病或偏离。事实上，性表达的差异可能非常之大，且存在于一个行为连续体中。即使经验和社会化会影响一个人在这个连续体中的位置，但我们对个体最初怎样进入该连续体中的那个特定位置知之甚少。

在解释性障碍的原因方面，人们主要用生物学理论来解释。这种具体的生物决定因素或过程想必只存在于男性，而非女性。然而迄今为止，尚未确认任何完全属于生物学机制的因果联系。大部分行为科学家认为精神分析或心理动力学理论没有多大价值。精神分析或心理动力学理论用性心理发展缺陷和恋母情结来解释性障碍，认为被压抑的敌对心理是大多数性欲倒错的根源，性障碍使这些被压抑的冲动得以产生象征性的举动。

学习理论模式则强调经典性条件作用或联想学习，将性唤起与先前中性的物体或环境相联系，手淫则是产生这种联系的关键活动。学习理论似乎可解释某些性欲倒错行为，也能部分说明性障碍的原因，但它未能提供充分的实证依据，缺少可预测性。

综上所述，治疗性欲倒错和其他性障碍的结果都很不见效，取得成效的治疗似乎只限于那些动机非常强烈的求诊者，并且其性障碍的程度也不太严重。生物学治疗主要致力于阻断或降低性冲动。行为治疗则利用对抗性条件作用疗法和脱敏疗法。各种形式的小组疗法（以自助方式组建）对那些求治动机强烈的患者似乎较有效。

五、性　瘾　癖

正常的性活动水平究竟可拓展到什么程度？性活动水平的病理界限该划在什么地方？再者，在不同时期，社会价值观念的变化界定了不同的性行为模式，在性行为连续体中确定了不同的界线，以鉴别病态性活动。事实上，正是由于无法准确地界定性瘾癖和判断的主观性，导致了《精神疾病诊断与统计手册》第三版修订本（DSM-III-R）将性瘾癖从性欲倒错中剔除。

“性瘾癖”和“性强迫症”这类词汇于20世纪70年代出现在科学和临床文献中，不久就传播开来，用来描述那些沉溺于性、如色情狂等一类人的行为。通常，沉溺于性活动是指其性活动干扰了工作、人际关系、职业，甚至自身健康等。其性行为常常是不能控制的。不过分析发现，这种沉溺性方面的活动可降低焦虑，还有助于增强自尊、提高权力感及控制感等。

批评这些观点或诊断分类标准的人说，上述观点和标准不准确、行为界线不清楚，因而较不可靠，完全是主观臆断。批评者指出，这些标准与我们有关瘾癖的知识不相符合，也不符合强迫症形成的过程。此外，这些标准常用于有多个性伴侣的男性同性恋者，似乎带有歧视倾向。

支持如此鉴别的人则强调性活动的次数不是问题，关键应该看性活动对该个体的意义和目的是什么。因而，寻求一种不加选择的方式去建立一种短暂的关系，必然陷于自我挫败和自我毁灭的恶性循环之中，而这种行为模式符合性欲倒错的诊断标准。不过，就这一点而言，性瘾癖是一个使用已久的历史词汇。

六、强　奸

强奸一词源自拉丁语“俘获”或“占有”，意指采用躯体暴力或胁迫手段迫使对方与之发生性关系，这种性行为是一种严重的性侵犯和性强迫。从严格意义上讲，强奸是一个法律词汇，不过也可从心理学的角度予以考察。目前，强奸的定义已从侵害扩展到蓄意侵犯他人的情感、身体以及心智的完整性，或者通过窥淫（“窥视强奸”）来贬损对方人格等。从法律意义上讲，强奸分为诱奸未成年人或暴力奸淫18岁以上非意愿的成年人。近年来，人们关注的重点是“约会强奸”，或熟识者甚至男友通过约会而强迫实施性行为。这类受害者几乎都是女性。没有任何妇女能够完全免受强奸的威胁。美国每年报案的强奸案近10万件，但估计绝大部分强奸案都未报案。大多数强奸发生于户外或在受害者家里。全美的研究发现，强奸案件的发生率比其他暴力犯罪都增加得快。

引发强奸的原因很多，其因果联系的变化程度也很大。当然，文化及对男女两性态度的亚文化对强奸的发生肯定有影响。对强奸犯的心理学研究证实强奸犯有多种类型。这些类型都源自对强奸案件的心理检查。在所有这些案例里，没有发现一例强奸是纯粹出于满足性欲的动机，所有这些强奸都带有受权力动机或愤怒控制的特点。由此可将强奸犯分为以下三类：（1）显示权力型（恫吓和控制），（2）强化权力型（以补偿潜意识中的虚弱感和无能感），（3）愤怒—报复型（暴怒、仇恨及暴力支配欲）和愤怒－兴奋强奸型（病态的施虐狂）。

即使有相当部分的强奸犯会表现出明显的情绪失调，但要通过心理档案来预测强奸的发生仍然不可能。该领域的文献记载了各种各样的强奸案例，但并没有揭示案发前强奸犯会表现出何种危险的征兆。强奸的定罪率很低，对受害者的治疗或治疗性干预通常也不见成效，结果令人失望。在制订适当的强奸犯预测和治疗手段的同时，极需要改进的是对暴力犯罪的受害者予以心理创伤的治疗。

七、同　性　恋

所谓同性恋，是指其性倾向被同性者吸引而激发性欲。同性恋的性倾向部分属于性认同问题。这类性认同主要跟身体和情感方面的潜在倾向有关，同时还与生物方面及性别认同相互联系，但又互有区别。

在西方文化中，最主要的性倾向定义为异性恋，反之则是同性恋。从传统来看，这样区分过于简单化了，导致了相互对立的状态。有鉴于此，某些理论家较愿意构想性倾向是一个连续体，异性恋和同性恋处在这个连续体的两端，中间则反映了双性恋往两端逐渐演变的情况。两分法的思维带有偏重异性恋为主的僵化的文化价值观，导致了长期以来人们不宽容并压制同性恋和双性恋。

在对同性恋采取否定和压制态度方面，有两股力量起着推波助澜的作用。首先是犹太—基督教的影响，它们信奉的价值观和信仰认为非生育目的的性行为都是“反自然的罪恶”，从而渗透于文化中也否定同性恋。其次，是医学和心理学的兴起。医学和心理学通过界定和控制“偏离”或“病态”行为，充当了强有力的社会道德权威和仲裁者。这种控制导致了对许多非主流或非传统性活动的谴责，同性恋则首当其冲。例如，精神病学就将同性恋列入其诊断手册中，赞成对其进行压制性干预和治疗，用疾病说代替罪恶说。既然同性恋被认定为精神疾病，那么，就可理所当然地剥夺同性恋者的民权和人权，而异性恋者们对此袖手旁观。

在内外夹攻下，美国精神病学会理事会于1973年12月15日终于投票通过，决定将同性恋从精神疾病分类中删除出去。经过激烈的争吵辩论，同性恋被列为一个新的类别——自我否定的同性恋，其患者即指那些因其同性恋性倾向而沮丧不安，企望成为异性恋的同性恋者。不过，这种妥协的分类也没有持续多长时间，因为许多专业人士和普通百姓都认为，这种分类不过是一种坚持反同性恋偏见和压制同性恋做法更为巧妙的方式罢了。最后，所有有关同性恋的提法都从正式分类中删去了。

（一）同性恋的流行率

估算同性恋的流行率非常困难，因为必须有一个可操作性的定义。著名的性研究者金西（Alfred Kinsey）选用一个标有同性恋、异性恋和带有一定程度性行为的连续体，根据各自的变化情况来测量性倾向。下面即是连续体上用作测量的评分等级：

0. 无任何同性恋的完全异性恋；
1. 主要是异性恋，极偶尔有同性恋；
2. 主要是异性恋，不时有同性恋；
3. 异性恋和同性恋相当；
4. 主要是同性恋，不时有异性恋；

5. 主要是同性恋，极偶尔有异性恋；
6. 完全是同性恋。

金西对美国公众的性行为进行了开创性的调查研究，结果令人吃惊。金西报告指出，37%的被调查男人至少有过一次与另一个男人的肉体接触并达到性高潮。此外，还有4%-6%的男人主要是同性恋或完全是同性恋。对女人的调查则表明，至少有13%的女人与另一个女人发生过至少一次性接触。

若用严格的行为术语来看待同性恋，则会对广泛流行的把同性恋视为人格缺陷表现的观念构成挑战，因为这种观念使同性恋者被贴上社会耻辱的标签。金西将性行为置于一个行为连续体中，避免了用非此即彼的方式给性倾向贴标签。尽管金西的调查影响很大，但其结果在方法和理论方面遭到了批评，尤其是他根据有限的样本数据概括通常情况，很难令人信服。其他一些研究者用较好的抽样方法调查同性恋，结果其发生率均远远低于金西调查所得的，即一般在4%-16%之间。在理论方面，人们批评金西试图用相同性行为的发生率来界定同性恋，这种做法过于简单化。不管同性恋的准确发生率究竟是多少，也不论人们怎样去认定和理解它，同性恋确实已渗入我们的文化之中并发生在我们的人群里。

自20世纪70年代初起，人们开始反思我们对待同性恋性倾向或双性恋性倾向的态度。然而，仍有部分普通百姓和专业人员觉得这些性倾向是疾病，必须查找引起这些障碍的原因和根源。卡切尔多利安（Katchadourian）用下列话评价这些努力：

“那些赞成同性恋是疾病的人努力地寻找其病因，而那些不赞同的人则反对这种做法。‘病因’就意味着哪点出了差错；为什么不查找异性恋的‘病因’呢？探索性倾向（同性恋或异性恋倾向）产生的根源才是更合理的要求。”

产生任何性倾向差异的动因实际上仍不清楚。如果我们指望仅靠一种解释就能深刻认识这一问题，那么，我们就必然把握不住性认同的动力和相互作用的本质。无论理论模型是建立在基因遗传、发展影响还是心理动力冲突的基础之上，也不管性偏好是什么，似乎最好还是把性倾向的本质看作是由多种因素的影响促成的。[参见《同性恋》（Homosexuality）]

（二）治疗

当前的理论已经拒绝这样一种陈旧的观点，即把同性恋和双性恋看作是需要治疗并能治愈的疾病。专业人士要把同性恋者转变为异性恋者的努力几乎均告失败。尽管心理分析师曾对同性恋者进行过长期的强化治疗，也未能取得成功。行为治疗师采用对抗性条件作用治疗同性恋者，效果也没好多少。撇开理论模型不说，当一个人（无论是否是同性恋者）被迫进入治疗室时，不仅不大愿意改变态度，反而极有可能产生各种消极的心理后果。

相对于同性恋治疗普遍不成功，马斯特斯（Masters）和约翰逊（Johnson）夫妇的性治疗研究倒是一个明显的例外。该研究报告说，给自愿者进行为期两周的治疗后，其中2/3的人都认为有“帮助”。但是对该结果提出批评的人则指出，参与治疗的男女都经过认真的筛选，才保证他们有强烈改变性倾向的愿望。同时，治疗的成功也受惠于这些男女性伴侣的大力支持。此外，样本抽取方面也有误差，对跟踪调查的数据作进一步的分析也揭示，所称的只有28%的失败率似乎也过低，该失败率在45%左右或许更准确些。

（三）健康和人格方面的差异

正如前面所指出的，精神病学家已把同性恋定为内在性的病态，异性恋才是“正常的”。大量的科学研究已将求诊治疗的同性恋者与非治疗的正常异性恋者进行比较，结果发现这两组人在健康和人格变量方面存在着差异。最近改进了研究方法，结果显示，异性恋与同性恋这两组等量的样本几乎不存在病理方面的差异。但两组在抑郁和自杀发生率方面存在差异，过去将此归因于同性恋者的疾病或缺陷，而现在则从更广阔的社会—心理角度寻找原因，也就是环境给生活造成的压力可能使一个人的社会行为状态出现偏离。

另一方面，科学偏见导致了其神秘莫测，即认为同性恋者彼此和异性恋者彼此存在人格的差异。某些研究显示，男同性恋者比一般男性带有较多的女人味，而女同性恋者则较异性恋女性更有男子气。再者，这些研究结果是建立在临床或非临床研究设计存在方法论缺陷之上的。一旦纠正抽样误差，这些研究表明同性恋者与异性恋者在性别认同方面的差异非常小。当然，“粗汉型”女同性恋者和娘娘腔的男同性恋者也是有的，但是作为一种刻板模式，他（她）们其实并不能代表整个同性恋或双性恋群体。

参考文献

American Psychiatric Association. (1994). “Diagnostic and Statistical Manual,” 4th ed. Washington, DC.

Bancroft, J. (1983). “Human Sexuality and Its Problems.” Churchill Livingston, London.

Bayer, R.(1987). “Homosexuality and American Psychiatry: The Politics of Diagnosis.” Princeton University Press, NJ.

Benjamin, H.(1966). “The Transsexual Phenomenon.” Julian Press, New York.

Bullough, V. L., & Brundage, J.(1982). “Sexual Practices in the Medieval Church.” Prometheus, Buffalo, NY.

Carnes, P. J. (1983). “The Sexual Addiction.” CompCase, Minneapolis.

Doctor, R. F. (1988). “Transvestites and Transsexuals: Toward a Theory of Cross-Gender Behavior.” Plenum, New York.

Freeman, E. B. (1988). “Intimate Matters: A History of Sexuality in America.” Harper and Row, New York.

Finkelhor, D. (1984). “Child Sexual Abuse.” Free Press, New York.

Gonsiorek, J. C., & Weinrich, J. D. (Eds.) (1991). “Homosexuality: Research Implications for Public Policy.” Sage, Newburry Park.

Katchadourian, H. A. (1989). “Fundamentals of Human Sexuality,” 5th ed. Holt-Rinehart and Winston, San Francisco.

耿文秀 译

图书在版编目（CIP）数据

心理健康百科全书. 第6卷，心理病理卷／李维主编.
上海：上海教育出版社，2004.12
ISBN 7-5320-9101-5

Ⅰ.心... Ⅱ.李... Ⅲ.①心理卫生－百科全书
②病理心理学 Ⅳ.R395.6-61

中国版本图书馆CIP数据核字（2004）第137864号

心理健康百科全书

心理病理卷

李　维　张诗忠　主编

上海世纪出版集团
上 海 教 育 出 版 社 出版发行

易文网:www.ewen.cc

(上海永福路123号　　邮政编码:200031)

各地新华书店经销

商务印书馆上海印刷股份有限公司印刷

开本 787×1000　1/16　印张 24　插页 5　字数 435,000

2004年12月第1版　　2004年12月第1次印刷

印数 1－5,000 本

ISBN 7-5320-9101-5/Z·0034　定价:39.00 元